Inhalt

Praktische Wissensvermittlung

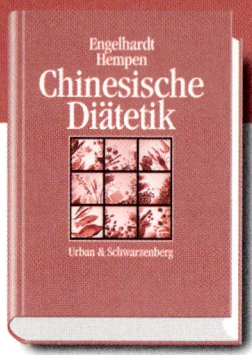

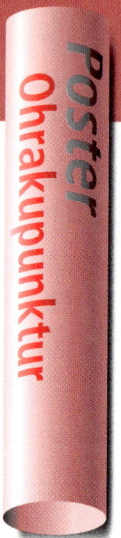

Engelhardt/Hempen,
Chinesische Diätetik
1997. 724 S., 204 Abb., 65 Tab., geb.
DM 168,– / ÖS 1226,– / SFr 149,–
ISBN 3-541-11871-7

Nahrungsmittel auf dem Prüfstand

Erstmals werden in diesem Buch auf der Basis eines intensiven Quellenstudiums die Nahrungsmittel nach den qualitativen Kriterien der Traditionellen Chinesischen Medizin dargestellt. Nahrungsmittel-Monographien informieren über deren Wirkung und deren energetische Wirkmuster. Mit zahlreichen Vorschlägen für die diätetische Behandlung westlicher Krankheitsbilder ist dieses Standardlehrbuch der chinesischen Diätetik auch als Ernährungsratgeber geeignet.

Manfred Angermaier,
Poster Ohrakupunktur
Chinesische und
französische Schule
1999, 4farbig, DIN-A2
Ca. DM 49,80
ÖS 364,– / SFr 46,–
ISBN 3-437-55426-3
Erscheint im Oktober 1999

Dieses dekorative, ansprechende Poster stellt die französischen und chinesischen Punkte der Ohrakupunktur übersichtlich dar. Ein Blickfang auch für den Patienten, eine Anregung für die, die Interesse an dieser Therapie haben. Die Darstellung der Punkte entspricht exakt derer im Buch Leitfaden Ohrakupunktur. Das Poster ist damit eine ideale didaktische Ergänzung zum Fachbuch und ein ästhetischer Schmuck für die Praxis.

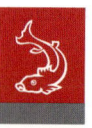

URBAN & FISCHER

M. Angermaier

Leitfaden Ohrakupunktur

Leitfaden

Ohrakupunktur

mit allen französischen und
chinesischen Punkten

Autor:	Dr. med. Manfred Angermaier
Lektorat:	Dr. med. Sabine Schmidt / HP Andreas Beutel
Begründer der Buchreihe:	Dr. med. Arne Schäffler, Ulrich Renz
Ohrzeichnungen:	Societas Medicinae Sinensis (SMS); Grafik: Ulrike Brugger, München
Photos:	HP Barbara Angermaier

1. Auflage

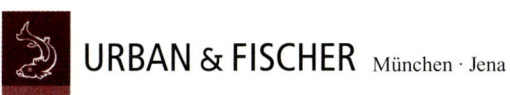

URBAN & FISCHER München · Jena

Zuschriften und Kritik an:

Urban & Fischer, Lektorat Ganzheitsmedizin, Karlstraße 45, 80333 München

Dr. Manfred Angermaier, Rumgrabener Straße 2, 83346 Bergen,
e-mail: angermaier@ohrakupunktur.de

Wichtiger Hinweis für den Benutzer

Die Erkenntnisse in der Medizin unterliegen laufendem Wandel durch Forschung und klinische Erfahrungen. Der Autor dieses Werkes hat große Sorgfalt darauf verwendet, daß die in diesem Werk gemachten therapeutischen Angaben (insbesondere hinsichtlich Indikation, Dosierung und unerwünschten Wirkungen) dem derzeitigen Wissensstand entsprechen. Das entbindet den Nutzer dieses Werkes aber nicht von der Verpflichtung, anhand der Beipackzettel zu verschreibender Präparate zu überprüfen, ob die dort gemachten Angaben von denen in diesem Buch abweichen und seine Verordnung in eigener Verantwortung zu treffen.

CIP erhältlich bei der British Library
ISBN 3-437-55420-4

Planung: Dr. med. Sabine Schmidt, München
Lektorat: HP Andreas Beutel, München
Herstellung: Birgit Dahl, München
Satz: Utesch Satztechnik, Hamburg
Druck und Bindung: Clausen & Bosse, Leck
Umschlaggestaltung: prepress ulm GmbH, Ulm
Titelphotographie: MEV Verlag, Augsburg
Ohrzeichnung: Societas Medicinae Sinensis (SMS); Grafik: Ulrike Brugger
Photo: HP Barbara Angermaier

Gedruckt auf 100 g/qm, Terrapress, 0,9 f. Volumen

Aktuelle Informationen finden Sie im Internet unter den Adressen:
Urban & Fischer: http://www.urbanfischer.de

Geleitwort

Auf meinem Schreibtisch liegt immer noch ein Buch aus den 70er Jahren, mit einer persönlichen Widmung von Paul Nogier, nämlich sein „Lehrbuch der Auriculo-Therapie".

In den zurückliegenden zwanzig Jahren ist bezüglich der Ohrakupunktur in Europa viel passiert. Aber Lehrbücher und Darstellungen, die an die frühe Arbeit des Begründers der heutigen Auriculo-Medizin anschließen, gab es in der Zwischenzeit nur wenige, und keines hat sich wirklich etablieren können.

Dabei hat die Ohrakupunktur in der westlichen Welt einen ungeahnten Aufschwung genommen. Besonders unter den Akupunkturärzten ist sie aus der Praxis nicht mehr wegzudenken und allein die Hinweise auf die Schmerztherapie, die Behandlung des Bewegungsapparates oder die Suchttherapie reichen aus, um die klinische Bedeutung dieses Therapieverfahrens zu erkennen.

In den 60er Jahren bereits wurde die umfassende Somatotopie der Ohrakupunktur in China in den klinischen Alltag integriert und auf der anderen Seite des Globus ist die Nadelung des Ohres aus der offiziellen amerikanischen Suchttherapie nicht mehr wegzudenken.

Wenngleich die chinesische Medizin die weit umfassenderen diagnostischen und therapeutischen Möglichkeiten besitzt und die TCM geschichtlich ganz andere Wurzeln hat, so ist es den Vertretern der Auriculo-Medizin dennoch gelungen, ihre praktikable und hocheffiziente Somatotopie in einem geradezu überraschenden Ausmaß im Westen zu etablieren.

Aber bei aller Verbreitung und bei allem Aufschwung stellte sich dem Beobachter, und insbesondere dem Praktizierenden, immer wieder die Frage, „wo bleiben die guten Darstellungen, wo ist ein umfassendes und praxisgerechtes Lehrbuch?". Natürlich ist es eine große Herausforderung, an den Mentor Nogier anzuschließen und die Erkenntnisse und Erfahrungen der vergangenen Jahrzehnte kompakt und griffig aufzuarbeiten.

Mein Freund Manfred Angermaier hat sich dieser schweren Aufgabe nicht nur gestellt, sondern er hat die Gelegenheit beim Schopfe gefaßt. Und schon hier zu Beginn kann ich sagen, er hat die Aufgabe mit Bravour gelöst.

Dieses war möglich, weil kaum ein Anderer derartig günstige Voraussetzungen mitbringt. Manfred Angermaier besitzt als gelernter Chirurg mit langjähriger klinischer Erfahrung eine hohe manuelle Geschicklichkeit und der sichere Umgang mit der Nadel war ein Teil dieser ärztlichen Vergangenheit. Die Fähigkeit zu einer konsequenten ruhigen Aufarbeitung von Wissensgebieten, um diesen die notwendige Systematik zu verleihen, war ihm immer gegeben. Um das Gesamtgebiet der Auriculo-Medizin zu durchdringen, zu ordnen und schließlich adäquat zu präsentieren kam es ihm sehr entgegen, daß er eine umfassende Ausbildung in allen Aspekten der traditionellen chinesischen Medizin genossen hatte.

Seine umfassenden Kenntnisse, seine Fähigkeiten zur Systematisierung konnte er bald mit seiner didaktischen Begabung kombinieren, und das Wissensgebiet der Auriculo-Medizin über viele Jahre immer wieder neu erarbeiten und den Kollegen und Studenten in Ausbildungskursen vermitteln. Und aus dieser Kombination ist dieses hervorragende Buch entstanden: ein erfolgreicher Therapeut, ein souveräner Kliniker sowie ein ruhiger, konzentrierter Didaktiker treffen sich hier und so, wie er in seiner Praxis diese Fähigkeiten auf die TCM und die Akupunkturtherapie fokussiert, so bündelt er hier diese Fähigkeiten auf dieses vorliegende Buch.

Entstanden ist ein extrem praxisorientiertes Buch zur Auriculo-Medizin, welches auf der klinischen Erfahrung des Autors aufbaut. Es ist gut strukturiert, optimal illustriert und dadurch sehr anschaulich und für den praktizierenden Akupunkturarzt sehr handlich.

Dieses Buch hatte gefehlt. Glückwunsch und Dank an Manfred Angermaier.

München, März 1999   Carl-Hermann Hempen

Vorwort

Trotz der ständigen Fortschritte der konventionellen Medizin und der raschen technischen Weiterentwicklungen in Diagnostik und Therapie stößt die Schulmedizin immer wieder an ihre Grenzen. Es bleiben viele chronische Erkrankungen, die konventionell nicht kurativ therapiert werden können und einer medikamentösen Dauertherapie mit ihren Nebenwirkungen ausgesetzt sind. Viele Erkrankungen können nur symptomatisch supprimiert werden.

Die Ohrakupunktur eröffnet zusätzlich zur Traditionellen Chinesischen Medizin (TCM) weitere Möglichkeiten der Therapie. Wesentlich ist dabei die Vorstellung, daß der Mensch aus drei Systemen besteht, nämlich Körper, Energetik und Seele. Während sich die konventionelle Medizin mit dem Körper, der sichtbar und meßbar ist, auseinandersetzt, widmet sich die Ohrakupunktur und TCM dem Energiesystem des Menschen. Eine Kenntnis dieses Systems stellt also eine Ergänzung zur Schulmedizin und nicht, wie oft angenommen, einen Gegensatz dar. Die Seele, deren Existenz für die meisten Menschen unbestritten ist, obwohl sie sich nicht erfassen läßt, ist anderen Therapieformen zugänglich, die hier jedoch nicht besprochen werden sollen. Eine Erkrankung betrifft jedenfalls immer alle drei Bereiche des Menschen, wenn auch mit unterschiedlichem Schwerpunkt. Bei allen körperlichen Beschwerden, für die im körperlichen Bereich keine Ursache gefunden werden kann (z.B. Myalgien, Migräne, essentielle Hypertonie, etc.) kann die Problematik v. a. im energetischen Bereich angenommen werden und somit ideal mit Verfahren wie der Ohrakupunktur therapiert werden.

Ich verließ nach 7jähriger chirurgischer Tätigkeit im Krankenhaus des Dritten Ordens in München den Pfad der Schulmedizin. Dem Chef der allgemeinchirurgischen Abteilung, Dr. Eberhard Pütterich, verdanke ich viele wertvolle Kenntnisse im Bereich der konventionellen Medizin.

Bereits während meiner Assistenzarztzeit beurteilte ich Erkrankungen nicht nur unter dem körperlichen, sondern auch dem energetischen Aspekt. Schon früh entwickelte sich so mein Interesse für die Ohrakupunktur und TCM.

Bei meiner Ausbildung zur Ohrakupunktur und TCM traf ich auf eine weitere Persönlichkeit, der ich sehr viel Wissen und Einblick in das Wesen der Akupunktur und chinesischen Medizin zu verdanken habe, Dr. Carl-Hermann Hempen. Nach Vorerfahrungen mit der Ohrakupunktur begann ich unter seiner Führung die verschiedenen Schulen der Ohrakupunktur anzuwenden. Nach jahrelanger Praxistätigkeit ist es mir jetzt ein Anliegen, dieses Wissen weiterzugeben.

So entstand in dem vorliegenden Leitfaden das erste Werk, das die verschiedenen Schulen der Ohrakupunktur, nämlich in ihren Hauptlinien die französische und chinesische Schule, umfassend dar- und gegenüberstellt. Auch hier ist die Verknüpfung unterschiedlichen Wissens und nicht der Gegensatz von Bedeutung.

Bergen, August 1999   Manfred Angermaier

Danksagung

Für die Durchsicht meines Manuskriptes, Erstellung der veröffentlichten Photos und ihr einfühlsames Engagement in der Entwicklung dieses Werkes danke ich vor allen meiner Ehefrau **Barbara Angermaier**. Ihre Unterstützung ermöglichte die konsequente Erstellung dieses Leitfadens.

Ebenso danke ich meinem Freund **Alexander Bock** für seine Offenheit und Begeisterung, die mein Schaffen sehr beflügelten

Tatkräftige Hilfe in der Organisation erhielt ich von meinen Mitarbeiterinnen **Frau Angelika Labus**, **Frau Doris Lederer** und **Frau Angelika Hildebrand**, wofür ich ihnen danke.

Besonderer Dank gilt auch der Graphikerin **Frau Ulrike Brugger**, deren Ohrzeichnungen aus meinem früheren Manuskript „Karten für Ohrakupunktur", SMS (Societas Medicinae Sinensis), für den Leitfaden verwendet wurden. Ebenso bedanke ich mich für die Bereitstellung der Graphiken durch die SMS bei ihrem 1. Vorsitzenden **Dr. Carl-Hermann Hempen**. **Dr. Hempen** sowie die Vizepräsidentin der SMS, **Frau Dr. Ute Engelhardt**, unterstützten mich weiterhin in der fachlichen Ausarbeitung des Leitfadens, wodurch der qualitative Anspruch an das Werk nochmals verbessert werden konnte. Dafür danke ich Ihnen sehr.

Für die intensive Betreuung während der Entstehungsphase meines Manuskriptes durch den Verlag Urban & Fischer danke ich sehr herzlich vor allem den Lektoren **Frau Dr. Sabine Schmidt** sowie **Herrn Andreas Beutel,** die mich mit viel konstruktiver Kritik und Anregungen bei der Fertigstellung des Manuskriptes unterstützt haben. Ebenso gilt mein Dank der Herstellerin **Frau Birgit Dahl**, die für eine rasche Umsetzung der Korrekturen und die Gestaltung des ansprechenden Layouts sorgte, sowie Frau Gertrud Gläßer, die die Herstellung des Leitfadens koordinierte. Nicht zuletzt Dank an **alle Mitarbeiter des Urban & Fischer Verlages**, ohne die die Erstellung dieses Leitfadens nicht möglich gewesen wäre.

Bedienungsanleitung

Dieser Leitfaden dient dem Ohrakupunkteur als praxisorientiertes Nachschlagewerk. Er kann jedoch eine qualifizierte Ausbildung und praktische Anleitung (Ausbildung, ➡ 1.3) nicht ersetzen.

Terminologie

In diesem Leitfaden finden sich alle derzeit gebräuchlichen Punkte sowohl der französischen als auch der Wiener und der chinesischen Schule. Punkte der chinesischen Schule werden deutsch benannt. Falls keine Übersetzung besteht, wird die chinesische Terminologie verwendet. Die klassische Numerierung der chinesischen Punkte wird jeweils in Klammern hinter den Namen gesetzt. Falls Punkte der chinesischen und französischen Schule auf eine Lokalisation treffen und unterschiedlich benannt sind, werden sie mit Schrägstrich aufgeführt; an erster Stelle die französische Bezeichnung und an zweiter Stelle die chinesische.

Orientierungshilfen

- Zur besseren Übersicht werden die Ohrpunkte der französischen und chinesischen Schule farbig unterschieden; französische Punkte sind **rot**, chinesische **schwarz** dargestellt.

●	Punkt auf Ohrvorderseite	▼	Punkt auf der Kante
◐	Punkt halbverdeckt	▢	Punktzonen
◌	Punkt verdeckt	↗	Punkt auf der sympathischen Rinne
◌	Punkt auf Innenseite	▼	Punkt auf der hormonellen Linie

- Eine Vielzahl von Querverweisen, die mit ➡ gekennzeichnet sind, führen den Anwender zu den entsprechenden Textabschnitten. Gilt ein Querverweis für mehrere Aussagen oder Punkte, so steht er hinter der letzten Aussage der Aufzählung, auf die er sich bezieht.
- Ein Abkürzungsverzeichnis findet sich auf Seite XI.
- Im Kapitel 8 findet sich eine Übersicht über die Akupunkturpunkte beider Schulen. Die Gliederung ist systembezogen, so sind z.B. Schädelpunkte oder hormonelle Punkte zusammengefaßt. Die Unterkapitel sind zur besseren Orientierung anhand der anatomischen Struktur des Ohres unterteilt.
- Im Kapitel 10 findet sich eine alphabetische Auflistung aller Punkte (mit den entsprechenden Querverweisen zur Lokalisation) und zusätzlich eine Darstellung der chinesischen Punkte nach Nummern geordnet.
- In dem ausführlichen Index am Ende des Leitfadens sind u.a. alle Akupunkturpunkte sowie Stichwörter zu den Krankheitsbildern aufgeführt, so daß diese schnell aufgefunden werden können.

> Wichtige Hinweise oder zusätzliche (Therapie-)Empfehlungen sind im Tip-Format hervorgehoben.

> Unbedingt zu beachtende Gefahren oder Hindernisse der Therapie sind so hervorgehoben.

Tips zur Anwendung in der Praxis

Diagnostik

Nach sorgfältiger Anamneseerhebung sollte das Gebiet, in dem nach pathologischen Punkten gesucht werden muß, eingegrenzt werden, um die Untersuchungsdauer auf Minuten beschränken zu können. Gleichzeitig sollte jedoch jeder theoretisch überlegte Punkt nur dann gestochen werden, wenn er auch über die RAC-Austestung (➡ 3.1.4) bestätigt wurde.

Therapeutisches Vorgehen

In den Kapiteln 6 und 7 werden häufige und wichtige Krankheitsbilder besprochen. Kapitel 6 führt dabei Schmerzsyndrome auf, die meist allein mit Ohrakupunktur erfolgreich behandelt werden können. Kapitel 7 gibt einen Überblick über Krankheitsbilder, die durch Ohrakupunktur wesentlich gebessert werden können, aber für den vollständigen Therapieerfolg oft mit Körperakupunktur und/oder chinesischer Phytotherapie ergänzt werden müssen.

Für jedes Krankheitsbild sind Punktempfehlungen angegeben, wobei nur bei wenigen Punkten die Lateralität (➡ 5.4) unbedingt einzuhalten ist. Aus diesem Grund wurde zur Darstellung der Punktlokalisationen standardmäßig ein rechtes Ohr in Großformat verwendet. Muß die Lateralität beachtet werden oder müssen zusätzlich Punkte auf der Gegenseite oder Ohrrückseite gestochen werden, finden sich diese auf den kleineren Abbildungen eingezeichnet. In der Regel wird das dominante Ohr (➡ 5.4.1) zur Therapie bevorzugt, immer aber nur die Seite, die durch RAC-Austestung verifizierbar ist.

Im Kapitel 8 sind alle aktuellen Punkte der Ohrakupunktur systematisch geordnet aufgeführt. Dies ermöglicht ein rasches Nachschlagen von Punkten für das selbst erarbeitete Therapiekonzept. Zur Therapie kann eine Kombination von Punkten beider Schulen notwendig sein.

Allgemein gilt: Therapieren nach „Kochrezept" vermeiden.

Abkürzungsverzeichnis

BWK	Brustwirbelkörper
BWS	Brustwirbelsäule
COLD	chronic obstructive lung disease
DD	Differentialdiagnose
d.h.	das heißt
evtl.	eventuell
F	Frauen
ggf.	gegebenenfalls
HWK	Halswirbelkörper
HWS	Halswirbelsäule
Hz	Hertz
KHK	Koronare Herzkrankheit
KI	Kontraindikation
LWK	Lendenwirbelkörper
LWS	Lendenwirbelsäule
M	Männer
M.	Musculus
Min.	Minuten
mm	Millimeter
Mo.	Monat
mW	Milliwatt
N.	Nervus
n.Chr.	nach Christus
nm	Nanometer
Nn.	Nervi
NNR	Nebennierenrinde
NSAR	Nichtsteroidale Antirheumatika
OS	Oberes Sprunggelenk
PE_1	Prostaglandin E_1
QF	Querfinger
RAC	Reflex auriculocardiac
TCM	Traditionelle Chinesische Medizin
tägl.	täglich
u.a.	unter anderem
v.a.	vor allem
V.a.	Verdacht auf
W	Watt
WS	Wirbelsäule
Wo.	Woche
Z.n.	Zustand nach

Zeichen

>	mehr als
<	weniger als

Einleitung

1.1 Geschichtlicher Überblick

1.1.1 Ursprünge der Ohrakupunktur

- In der chinesischen Kultur reicht die erste schriftliche Erwähnung der Ohrakupunktur ins 1. Jahrhundert v. Chr. zurück. Im Huangdi *Neijing,* dem „Inneren Klassiker des gelben Fürsten", finden sich Hinweise auf Beziehungen zwischen der Ohrmuschel und einzelnen Körperregionen. Zur Zeit der *Tang*-Dynastie, 618–907 n. Chr., waren 20 vordere und hintere Ohrpunkte bekannt.
- In Persien und Ägypten wurde Ohrakupunktur bereits vor 2000 Jahren zur Linderung von Schmerzen und zur Empfängnisverhütung angewendet.
- Im 4. Jahrhundert v. Chr. erkannte *Hippokrates* die Möglichkeit, über die Ohrmuschel zu therapieren. Er versuchte, Impotenz durch Aderlaß am Ohr zu heilen.
- Weitere Hinweise auf die Ohrakupunktur im europäischen Raum sind erst wieder im 17. Jahrhundert niedergelegt. Auf dem berühmten Gemälde „Garten der Lüste" von *Hieronymus Bosch* lassen sich Zusammenhänge der Ohrmuschel mit Körperregionen in der symbolischen Darstellung der Hölle erkennen.
- Über Kauterisation am Ohr zur Ischialgiebehandlung berichtet 1637 *Zacatus Lusitanus* und über Kauterisation am Ohr bei Zahnschmerzen *Valsalva* 1717.
- Im 19. Jahrhundert folgen einem Bericht über Ischiasbehandlung mittels Kauterisation durch Dr. Luciana aus Bastia (Frankreich) mehrere Veröffentlichungen über ähnliche Therapieerfolge anderer Ärzte. Gleichzeitig zeigen sich in Italien (Prof. Ignaz Colla, Parma) und Amerika (Dr. Rülker, Cincinnati) ähnliche Entwicklungen.

Im Gegensatz zur Körperakupunktur wurde die Ohrakupunktur in China über die folgenden Jahrhunderte nicht weiterentwickelt. Erst durch die Veröffentlichungen des französischen Arztes Paul Nogier 1957 rückte die Ohrakupunktur wieder in das Interesse der Ärzte für Traditionelle Chinesische Medizin. Nogiers Erkenntnisse wurden sehr bald nach China gebracht und daraus entwickelte sich die chinesische Schule der Ohrakupunktur.

1.1.2 Französische Schule

Die Ohrakupunktur wird erst seit 1950 – zunächst durch Paul Nogier – systematisch erforscht. Ihm war bei einigen seiner arabischen Patienten eine Narbe an der Ohrmuschel aufgefallen. Bei diesen war wegen einer Lumbalgie oder Ischialgie eine Kauterisation im Bereich der Anthelix durchgeführt worden, was innerhalb von Minuten bis Stunden zum Nachlassen der Schmerzen geführt hatte. Nogier versuchte sich zunächst selbst in der Kauterisation, ersetzte dann diese Methode durch das Stechen von Nadeln. Dadurch erzielte er ebenfalls eine positive Wirkung, ohne jedoch bleibende Narben zu hinterlassen. Es dauerte noch drei Jahre, bis er den Zusammenhang zwischen der Wirbelsäule und ihrer umgekehrten Projektion auf die Anthelix des Ohres erkannte.

In der Folgezeit entdeckte Nogier, daß alle Organe des Körpers am Ohr repräsentiert sind. Unter dem Namen „Auriculotherapie" machte er 1956 seine Erkenntnisse zu dieser Behandlungsmethode in einem Vortrag in Marseille bekannt. Dieser Vortrag erschien 1957 in Übersetzung von Bachmann in der „Deutschen Zeitschrift für Akupunktur".

Nogier entdeckte 1968 zufällig durch Pulstastung eines von ihm am Ohr untersuchten Patienten, daß sich der Puls bei der Untersuchung der Lokalisationen, die den pathologischen Körperregionen entsprachen, veränderte. Eine systematische Erforschung dieses Phänomens zeigte, daß sich bei Reizung gestörter Ohrzonen die Pulswelle charakteristisch veränderte. Diese Reaktion hielt Nogier für einen Fremdreflex und nannte sie

1

„Réflexe auriculocardiaque" (RAC). Dieses Phänomen löste das Problem der Detektion der relevanten Ohrpunkte. Damit war der entscheidende Durchbruch für die Entwicklung einer objektiven und sicheren Methode zur Lokalisation und damit Therapie der „pathologischen" Ohrpunkte erzielt.

1.1.3 Chinesische und Wiener Schule

Chinesische Schule

Yeh Hsiao-Lin veröffentlichte 1958 in Shanghai Nogiers Erkenntnisse. Die Chinesen erkannten die Integrationsfähigkeit der Ohrakupunktur in die Traditionelle Chinesische Medizin. Seither wird in China die Ohrakupunktur zunehmend neben der Körperakupunktur angewendet. Zuvor waren die wenigen, seit Jahrtausenden bekannten Ohrpunkte von untergeordneter Bedeutung. Sie waren auch eher in Zusammenhang mit der Körperakupunktur zu sehen. Jetzt entwickelte sich die Ohrakupunktur jedoch zu einem eigenständigen Therapiesystem.

Nachdem Nogier 1969 und 1977 eine Übersichtskarte über Ohrpunkte veröffentlicht hatte, brachten die Chinesen in Anlehnung daran ebenfalls 1977 eine Ohrkarte an die Öffentlichkeit. Auf dieser Karte wird der Lobulus in neun Felder unterteilt. Diese Unterteilung wurde auch bei den Ohrkarten in diesem Buch verwendet, um den chinesischen Einflüssen in der Ohrakupunktur Rechnung zu tragen. Im europäischen Raum fand die Überprüfung und Weiterentwicklung der Ohrlokalisationen schneller statt als in China. Hier verharrte man länger auf den ursprünglichen Erkenntnissen, die in Europa rasch modifiziert wurden. Außerdem wurde in der chinesischen Schule die RAC-Tastung zur Punktlokalisation nicht verwendet. Aus diesen Gründen entwickelten sich divergente Angaben zu Lokalisationen gleicher Punkte am Ohr.

Wiener Schule

Der Hauptvertreter der chinesischen Schule im europäischen Raum ist die Wiener Schule unter Prof. Bischko mit seinen Schülern u.a. König und Wancura. Auch diese wenden den RAC nicht an, sondern beschränken sich auf die topographische Punktsuche. Bei der Variabilität des Ohres sind hier jedoch der Treffsicherheit eines Ohrpunktes bei der Akupunktur Grenzen gesetzt, v.a. da verschiedene Ohrpunkte manchmal nur wenige Millimeter auseinander liegen.

1.2 Wirkung der Ohrakupunktur

1.2.1 Erklärungsmodelle

Zur physiologischen Wirkung der Ohrakupunktur gibt es bislang nur Erklärungsmodelle. Im wesentlichen gibt es zwei Hypothesen; die eine mit physiologischem, die andere mit energetischem Ansatz.

Physiologischer Ansatz

Hierin wird versucht, die Reaktion des Körpers auf die Akupunktur mit der Reizung bestehender physiologischer Strukturen, z.B. Nervensystem oder Nozizeptoren der Haut, zu erklären (vergleichbar der Neuraltherapie). Die Wirkung wäre somit auf eine reflektorische Antwort auf Außenreize (Nadelstich) zurückzuführen. Um diese Hypothese zu beweisen wurden wissenschaftliche Untersuchungen, z.B. von Pauser, durchgeführt (Beeinflussung der Schmerzempfindung, des Schmerzgefühls und der vegetativen Lage unter Akupunktur-„Analgesie", Wiener Klassische Wochenschrift, 87 (19, 25-28), 1975).

Es kann sicherlich der Nachweis erbracht werden, daß durch Reizung von Hautrezeptoren eine physiologische Reaktion verursacht wird – bis hin zur Narkose. Ob dies jedoch ausreicht um die Wirkung der Akupunktur zu umfassen, bleibt zweifelhaft.

Energetischer Ansatz

Das zweite Erklärungsmodell geht davon aus, daß neben den Blutgefäßen, Lymphbahnen und Nerven ein unsichtbares, energetisches System im Körper besteht. Man kann dies vermuten, da die Akupunkturpunkte sowohl am Ohr (nur im pathologischen Zustand) als auch am Körper aufgrund ihres veränderten Hautwiderstandes zur Umgebung meßbar sind. Die Ohrakupunktur soll stabilisierend auf das Energiesystem wirken und dadurch die Regulationskräfte des Körpers stützen. Weiterhin soll es das Energiesystem dynamisieren, z. B. zur Auflösung von Blockaden. Zu beachten ist: werden viele Punkte gestochen, wird das Therapiespektrum weiter gestreut, aber die Information jedes einzelnen Punktes durch die geteilte Energie schwächer umgesetzt. Begrenzt man die Akupunkturbehandlung auf wenige Punkte, werden diese wirkungsvoller therapiert, da für jeden Punkt mehr Energie zur Umsetzung der Information zur Verfügung steht.

Die Meßbarkeit der anatomisch genau definierten Körper- und Ohrakupunkturpunkte gibt zwar einen Hinweis auf das Bestehen eines Energiesystems im Menschen. Ein klarer wissenschaftlicher Nachweis fehlt jedoch bisher.

1.2.2 Indikationen

Schmerztherapie (➡ 6)

- Indiziert bei akuten und chronischen Schmerzen (➡ 6).
- Einsparung von Schmerzmitteln.
- Adjuvant zur konventionellen Therapie (z. B. bei Tumorerkrankung, Zahnbehandlung, etc.).
- Bisher als einzige Indikation von allen gesetzlichen Krankenkassen anerkannt.

Herz-Kreislauf-Erkrankungen (➡ 7.1)

- Auch begleitend zur konventionellen Therapie (z. B. bei Z. n. Herzinfarkt) oder anfangs in Kombination mit konventioneller Medikation (z. B. Hypertonie, ➡ 7.1.1).
- Einsparung von Medikamenten und damit Vermeidung von Nebenwirkungen (z. B. Impotenz bei β-Blockern).

Atemwegserkrankungen (➡ 7.2)

- Kurative Therapie durch die Akupunktur möglich, auch wenn konventionell nur noch invasive Therapie, z. B. operative Eingriffe, Erfolg versprechen (z. B. Polypen, Sinusitis ➡ 7.2.4).
- Einsparung von Medikamenten und damit Vermeidung von Nebenwirkungen (z. B. Cortison bei Asthma bronchiale ➡ 7.2.1).

Gastrointestinale Erkrankungen (➡ 7.3)

- Kurative Therapie durch die Akupunktur möglich, auch wenn konventionell nur medikamentöse Dauertherapie Erfolg verspricht (z. B. M. Crohn ➡ 7.3.11).
- Einsparung von Medikamenten und damit Vermeidung von Nebenwirkungen (z. B. Immunsuppressiva bei Colitis ulcerosa ➡ 7.3.10, Antacida bei Gastritis ➡ 7.3.2).

Urogenitale Erkrankungen (➡ 7.4)

- Kurative Therapie durch die Akupunktur möglich, auch wenn konventionell nur medikamentöse Dauertherapie Erfolg verspricht (z. B. Harninkontinenz ➡ 7.4.2).

1

- Einsparung von Medikamenten und damit Vermeidung von Nebenwirkungen (z.B. Antibiose bei Harnwegsinfekt ➡ 7.4.1).

Hauterkrankungen (➡ 7.5)

- Einsparung von Medikamenten und damit Vermeidung von Nebenwirkungen (z.B. Immunsuppressiva/Kortison bei Neurodermitis ➡ 7.5.1).
- Erhöhte Stabilität gegen krankheitsauslösende Umweltfaktoren.

Allergische Erkrankungen (➡ 7.6)

- Kurative Therapie durch die Akupunktur möglich, auch wenn konventionell nur medikamentöse Dauertherapie Erfolg verspricht (z.B. Heuschnupfen ➡ 7.6.1).
- Einsparung von Medikamenten und damit Vermeidung von Nebenwirkungen (z.B. Kortison bei Allergischem Exanthem ➡ 7.6.2).
- Erhöhte Stabilität gegen krankheitsauslösende Umweltfaktoren.
- Einige Indikationen (z.B. Heuschnupfen ➡ 7.6.1) von einigen gesetzlichen Krankenkassen anerkannt.

Suchterkrankungen (➡ 7.7)

- Nur bei Wunsch des Patienten, von der Sucht loszukommen; erhöhte Erfolgsrate bei maximaler Compliance.
- In Amerika bei straffälligen Drogenabhängigen Wahl zwischen Akupunkturbehandlung oder Freiheitsentzug möglich.
- Aktuelle Studie (März 1999) des Akupunkturprojekts der „Palette 4" in Hamburg von Uwe Vertheim zeigt neben einer allgemeinen Befindlichkeitsverbesserung vor allem beim Kokain- und Alkoholkonsum einen deutlichen Rückgang des Konsums.

Stoffwechselerkrankungen (➡ 7.8)

- Kurative Therapie durch die Akupunktur möglich, auch wenn konventionell nur medikamentöse Dauertherapie Erfolg verspricht (z.B. Anfangsstadium des Diabetes mellitus Typ II ➡ 7.8.1).
- Einsparung von Medikamenten möglich (z.B. Antidiabetika).

Hormonelle Erkrankungen (➡ 7.9)

- Kurative Therapie durch die Akupunktur möglich, auch wenn konventionell nur medikamentöse Dauertherapie Erfolg verspricht (z.B. klimakterische Beschwerden ➡ 7.9.3, Prämenstruelles Syndrom ➡ 7.9.1).
- Veränderte Laborparameter können normalisiert werden.

Vegetative Erkrankungen (➡ 7.10)

- „Befindlichkeitsstörungen" können kurativ therapiert werden.
- Kurative Therapie durch die Akupunktur möglich, auch wenn konventionell nur medikamentöse Dauertherapie Erfolg verspricht (z.B. Schlafstörungen ➡ 7.10.1).

Psychische Erkrankungen (➡ 7.11)

- Kurative Therapie durch die Akupunktur möglich, auch wenn konventionell nur medikamentöse Dauertherapie Erfolg verspricht (z.B. Depression ➡ 7.11.1).

Angstsyndrome (➡ 7.12)

- Kurative Therapie durch die Akupunktur möglich, auch wenn konventionell nur medikamentöse Dauertherapie Erfolg verspricht (z.B. Angstneurose ➡ 7.12.3) oder keine Therapiemöglichkeit besteht (z.B. Flugangst ➡ 7.12.2).

1.2.3   Kontraindikationen

Absolute Kontraindikationen

- **Lokale Entzündungen am Ohr:** Durch Akupunktur in entzündeten Hautbereichen besteht die Gefahr der Keimverschleppung sowie Auslösung einer (Peri-)Chondritis. Da am Ohr verschiedene Punktlokalisationen auf engem Raum abgebildet sind, können durch eine lokal umschriebene Entzündung viele Punkte betroffen sein, die nicht akupunktiert werden dürfen. Evtl. kann auf das andere Ohr ausgewichen werden (gemäß RAC-Tastung ➡ 3.1.4). Gesunde Areale bei teilweise entzündetem Ohr dürfen für die Ohrakupunktur verwendet werden.
- **Narben am Außenohr:** In Narbengewebe kann keine suffiziente Ohrakupunktur durchgeführt werden. Narben, die zu Verziehungen führen, behindern die Ohrakupunktur, da die erwarteten Punktlokalisationen an anderer Stelle erscheinen können. Hier ist die RAC-Tastung besonders wichtig.
- **Defekte nach Verletzungen:** Fehlen Teile des Ohres, so sind die darauf repräsentierten Punkte für die Ohrakupunktur verloren. Dies gilt auch für Ohrlöcher, die durch Ohr- oder Piercingringe verursacht werden (➡ 5.9.3 + 5.9.4).
- **Absolute Operationsindikationen:** Findet man bei der Untersuchung des Patienten Hinweise auf eine absolute Operationsindikation (z.B. hochakute Appendizitis, ➡ 7.3.5) ist unverzüglich eine operative Therapie einzuleiten. Ein Therapieversuch mit Ohrakupunktur ist in solchen Fällen nicht zu vertreten.
- **Akute (lebensbedrohliche) Erkrankungen:** Bei Krankheitsbildern, die eine intensivmedizinische Therapie erfordern (z.B. allergisches Ödem, Status asthmaticus oder hypertone Krise), ist schon allein aus juristischen Gründen eine schulmedizinische Therapie (z.B. Cortison bei Allergie) vorzuziehen.

Relative Kontraindikationen

- **Schwangerschaft:** In der Schwangerschaft müssen die Akupunkturpunkte sorgfältig ausgewählt werden, um z.B. Aborttendenzen zu verhindern. Dynamisierende Punkte sollten nicht verwendet werden (hormonelle Punkte ➡ 8.6), stabilisierende Punkte sind dagegen sinnvoll (Nullpunkt ➡ 8.10.3, Lateralitätssteuerpunkt ➡ 8.8.5).
- **Ablehnung der Methode durch den Patienten:** Bewußte Ablehnung der Akupunktur kann das Energiesystem so blockieren, daß ein Zugang nicht mehr möglich ist und die Information der Akupunktur nicht umgesetzt werden kann. Eine Akupunktur gegen den Wunsch oder Willen des Patienten, z.B. bei der Suchttherapie, ist wirkungslos und deshalb auch eine Kontraindikation. Fehlender Glaube des Patienten an die Wirksamkeit der Akupunktur ist jedoch kein Therapiehindernis, da die Akupunktur ähnlich der konventionellen Therapie auch ohne Einsicht wirkt.

1.2.4   Komplikationen/Wechselwirkungen

Komplikationen

Selten kann auftreten:
- **Nadelkollaps:** *Maßnahmen* ➡ 5.10.2; Ohrakupunktur sollte deshalb immer nur beim liegenden Patienten durchgeführt werden.
- **Lokale Entzündung** an einer Einstichstelle: tritt ca. 3 Tage nach Akupunktur auf. Nicht zu verwechseln mit Rötung nach Einstich (➡ 3.2.3). *Maßnahmen:* evtl. lokal Antiphlogistika (z.B. Rivanol, Braunol).
- **(Peri-) Chondritis:** *Maßnahmen:* lokal Antiphlogistika (z.B. Rivanol, Braunol) oder Umschläge mit Chloramidlösung; ggf. Antibiose und Überweisung zum Facharzt. *Cave:* Keine weitere Ohrakupunktur bis zur völligen Abheilung!

Wechselwirkungen

Negative Wechselwirkungen

Die Ohrakupunktur wirkt stabilisierend auf das Energiesystem des Menschen und stützt die physiologischen Vorgänge im Körper. Jede gleichzeitige Therapie, die zur Unterdrückung von physiologischen Vorgängen führt, behindert die Ohrakupunktur und umgekehrt.

Folgende Medikamente können bei Kombination mit Ohrakupunktur zu einer temporären Verschlechterung führen (➡ 5.9.1, Begleitmedikation):

- Kortison
- Immunsuppressiva
- Antibiotika

Dennoch ist in solchen Fällen die Anwendung der Ohrakupunktur sinnvoll, um letztendlich diese Medikamente absetzen zu können. Eine solche Ohrakupunkturbehandlung erfordert jedoch Erfahrung, um die mögliche temporäre Verschlechterung in einem dem Patienten zumutbaren Maß zu halten.

Positive Wechselwirkungen

Ideal ergänzt wird die Ohrakupunktur durch die Traditionelle Chinesische Medizin (TCM) mit ihrer Körperakupunktur und Phytotherapie. Diese Kombination ist für einen optimalen Therapieerfolg manchmal erforderlich. Kenntnisse der TCM sind zur Anwendung der Ohrakupunktur sehr begrüßenswert. Die Ohrakupunktur ist schneller und leichter zu erlernen als die TCM und eignet sich deshalb für den Einstieg. Die Anwendungen der TCM können dann kontinuierlich ergänzt werden.

Andere Naturheilverfahren die bedenkenlos mit der Ohrakupunktur kombiniert werden können:

- Antroposophische Medizin
- Atemtherapie
- Ausleitende Verfahren
- Autogenes Training
- Bachblütentherapie
- Eigenbluttherapie
- Enzymtherapie
- Homöopathie
- Manuelle Medizin
- Osteopathie
- Ordnungstherapie
- Physikalische Therapien
- Phytotherapie (westliche)
- Reflexzonenmassage
- Sauerstoff- und Ozontherapien
- Symbioselenkung
- Vitamintherapie
- Zelltherapie

Eine Kombination vieler dieser Therapien mit Ohrakupunktur und TCM führt meist zu keiner weiteren Verbesserung der Therapiewirkung. Auch eine Verkürzung der Behandlungszeit ergibt sich in der Regel hieraus nicht. Es gilt hier nicht das Motto „viel hilft viel". Denn die Möglichkeiten des Organismus auf die durch die Reiztherapien gegebenen Informationen zu antworten sind begrenzt.

1.3   Ausbildungsmöglichkeiten

In Deutschland, Österreich und der Schweiz finden sich mehrere Gesellschaften (➡ 9.1), die eine Ausbildung in Ohrakupunktur anbieten. Um eine fundierte Ausbildung zu erhalten, sollte man sich über die Ausbildungskonzepte der verschiedenen Gesellschaften informieren.

Zu beachten ist dabei, daß für einen maximalen therapeutischen Erfolg die Ergänzung der Ohrakupunktur mit Therapieformen der TCM, v. a. der Körperakupunktur und chinesische Phytotherapie, unbedingt erforderlich ist. Bei den meisten Gesellschaften wird deshalb die gesamte TCM mit Ohrakupunktur als Ausbildungskonzept angeboten. Gesellschaften, die sich in ihrer Ausbildung an den Ursprüngen der Traditionellen Chinesischen Medizin orientieren, sind deshalb vorzuziehen.

Kein Auswahlkriterium ist derzeit der Erhalt von Zertifikaten für die Ausbildung, weil bislang keine allgemeingültige Ausbildungsordnung für eine Zusatzbezeichnung Akupunktur erarbeitet und eingeführt wurde (➡ 2.1.4).

Folgende Ausbildungskonzepte werden derzeit angeboten:

- Ohrakupunktur im Rahmen der TCM als Teilbereich bzw. Ergänzung. Es werden fundierte Kenntnisse der traditionellen chinesischen Denkweise vermittelt.
- Ohrakupunktur als zentraler Inhalt der Therapie. Kenntnisse der TCM werden nur am Rande vermittelt.
- Ohrakupunktur auf westliches Denkmuster zugeschnitten; es werden Therapiekonzepte angegeben im Sinne einer Rezeptakupunktur.

Praxisausstattung und -organisation

2.1 Tips für die Praxisarbeit

Die therapeutische Wirkung der Ohrakupunktur und TCM wird durch Beachtung einiger Faktoren, die zur Entspannung des Patienten dienen, deutlich verstärkt.

2.1.1 Praxisräume

- **Atmosphäre:** persönlich; Patient sollte sich bereits im Wartezimmer wohl fühlen. Dekorationselemente, z.B. Bilder und Blumen, sowie Tee zur Begrüßung wirken positiv.
- **Zimmeraufteilung:** möglichst drei Sprechzimmer pro Behandler, um einen reibungslosen Ablauf zu ermöglichen. Somit kann der Patient mindestens 20 Min. mit den plazierten Nadeln liegen bleiben. Idealerweise keine Durchgangszimmer.
- **Lichtverhältnisse:** möglichst Tageslicht zur optimalen Beurteilung der Zunge; wenn Kunstlicht, dann indirekte, helle Beleuchtung, weil diese den Patienten nicht blendet (fördert Entspannung).

2.1.2 Sprechzeiten

Bestellpraxis ist sinnvoll, da die Akupunkturbehandlung lange (aber kalkulierbare) Behandlungszeiten erfordert. Organisatorisch bedingte lange Wartezeiten (> 15 Min.) sollten vermieden werden. Notfälle, die zu einer Zeitverschiebung führen, müssen natürlich berücksichtigt werden.

Nach Möglichkeit ist der Therapeut auch am Wochenende und an Feiertagen für den Patienten erreichbar (z.B. Anrufbeantworter und Rückruf) oder es wird ein Dienst mit Kollegen organisiert. Dies gibt dem Patienten die Sicherheit, auch im Notfall behandelt zu werden und nicht dann auf die konventionelle Medizin zurückgreifen zu müssen. Dadurch bleibt das eigene Therapiekonzept unbeeinträchtigt (z.B. bei Verzicht auf Kortison).

2.1.3 Arbeitsorganisation

- **Einbestellung des Patienten:** spätestens 5 Min. vor Beginn der Therapiesitzung.
- **Erstgespräch:** mind. 30 Min.; bestehend aus Anamnese (➡ 5.1) unter Berücksichtigung schulmedizinischer Fakten und Aspekten der Traditionellen Chinesischen Medizin, Sichtung der mitgebrachten Vorbefunde.
- **Patientenaufklärung:** Die Ohrakupunkturbehandlung wird mit dem Patienten zumindest eingangs ausführlich besprochen. Fragen werden erläutert und der Behandlungsablauf erklärt, um Ängste vor der möglicherweise unbekannten Therapie zu nehmen.
- **Erstuntersuchung:** i.d.R. Ganzkörperstatus (➡ 5.2.1, Allgemeine Untersuchung) auch unter Berücksichtigung der Elemente der Traditionellen Chinesischen Medizin (v. a. Zungen- und Pulsdiagnostik) sowie RAC-Tastung (➡ 3.1.4).
- **Nadelung (➡ 3.2):** Der Patient wird grundsätzlich im Liegen genadelt, Kreislaufreaktionen (z.B. Schwindel, Ohnmacht) können so abgefangen werden, zudem wird dadurch die Entspannung des Patienten begünstigt.
- **Nadelentfernung (➡ 3.2.5):** Frühestens 20 Min. nach Nadelung erfolgt die Entfernung durch Therapeut oder (nach) auch durch PraxishelferIn.
- **Verlaufsuntersuchung:** Bekannte pathologische Befunde müssen kontrolliert, neu aufgetretene untersucht werden; Wiederholung der Zungen- und Pulsdiagnostik;

2

RAC-Kontrolle aller bislang genadelten Punkte sowie aller im Rahmen von evtl. neu aufgetretener Symptomatik relevanten Punkte.

Nicht delegierbare Tätigkeiten des Therapeuten sind:

Anamnese

körperliche Untersuchung

Nadelung

2.1.4   Praxismarketing

Aufgrund der zunehmenden Konkurrenzsituation und des für den Patienten immer unübersichtlicher werdenden Spektrums von Therapieverfahren wird die klare Darstellung und Abgrenzung der eigenen Fähigkeiten (Leistungsspektrum der Praxis) immer wichtiger.

- **Patientenakquisition:** vorwiegend Mundpropaganda; Praxisanzeigen führen meist nicht zur gewünschten Wirkung.
- **Praxisstandort:** Zentrale Lage ist bei einer Spezialpraxis, wie es eine Praxis für Ohrakupunktur ist, eher unwichtig. Wichtiger ist vielmehr eine streßfreie Anfahrts- und Parkmöglichkeit sowie entspannende Umgebung.
- **Zielgruppenauswahl:** Während der Aufbauphase eher breites Spektrum bezüglich z.B. Erkrankungen oder Alter ansprechen; Spezialisierung im Bereich der Ohrakupunktur ergibt sich dann automatisch aus den Therapieerfolgen.
- **Therapiespektrum:** Ein breites Therapiespektrum (z.B. Ohrakupunktur + Homöopathie + Osteopathie + Schulmedizin) ist sicherlich erstrebenswert, aber nicht realistisch, da jedes Verfahren alleine intensives Studium, Anwendungspraxis und regelmäßige Fortbildung erfordert. *Cave:* nicht verzetteln, besser Kernkompetenzen ausbauen! Aufgrund unterschiedlicher Diagnose- und z.T. gegensätzlicher Therapieprinzipien ist ein Nebeneinander von chinesischer und westlicher Medizin begrenzt sinnvoll. Die westliche Schulmedizin ist jedoch als unverzichtbare Basis zur Beurteilung von Erkrankungen und Erkennung von Grenzen der Ohrakupunktur/TCM erforderlich.

Bestimmungen und Verbote

Aufgrund der unterschiedlichen Berufsverordnungen für Ärzte und Heilpraktiker müssen verschiedene Bestimmungen für beide Berufsgruppen berücksichtigt werden.

Ärzte

- **Praxisschild:** Anbringpflicht bei Berufsausübung; Größe max. 35 x 50 cm; nach Berufsordnung (Bayern) darf Schild enthalten: Name, Bezeichnung als Arzt, Gebietsbezeichnung, Zusatzbezeichnung nur nach der Weiterbildungsordnung, medizinische akademische Grade, ärztliche Titel, Privatadresse, Telefonnummer, Zulassung zu Krankenkassen und Sprechstundenzeiten. *Cave:* Aufführung von Spezialuntersuchungen und -behandlungen (z.B. „Ohrakupunktur") ist nicht statthaft!

Abweichendes Urteil: Nach Urteil des Verwaltungsgerichtes Braunschweig vom 25.11.1998 dürfen Ärzte die Bezeichnung „Akupunktur" auf ihre Praxisschilder und Visitenkarten schreiben, obwohl es keine Gebiets- oder Zusatzbezeichnung der Weiterbildungsordnung ist. Änderungen der Rechtslage nach Drucklegung möglich. Es empfiehlt sich bei der zuständigen Ärztekammer Informationen einzuholen.

- **Briefbögen:** Für den Schriftverkehr mit Patienten (gilt auch für Rezeptvordrucke und Stempel!) sind Informationen, die über die vom Praxisschild (siehe oben) hinausgehen, nicht erlaubt. Für den Schriftverkehr mit Kollegen kann der Briefkopf weitere Angaben, wie z.B. „Belegarzt" oder „Ohrakupunktur" enthalten.
- **Logo:** Embleme bzw. Logos sind auf Praxisschild, Zeitungsanzeigen und Briefbögen grundsätzlich nicht gestattet.
- **Praxisstatus:** Kassenpraxis, Kombination Kassenpraxis/Privatpraxis oder reine Privatpraxis möglich. Aufgrund der intensiven Betreuung, die ein mit Ohrakupunktur behandelter Patient benötigt (Liegezeiten ca. 45 Min.), ist eine privatärztliche Tätigkeit mit dem Ablauf einer zeitlich straff organisierten Kassenarztpraxis schwer vereinbar. Hinzu kommt die Unterschiedlichkeit bzw. Gegensätzlichkeit der konventionellen und der Traditionellen Chinesischen Medizin, die eine gleichzeitige Behandlung mit beiden Therapieformen erschwert. Nicht zuletzt muß beachtet werden, daß neben dem Betrieb einer Kassenarztpraxis wenig Zeit für den Aufbau, die Fortbildung und das Sammeln von Erfahrungen in der Traditionellen Chinesischen Medizin bzw. Ohrakupunktur bleibt. Aus diesem Grund ist übergangsweise die Kombination einer Kassenarztpraxis mit Ohrakupunktur/TCM zu empfehlen, nach Etablierung der Akupunkturbehandlung sollte jedoch eine rein privatärztliche Praxis, die sich ausschließlich dieser Therapiemethoden widmet, angestrebt werden. Dies gilt um so mehr, da die Entwicklung in allen medizinischen Fachrichtungen zur Spezialisierung hin verläuft und ein so großes medizinisches Gebiet wie die Ohrakupunktur/TCM nicht „nebenher" bewältigt werden kann.

Heilpraktiker

- **Praxisschild:** Die Größe soll sich den örtlichen Gepflogenheiten anpassen (ca. 35 x 50 cm); bis zu drei Heilverfahren dürfen auf dem Praxisschild angegeben werden, so ist es z.B. erlaubt „Ohrakupunktur" zu nennen; nicht erlaubt ist die Bezeichnung (Ohr)Akupunkteur oder Spezialist für Ohrakupunktur; die Berufsbezeichnung „Heilpraktiker" muß angegeben werden.
- **Werbung:** Es besteht kein generelles gesetzlich normiertes Werbeverbot; *Beschränkungen:* Es gelten die Gesetze über die Werbung auf dem Gebiet des Heilwesens (Heilmittelwerbegesetz), wie z.B. Verbot von irreführender Werbung, Heilungsversprechen und Werbung für Fernbehandlungen; außerdem ist Werbung, die gegen die guten Sitten verstößt, verboten (Gesetz über den unlauteren Wettbewerb).
- **Logo:** erlaubt.
- **Praxisstatus:** immer Privatpraxis.

Voraussetzungen für eine erfolgreiche Akupunkturpraxis sind:

fundierte schulmedizinische Ausbildung

Spezialisierung (z.B. Ohrakupunktur)

nachweisbare fundierte Ausbildung in Ohrakupunktur/TCM

zeitliches und emotionales Engagement für den Patienten

straffe Praxisorganisation mit kurzen Wartezeiten

faire Abrechnungsmodalitäten (Abrechnung ➡ 2.1.5)

ansprechende Atmosphäre durch gemütliches Ambiente (z.B. orientiert nach Feng Shui) und entsprechenden Service (z.B. Getränke im Wartebereich).

2.1.5   Abrechnung

Viele Patienten sind bereit, die Behandlung aus eigener Tasche zu bezahlen. Dennoch sollten sie in ihrem Bemühen, die Kosten von ihrer Krankenkasse erstattet zu bekommen, unterstützt werden. Denn durch die Ohrakupunktur können meist Medikamente eingespart werden, die Therapiedauer kann sich verkürzen. Dadurch verringern sich die Gesamtbehandlungskosten für einen Patienten erheblich. Trotzdem fordern manche Krankenkassen als Erstattungsvoraussetzung, daß die konservativen Therapiemethoden ausgeschöpft sind.

Ärzte können Ohrakupunktur nach der Gebührenordnung für Ärzte (GOÄ), Heilpraktiker nach dem Gebührenverzeichnis für Heilpraktiker (GebüH) abrechnen. Beide unterscheiden in der Regel abrechnungstechnisch nicht zwischen Ohr- und Körperakupunktur. Für Lasertherapie ist sowohl bei der GOÄ als auch GebüH keine Ziffer vorgesehen; Erstattung erfolgt in der Regel nicht, obwohl sie bei Kindern die ideale Therapieform darstellt.

Abrechnung nach GOÄ (Ärzte)

In der Gebührenordnung für Ärzte (GOÄ) sind die Ziffern

269 = Akupunkturbehandlung, unter 20 Min.

269a = Akupunkturbehandlung, mind. 20 Min.

vorgesehen.

Alle weiteren Ziffern ergeben sich aus dem jeweiligen Diagnostik- und Behandlungsumfang bezogen auf die vorliegenden Indikationen. Die Abrechnungshöhe ergibt sich aus der Multiplikation der für die Ziffer vorgesehenen Punkte (269: 200; 269a: 350) mit dem Punktwert (z.Zt. 11,4 Pf) und dem Abrechnungsfaktor (i.d.R. 1 – 2,3).

Beispiel:

Fischen, den 18. 11. 1999

Dr. med. Markus Maier
Stechnichtweg 10
98765 Muschelhausen

Frau
Martina Müller
Urbanstr. 100
11111 Fischen

Liquidationsnr. 5555

Für ambulante fachärztliche Behandlung von Dr. med. Markus Maier bei Frau Martina Müller, geb. 07. 07. 1945, erlaube ich mir folgenden Liquidationsbetrag zu berechnen:

Diagnose(n):

HWS-Myalgie, Spondylarthrose HWK 5/6 mit Bandscheibenprotrusion HWK 6/7

Heberdenarthrose Dig III li Hand

Z. n. Rachitis

Migräne

Liquidationsbetrag XXX DM

Datum	Gebührenordnungs-Nr.	Faktor
07. 09. 1999	z. B. 269a	1–2,3
21. 10. 1999	z. B. 269a	1–2,3
18. 11. 1999	z. B. 269a	1 – 2,3

Es wird gebeten, den Betrag innerhalb eines Monats unter Angabe der Liquidations-
nummer auf folgendes Konto zu überweisen: ....

Abrechnung bei Kassenpatienten

Die Therapie mit Akupunktur ist derzeit noch keine reguläre Kassenleistung. Das heißt,
auch von Kassenärzten muß die Akupunkturbehandlung mit einer privatärztlichen Liquidation abgerechnet werden. Diese erhält der Patient zur Zahlung und reicht sie bei
seiner Krankenkasse zur Erstattung ein. Da die (Ohr)Akupunktur zur Schmerztherapie
durch die westliche Medizin bereits anerkannt ist, sind auch die gesetzlichen Krankenkassen auf Antrag des Patienten zu Zahlungen bei einer privatärztlichen Abrechnung
meist bereit. Bei der Behandlung durch Kassenärzte wird in der Regel von allen Krankenkassen meist ohne Nachweis über die Qualifikation des Arztes die Liquidation ganz
oder teilweise erstattet.

Bei nur privatärztlich arbeitenden Ärzten ist eine Erstattung der Liquidation möglich.
Sie wird von den Krankenkassen zunächst jedoch oft abgelehnt, da gesetzliche Kran-
kenkassen primär mit den ihnen verpflichteten Kassenärzten zusammenarbeiten wollen.
In diesem Fall sollte man den Krankenkassen seine Qualifikation darlegen. Ein Akupunkteur, der sich allein der Ohrakupunktur und TCM widmet, wird in der Regel mehr
Erfahrung auf dem großen Gebiet der Traditionellen Chinesischen Medizin aufweisen
können als ein Arzt, der sich vorwiegend kassenärztlicher Tätigkeit widmet und seinen
Versorgungsauftrag erfüllen muß. Die Höhe der Zuzahlung ist unterschiedlich. Teilweise erfolgt innerhalb einer Krankenkasse eine unterschiedliche Handhabung – je
nach Sachbearbeiter.

Zuzahlungen von gesetzlichen Krankenkassen zur privatärztlichen Abrechnung sind
freiwillige Leistungen und erfolgen höchstens bis zum 1fachen Satz.

Der Arzt sollte im Gegenzug der Krankenkasse über den Therapieverlauf berichten.
Dies erhöht das gegenseitige Vertrauen und gibt den Krankenkassen Rückmeldung über
die Wirksamkeit dieser Therapieform.

Abrechnung bei Privatpatienten

Private Krankenkassen sind in jedem Fall verpflichtet die Liquidationen (mit Angabe
der Diagnose) für Akupunkturbehandlungen bis zum 2,3fachen Satz zu erstatten. Dies
gilt für alle Diagnosen, für die die wissenschaftlich erwiesene Wirksamkeit der chinesischen Medizin anhand chinesischer und/oder westlicher Quellen belegbar ist. Manche
private Krankenkasse versucht jedoch die Erstattungspflicht auf eine Schmerztherapie
zu beschränken – was nicht zu akzeptieren ist. Dies entspricht der Haltung der gesetzlichen Krankenkassen, bei denen allerdings die Kostenerstattung eine freiwillige Leistung ist.

Abrechnung nach GebüH (Heilpraktiker)

Folgende Ziffern sind für die Akupunkturbehandlung vorgesehen:

21.1	Akupunktur einschließlich Pulsdiagnose	DM 20,– bis 50,–
21.2	Moxibustionen, Elektroakupunktur, Injektionen und Quaddelbehandlungen in Akupunkturpunkte	DM 10,– bis 30,–

Die Akupunkturbehandlung durch Heilpraktiker wird von den meisten gesetzlichen Krankenkassen nicht erstattet. Ausnahmen sind durchaus möglich. Bei schulmedizinisch „aus-therapierten" Patienten gelingt es je nach Verhandlungsgeschick des Patienten oft doch, Erstattung der Liquidationen zu erhalten. Vor Therapiebeginn muß der Heilpraktiker in der Regel einen Therapieplan erstellen und die voraussichtlichen Kosten angeben, diesen reicht der Patient bei der Krankenkasse ein.

Manche privaten Krankenversicherungen erstatten die Akupunkturbehandlung im Rahmen der GebüH, jedoch meist nur im unteren Abrechnungsbereich.

2

2.1.6　Dokumentation

Immer nach Abschluß der Behandlung seitengetrennte Dokumentation in Patientenakte. Alternative: Einzeichnung der verwendeten Punkte in Stempelabdruck (Ohrstempel, ➡ 2.4.6)

Beispiel:

Frau Gabriele Sonnenschein (30. 5. 1968)

16. 2. 1999

Beschwerden: akute Myalgien im Bereich der Wirbelsäule seit 2 Tagen

Re: PE_1, LWK 4, Muskelentspannung (98a), Valium

Li: Atlantookzipitalgelenk, HWK 7, BWK 8, Thymus

20. 2. 1999

Beschwerden: nach der Akupunktur beschwerdefrei, nach 2 Tagen wieder Beschwerden im Bereich HWS und LWS, aber geringer als zuvor

Re: LWK 4, Valium

Li: HWK 7, Thalamus (26a)

2.2　Instrumente zur Punktsuche

2.2.1　Steigbügeltaster

Bügelförmiger Metalldraht oder Plastikkante von ca. 0,5 cm Länge mit Führungsgriff. Variante: auch integriert im Drucktastergriff (➡ 2.2.3) erhältlich (➡ Abb. 2.4-1).

- **Prinzip:** Durch Gleiten über den Ohrknorpel unter leichtem Andruck mit dem flachen Drahtstück oder der Plastikfläche können die Kerben ertastet werden.
- **Anwendung:** Lokalisation von objektiven Orientierungspunkten am Ohr, die als Kerben im Ohrknorpel tastbar sind: Atlantookzipitalgelenk, Übergang HWS/BWS, Übergang BWS/LWS (➡ 8.1.1), Nullpunkt (➡ 8.10.3).
- **Bewertung:** Für den Anfänger sinnvoll, da die Kerben bzw. Punkte sicher zu finden sind und zur Orientierung beim Aufsuchen weiterer Ohrpunkte dienen.
- **Wartung:** keine.
- **Bezugsadressen:** ➡ 9.2.

Ein provisorischer Steigbügeltaster kann aus einer Büroklammer leicht hergestellt werden, indem der lange seitliche Draht aufgebogen wird und als Führungsgriff dient. Das kurze gerade Ende wird zum Tasten verwendet.

2.2.2 Elektrisches Punktsuchgerät

- **Prinzip:** Hautwiderstandsmeßgerät. Irritierte Projektionszonen/-punkte haben einen verändertenHautwiderstand bezogen zur Umgebung; über einen Metallstift mit ca. 0,3 mm Durchmesser als Tastspitze, der mit dem vermuteten Ohrpunkt in Kontakt gebracht wird, und einer (bei den meisten Geräten) integrierten Referenzsonde wird diese Potentialdifferenz gemessen. Je nach Meßgerät muß zum Schluß des Stromkreises entweder die Hand des Patienten auf eine Elektrodenplatte gelegt oder aber (bei integrierter Referenzelektrode im Griff) die Ohrmuschel des Patienten vom Untersucher berührt werden. Verdächtige Hautareale werden je nach Gerät mit akustischem oder optischem Signal angezeigt. *Cave:* Eichung auf den individuellen Hautwiderstand vor eigentlichem Untersuchungsgang notwendig, bei modernen Geräten erfolgt diese Anpassung automatisch.
- **Anwendung:** verbreitete Methode; geeignet auch für Anfänger zur Kontrolle von Punkten, die durch RAC-Tastung (➡ 3.1.4) gefunden wurden.
- **Bewertung:** Von vielen Autoren als geeignete Punktsuchmethode neben dem RAC propagiert; Nachteile: Verdeckte Lokalisationen können nur schwer gemessen werden; je nach Einstellung der Sensitivität falsch positive oder falsch negative Werte möglich. Geeignet zur Überprüfung eines durch RAC bestimmten pathologischen Punktes.
- **Wartung:** regelmäßige Kontrolle der Funktionsfähigkeit durch den Hersteller.
- **Bezugsadressen:** ➡ 9.2.

2.2.3 Drucktaster

Auf Feder gelagerter Metallstift zur Überprüfung der Druckschmerzhaftigkeit der Ohrpunkte, ➡ Abb. 2.4-1.
- **Prinzip:** alte, aus den Anfängen der Ohrakupunktur stammende Methode zur Detektion von pathologisch schmerzhaften Ohrpunkten (mechanische Punktsuche, ➡ 3.1.1); Faustregel: Je aktiver, d.h. pathologischer ein Punkt ist, desto schmerzempfindlicher ist er.
- **Anwendung:** zur Kontrolle von mit RAC (➡ 3.1.4) gefundener Punkte, z.B. für Anfänger.
- **Bewertung:** gilt heute als ungeeignet für die Praxis; da zeitaufwendig, schmerzhaft und wenig aussagekräftig aufgrund der Subjektivität der Patientenangaben („nach ausführlicher Untersuchung schmerzt das ganze Ohr").
- **Wartung:** Überprüfung der Federfunktion vor jeder Untersuchung.
- **Bezugsadressen:** ➡ 9.2.

2.3 Untersuchungshämmerchen

Standardausrüstung zur RAC-Auslösung.

2.3.1 3-Volt-Hämmerchen

Plastikhämmerchen mit zwei Polen aus Stahl; ➡ Abb. 2.4-1.
- **Prinzip:** Potentialdifferenz von 3 Volt zwischen den Hämmerchenpolen wird durch Mignonbatterie aufrechterhalten. *Cave:* Kurzschluß zwischen beiden Polen (z.B. durch Berührung mit Gegenpol eines zweiten Hämmerchens) unbedingt vermeiden!

- **Anwendung:** Zur RAC-Auslösung wird das zu untersuchende Hautareal zum Auffinden der Punkte mit erniedrigtem Hautwiderstand (ca. 90 %, ➡ 3.1.4) mit dem Pluspol oder zum Aufsuchen der Punkte mit erhöhtem Hautwiderstand (ca. 10 %, ➡ 3.1.4) mit dem Minuspol berührt oder in geringem Abstand (wenige Millimeter) überstrichen. Pathologische bzw. irritierte Areale/Punkte reagieren mit einer RAC-Antwort.
- **Bewertung:** deutlich stärkerer Reiz als Schwarz-Weiß-Hämmerchen, etwas schwächerer Reiz als Gold-Silber-Hämmerchen. Größte Verbreitung, weil günstigste Kosten-Nutzen-Relation.
- **Wartung:** Regelmäßige Überprüfung (z. B. wöchentlich) der Spannung durch Voltmeter ist erforderlich, wenn maximale RAC-Reaktion erreicht werden soll. *Cave:* Ein Hämmerchen mit leerer Batterie löst aufgrund der Eigenspannung des Stahlstiftes ebenfalls einen (jedoch deutlich schwächeren) RAC aus.
- **Bezugsadressen:** ➡ 9.2.

2.3.2 Gold-Silber-Hämmerchen

Hammerkopf bilden ein Gold- und Silberstift, die vom Hammergriff – aus nicht leitendem Material (z. B. Holz) – getrennt werden, ➡ Abb. 2.4-1; ursprünglich von Nogier (➡ 1.1.2) zur RAC-Tastung verwendet.

- **Prinzip:** Gold- und Silberstift sind durch (nicht leitendes) Holz getrennt; Spannungsaufbau zwischen Gold bzw. Silber und Ohrpunkt.
- **Anwendung:** Zur RAC-Auslösung (➡ 3.1.4) wird das zu untersuchende Hautareal zum Auffinden der Punkte mit erniedrigtem Hautwiderstand (ca. 90 %, ➡ 3.1.4) mit dem Goldpol oder zum Aufsuchen der Punkte mit erhöhtem Hautwiderstand (ca. 10 %, ➡ 3.1.4) mit dem Silberpol berührt oder in geringem Abstand (wenige Millimeter) überstrichen. Pathologische bzw. irritierte Areale/Punkte reagieren mit einer RAC-Antwort.
- **Bewertung:** stärkerer Reiz als durch 3-Volt- oder Schwarz-Weiß-Hämmerchen. Nachteil: teuer, Kostenpunkt ca. 600,– DM.
- **Wartung:** keine Spannungsüberprüfung erforderlich.
- **Bezugsadressen:** nicht im Handel für Akupunkturbedarf erhältlich, muß von Goldschmied angefertigt werden.

2.3.3 Schwarz-Weiß-Hämmerchen

Plastikhämmerchen mit weißem und schwarzem Plastikstift an gegenüberliegenden Seiten, ➡ Abb. 2.4-1.
- **Prinzip:** Es wird eine energetische Beeinflussung der Ohrpunkte durch die unterschiedlichen Wellenlängen von Schwarz und Weiß vermutet.
- **Anwendung:** Zur RAC-Auslösung (➡ 3.1.4) wird das zu untersuchende Hautareal zum Auffinden der Punkte mit erniedrigtem Hautwiderstand (ca. 90 %, ➡ 3.1.4) mit dem schwarzen Pol oder zum Aufsuchen der Punkte mit erhöhtem Hautwiderstand (ca. 10 %, ➡ 3.1.4) mit dem weißen Pol berührt oder in geringem Abstand (wenige Millimeter) überstrichen. Pathologische bzw. irritierte Areale/Punkte reagieren mit einer RAC-Antwort.
- **Bewertung:** deutlich schwächerer Reiz als durch 3-Volt-Hämmerchen oder Gold-Silber-Hämmerchen, daher insbesondere für den Anfänger nicht zu empfehlen. Vorteil: preisgünstig.
- **Wartung:** keine.
- **Bezugsadressen:** ➡ 9.2.

Instrumente und Hilfsmittel

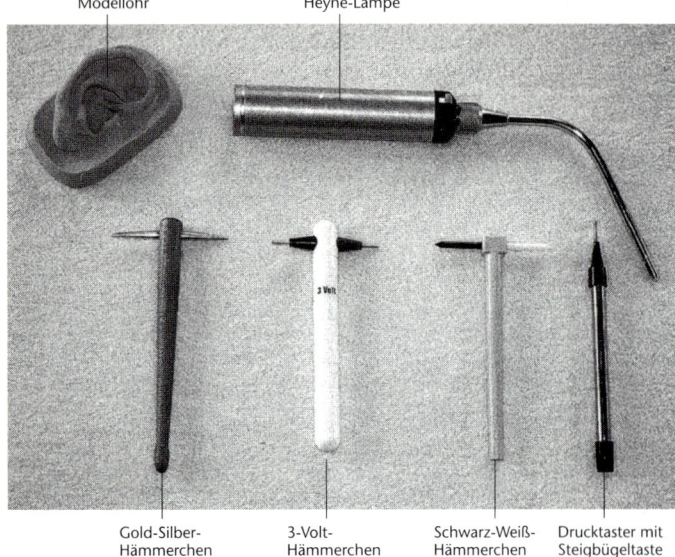

Modellohr   Heyne-Lampe

Gold-Silber-   3-Volt-   Schwarz-Weiß-   Drucktaster mit
Hämmerchen   Hämmerchen   Hämmerchen   Steigbügeltaste
                                                                    kombiniert

Abb. 2.4-1 Instrumente und Hilfsmittel der Ohrakupunktur.

2.4 Sonstige Hilfsmittel

2.4.1 Heyne-Lampe

Lichtquelle mit punktförmiger Lichtbündelung (geringe Streuung), batteriebetrieben; findet auch Anwendung in der HNO, ➡ Abb. 2.4-l.

- **Prinzip:** Der Lichtreiz bewirkt eine Veränderung der arteriellen Pulskurve (artifizieller RAC, ➡ 3.1.4).
- **Anwendung:** zur standardisierten RAC-Auslösung bei jedem Patienten vor Beginn der Ohrpunktdiagnostik; vermittelt Gefühl für individuell unterschiedliche RAC-Qualität; stärkere Antwort bei Reizung von Hautarealen mit höherer Sensitivität (z.B. Gesicht).
- **Bewertung:** für den Anfänger sinnvoll; evtl. durch Taschenlampe mit gebündeltem Lichtstrahl als deutlich preisgünstigere Lösung zu ersetzen.
- **Wartung:** regelmäßiger Batteriewechsel.
- **Bezugsadressen:** ➡ 9.2, auch im normalen medizinischen Fachhandel erhältlich.

2.4.2 9-Volt-Stab

Bipolarer Metallstab, ca. 20 cm lang, ca. 2,5 cm Durchmesser; Spannungsunterschied zwischen den Polen: meist 9 Volt; es gibt auch Geräte mit höherer Spannung.

- **Prinzip:** Nimmt der Patient den Stab mit der Plus- oder Minusseite in die Hand, kann sein Energiefeld beeinflußt werden.
- **Anwendung:** Die pathologischen Punkte, die durch den veränderten elektrischen Hautwiderstand meßbar sind, werden verstärkt (entspricht etwa der Verwendung eines Gold-Silber-Hämmerchens). Durch Berührung festgelegter Ohrlokalisationen mit verschiedenen Substanzen (Histamin, Endoxan, Vitamin C, Prostaglandin und Ginseng) in Kombination mit Verstärkung des Energiefeldes, indem der Patient den Pluspol des 9-Volt-Stabes in seiner zum untersuchten Ohr gegenseitigen Hand hält, ist eine Hierarchisierung von Störfeldpunkten bezüglich ihres Schweregrades möglich.
- **Bewertung:** Hierarchisierung pathologischer Punkte nach Schweregrad für Therapieerfolg unerheblich; Gerät deshalb eher von zusätzlichem diagnostischen Wert.
- **Wartung:** regelmäßige Überprüfung (z.B. wöchentlich) der Spannung durch Voltmeter erforderlich. Betrieb über mehrere Mignonbatterien mit jahrelanger Lebensdauer, wenn Kurzschluß zwischen beiden Polen vermieden wird (z.B. durch Berührung mit Gegenpol eines zweiten Stabes).

2.4.3 Patientenerdung

- **Prinzip:** Metallclip, der am Ohrläppchen des Patienten angebracht wird, ist über Kabel mit der Erdung in der Steckdose verbunden.
- **Anwendung:** Abbau von Spannungsfeldern, die artifizielle RAC-Reaktionen (➡ 3.1.4) auslösen können.
- **Bewertung:** für den Anfänger überlegenswert, um artifizielle RAC-Antworten zu reduzieren.
- **Wartung:** keine.
- **Bezugsadressen:** ➡ 9.2.

2.4.4 Markierungsstift

- **Anwendung:** Markierung der pathologischen Punkte nach Punktlokalisation zur Erleichterung der präzisen Punktion.
- **Stiftauswahl:** Geeignet ist farbiger Filzstift (möglichst grün, da bester Kontrast) mit dünner Mine; möglichst wasserfeste Stifte benutzen, wegen längerer Haltbarkeit trotz Kontakt mit Hautfett. *Cave:* Vor dem Stechen Markierungspunkte **immer** mit Alkoholtupfer abwischen (➡ 3.2.1, Punktdesinfektion), ansonsten bleibende „Tätowierungen"!
- **Bezugsadressen:** ➡ 9.2 oder im Schreibwarengeschäft erhältlich.

2.4.5 Modellohr

Nachbildung eines menschlichen Ohrs zu Übungszwecken, ➡ Abb. 2.4-1.

- **Material:** meist Kautschuk; entspricht der Konsistenz des menschlichen Ohrs, Übungsnadelungen hinterlassen keine bleibenden Defekte.
- **Anwendung:**
  - **Demonstration** der Nadelung und Punktlokalisation
  - **Patientenaufklärung**, insbesondere nach der Positionierung von Dauernadeln, die vom Patienten selbst stimuliert werden sollen

2

– **Übungszwecke:** insbesondere für Anfänger zur Punktlokalisation; u.a. auch Demonstration der relativen Lage von Punkten der Ohrvorderseite zu Punkten der Ohrrückseite, z.B. Schulter (➡ 8.2.1, 8.11.2) und Ellbogen (➡ 8.2.1, 8.11.2).
- **Bezugsadressen:** ➡ 9.2.

2.4.6 Ohrstempel

Stempel, der die groben anatomischen Strukturen des Ohrs wiedergibt.
- **Anwendung:** Dokumentation jeder Behandlung durch Markierung der genadelten Punkte im Stempelbild; namentliche Beschriftung der Punkte erforderlich, da nahe beieinander liegende Punkte allein durch Einzeichnung nicht unterschieden werden können.
- **Bezugsadressen:** ➡ 9.2.

2.5 Nadeln

Allgemein gilt: Die Schmerzintensität ist vom Nadeldurchmesser weitgehend unabhängig.
- **Material:** Stahlnadeln sind in der Regel zu bevorzugen, da sie die Vorteile von Silber- und Goldnadeln im wesentlichen vereinen und keine getrennte Sterilisation notwendig machen (Materialübersicht, ➡ Tab. 2.5-1).
- **Länge:** ca. 35 mm; längere Nadeln sind erhältlich, jedoch nicht zu empfehlen. Nachteile: ungenauere Plazierung durch größeren Abstand von Nadelspitze zu Führungsgriff, erschwertes Stechen mehrerer Nadeln auf engem Raum.
- **Durchmesser:** 0,3–1,0 mm, wobei 0,4–0,7 mm in der Regel zu empfehlen sind, da auch bei verdeckten Lokalisationen gut plazierbar (nicht biegsam!). *Cave:* Je kleiner der Durchmesser, desto exakter müssen die Nadeln plaziert werden.
- **Nadelungstechnik:** ➡ 3.2.
- **Bezugsadressen:** ➡ 9.2.

2.5.1 Einmalnadel

- **Vorteil:**
  – kostengünstiger, wenn Ohrakupunktur selten angewendet wird
  – kein Nachweis einer ordnungsgemäßen Sterilisation in der eigenen Praxis notwendig
  – auch für Hausbesuch geeignet.
- **Nachteil:** teurere Lösung bei häufiger Anwendung der Ohrakupunktur. Ökologisch bedenklich wegen vermehrtem Anfall von Verpackungsmüll und Metallverbrauch; Müllentsorgung (➡ 2.5.6).
- **Anwendung:** entfernen der Schutzfolie von der Griffseite aus; nach dem Gebrauch im geschlossenen Behälter (z.B. Dose) oder speziellem Nadelbehälter (Bezugsadressen ➡ 9.2) sammeln; Müllentsorgung (➡ 2.5.6).
- **Nadelungstechnik:** ➡ 3.2.

Patienten mit V.a. infektiöse Hepatitis, HIV-Infektion oder sonstige hämatogen übertragbare Erkrankungen sollten zur Minimierung des Ansteckungsrisikos nur mit Einmalnadeln behandelt werden. Das Tragen von Handschuhen ist in diesem Fall obligatorisch.

2.5.2   Sterilisierbare Nadel

- **Vorteil:** Bei häufiger Anwendung der Ohrakupunktur entstehen trotz Ausgaben für einen Sterilisator deutlich weniger Kosten als bei Gebrauch von Einmalnadeln.
- **Nachteil:** Sicherstellung und gewissenhafte Dokumentation einer ordnungsgemäßen Sterilisation in der eigenen Praxis notwendig (➡ 2.5.5). „Restrisiko" durch unsachgemäße Sterilisation.
- **Anwendung:** ca. 100mal wiederverwendbar; je größer der Durchmesser, desto häufiger; Nachschliff ist möglich. *Cave:* Schmerzintensität nimmt bei stumpfen Nadeln zu.
- **Nadelungstechnik:** ➡ 3.2.

2.5.3   Dauernadel

Nadel, die über die eigentliche Behandlungssitzung hinaus im Ohr verbleibt.

- **Verweildauer:** 7 Tage bis max. 2 Wochen; therapeutischer Effekt läßt erfahrungsgemäß nach einer Woche deutlich nach. Manche Nadeln fallen trotz ordnungsgemäßer Plazierung vorzeitig heraus, typisches Phänomen bei Punkten mit energetischer Stauung oder nach erfolgreicher Therapie der Beschwerden; sie müssen zunächst nicht erneut plaziert werden (bei anhaltenden Beschwerden evtl. im Abstand von 2–3 Tagen erneut nadeln).
- **Indikationen:** Einsatz wird kontrovers diskutiert; Wirkung entspricht nach einigen Autoren der der Einmalnadelung, jedoch höheres Infektionsrisiko durch Hautkeime im Bereich des Stichkanals; wegen psychologischer Komponente vom Patient oft favorisiert („Patient nimmt Therapie nach Hause mit"); Einsatz v. a. in der Suchttherapie (➡ 7.7), bei Störfeldern (➡ 5.7) sowie bei chronischen Erkrankungen.
- **Kontraindikationen:** Kinder (aufgrund größerer Schmerzhaftigkeit als Einmalnadeln).
- **Komplikationen:** Infektion; mechanische Irritation, z. B. im Schlaf.
- **Nadeltypen:** meist ASP-Dauernadeln, seltener Pyonex-Dauernadeln, chinesische Samenkörnchen und Metallkügelchen.
- **Nadelungstechnik:** ➡ 3.2.
- **Bezugsadressen:** ➡ 9.2.

ASP-Dauernadel

Dauernadel, die über Führungsgriff am Ohr plaziert wird.

- **Länge:** ca. 3 mm, Spitze 2 mm.
- **Durchmesser:** kegelförmig, an der Basis ca. 0,7 mm.
- **Vorteile:** Mit dem Führungsgriff kann das Ohr zur Detektion einer RAC-Reaktion (➡ 3.1.4) abgefahren werden. Im Führungsgriff befindet sich ein Magnet zur Stimulierung der Dauernadel; kann auch vom Patienten ausgeführt werden; v. a. zur Suchttherapie aufgrund der Stimulierungsmöglichkeit geeignet (Stichtechnik, ➡ 3.2.2); ASP-Dauernadeln können neben der Ausführung in Stahl auch vergoldet geliefert werden.
- **Nachteile:** wegen kegelförmiger Spitze schmerzhafter als Pyonex-Dauernadeln.
- **Anwendung:** Nachdem über RAC-Tastung die richtige Lokalisation aufgefunden wurde, Nadel mit dem Führungsgriff in das Ohr drücken. Der Führungsgriff wird entfernt, anschließend kann ein mitgeliefertes Pflaster aufgeklebt werden.
- **Nadelungstechnik:** ➡ 3.2.

2

Pyonex-Dauernadel

Dauernadel, die in einer kleinen, flachen Spirale endet und auf einem Pflaster fixiert ist.
- **Länge:** 1,5–1,8 mm.
- **Durchmesser:** ca. 0,3 mm.
- **Vorteil:** dünner als die ASP-Dauernadel; weniger schmerzhaft als ASP-Dauernadeln wegen stufenloser Spitze.
- **Nachteil:** schlecht plazierbar, v. a. bei verdeckten Lokalisationen.
- **Nadelungstechnik:** ➡ 3.2.
- **Anwendung:** mit dem Pflaster, an dem sie kleben, ins Ohr drücken.

Chinesische Samenkörnchen

Chinesische Variante der Dauernadel; Verwendung finden Semen vaccariae (Nelkensamenkörner).
- **Vorteil:** zusätzlich hyperämisierende Wirkung; eignet sich zur Selbstmassage; auch bei Nadelphobie einsetzbar, umweltfreundlich.
- **Nachteil:** lassen sich nur ungenau plazieren, sind deshalb den oben genannten Nadeln unterlegen.

Metallkügelchen

Stahlkügelchen; auch magnetisierte Variante im Handel (dadurch angeblich Verstärkung der therapeutischen Wirkung).
- **Vorteil:** eignet sich zur Selbstmassage; auch bei Nadelphobie einsetzbar.
- **Nachteil:** lassen sich nur ungenau plazieren, sind deshalb den oben genannten Nadeln unterlegen.
- **Indikation:** Suchtbehandlung.

> Aufgrund der ungenauen Plazierbarkeit sind chinesische Samenkörnchen und Metallkügelchen den oben genannten Dauernadeln unterlegen und damit für eine differenzierte Therapie nicht zu empfehlen.

2.5.4   Nadelmaterial

Im Gegensatz zur Körperakupunktur kann bei der Ohrakupunktur durch die Stichtechnik keine tonisierende oder sedierende Wirkung erzielt werden. Eher kann das Nadelmaterial diese Wirkungen unterstützen. Da die Stahlnadel generell ausgleichend wirkt, ist ein alleiniger Einsatz von Stahlnadeln zu rechtfertigen. Die Anwendung von Gold- und Silbernadeln bietet demgegenüber keinen wesentlichen Vorteil. Aus historischen Gründen und der Vollständigkeit halber wird das unterschiedliche Wirkspektrum in folgender Tabelle dargestellt:

Nadelmaterialien			
Material	**Gold**	**Silber**	**Stahl**
Eigenschaften	▪ Tonisierend ▪ Energie zuführend ▪ Stimulierend	▪ Sedierend ▪ Energie ableitend	▪ Je nach Ohrpunkt tonisierend oder sedierend*
Besonderheiten	▪ Ohrpunkte, die sediert werden sollen sind kontraindiziert (z.B. Antiaggression, Valium, etc.)	▪ Ohrpunkte, die tonisiert werden sollen sind kontraindiziert (z.B. Schmerzpunkte, Organpunkte)	Alle Ohrpunkte können gestochen werden
Nadeltyp	▪ Als sterilisierbare Nadel (meist Kupfer-Gold-Legierung), Einmalnadel (meist vergoldet) Dauernadel (meist vergoldet)	▪ Als sterilisierbare Nadel und Einmalnadel erhältlich (alle Nadeln meist versilbert)	▪ Als sterilisierbare Nadel, Einmalnadel und Dauernadel erhältlich

* Ist eine Schwäche vorhanden, wird dem Punkt Energie zugeführt. Ist eine Stauung vorhanden, wird Energie abgeleitet. In letzterem Fall treten nach Entfernen der Nadel manchmal Blutungen auf (➡ 3.2.3).

Tab. 2.5-1

2.5.5 Nadelsterilisation

Sterilisierbare Nadeln werden bis zur Sterilisation in einer Desinfektionslösung aufbewahrt. Die Sterilisation wird dann zur Abtötung sämtlicher Mikroorganismen, d.h. Bakterien, Bakteriensporen und Viren, durchgeführt. Dies erfolgt durch Denaturierung von Proteinen, Veränderungen der DNA-Struktur oder Blockierung der DNA-Replikation. Dadurch wird eine Krankheitsübertragung von einem Patienten zum nächsten durch die wiederverwendete Akupunkturnadel wirksam verhindert. Bei sorgfältig angewandter Sterilisation ist eine Ansteckung ausgeschlossen. *Cave:* Sterilisationsart und -dauer sowie den Namen der sterilisierenden Person immer dokumentieren! Vor der Sterilisation sollten die Nadeln durch Einlegen in eine Desinfektionslösung (z.B. Aldehyde, Phenole, Acetate) vorbehandelt und gesäubert werden. In der Praxis werden v.a. die Heißluft- und Dampfsterilisation angewendet. Andere Verfahren, wie die chemische Sterilisation und die Strahlensterilisation finden eher in der Klinik und der Industrie ihre Anwendung.

Für die Sterilisation von wiederverwendbaren Nadeln gilt: Verschiedene Materialien (Gold, Silber, Stahl) dürfen wegen galvanischer Effekte nicht zusammen sterilisiert werden.

Heißluftsterilisation

Gebräuchlichstes Sterilisationsverfahren in der Praxis.

- **Prinzip:** physikalisches Verfahren zur Keimabtötung. Hitze bis 100 °C tötet innerhalb weniger Minuten durch irreversible Denaturierung von Proteinen alle vegetativen Bakterienformen und Parasiten ab. Viren und v. a. Bakteriensporen benötigen höhere Temperaturen.
- **Sterilisationstemperatur:** 180–200 °C
- **Sterilisationsdauer:**
  - bei 180 °C mind. 30 Min.
  - bei 200 °C mind. 10 Min.

Beispiel „Sterilisation bei 180 °C": 40 Min. Aufheizphase, 30 Min. eigentliche Sterilisation, 10 Min. Sicherheitspuffer; Zeitaufwand insgesamt also 80 Min.

- **Vorteil:** einfach auszuführen; Nadeln und Instrumente müssen nicht in Folie verschweißt werden.

Dampfsterilisation

- **Prinzip:** physikalisches Verfahren zur Keimabtötung durch irreversible Denaturierung von Proteinen. Niedrigere Temperaturen als bei der Heißluftsterilisation bei gesättigten Wasserdampf; Erzeugung im Autoklaven mit Überdruck (100–200 kPa).
- **Sterilisationstemperatur:** 121–134 °C
- **Sterilisationsdauer:**
  - bei 121 °C mind. 20 Min.
  - bei 134 °C mind. 5 Min.

Beispiel „Sterilisation bei 121 °C": 40 Min. Aufheizphase, 20 Min. eigentliche Sterilisation, 10 Min. Sicherheitspuffer; Zeitaufwand insgesamt also ca. 70 Min.

- **Vorteil:** kürzere Sterilisationsdauer.
- **Nachteil:** Anschaffungspreis und laufende Kosten des Autoklaven höher als bei Geräten für Heißluftsterilisation.

`2.5.6` Nadelentsorgung

- **Klassifizierung:** Gebrauchte Nadeln gehören gemäß der Verordnung zur **Entsorgung:** von Praxisabfällen zur Gruppe B (mit Blut, Sekreten und Exkreten kontaminierte Abfälle).
- **Entsorgung:** über Hausmüll. Voraussetzung: verletzungssichere Verwahrung, also in bruch- und durchstichsicheren Behältern. *Cave:* Nadeln von infektiösen Patienten gehören zur Gruppe C (infektiöse Abfälle) und müssen vor der Entsorgung über den Hausmüll sterilisiert werden!

Arbeitstechniken

3

Es beruhigt den Patienten und fördert sein Vertrauen, wenn der Behandler bei der ersten Behandlung jeden Schritt der Untersuchung und der anschließenden Therapie erklärt.

3.1 Punktsuche

Zur sicheren und zuverlässigen Punktsuche eignet sich am besten ein Behandlungsraum ohne technische Geräte mit für den Behandler und Patienten entspannender Atmosphäre (Ruhe, Dekoration, Blumen).

> Es müssen vor dem Stechen alle pathologischen Punkte definiert sein, da sich durch das Stechen des ersten Punktes die übrigen Punkte in ihrer Erscheinung verändern können. Pathologische Punkte verstärken sich z.B. gegenseitig und sind leichter auffindbar, wenn noch nicht anbehandelt wurde.

3.1.1 Mechanische Punktsuche

Älteste Methode zur Detektion von pathologischen Ohrpunkten; Korrelation von gefundenen Arealen mit bestehenden Krankheitsbildern war Basis für Topographie der Ohrmuschel.

- **Prinzip:** systematisches Abtasten der gesamten Ohroberfläche mit dem Drucktaster (➡ 2.2.3). Wichtig: gleichbleibender Druck! Schmerzempfindliche Punkte in Relation zur Umgebung gelten als pathologisch und damit als behandlungsbedürftig.
- **Vorteil:** einfach anzuwenden.
- **Nachteil:**
  - schmerzhaft und ungenau; Untersuchungsergebnis u.a. abhängig von der Schmerzempfindlichkeit des Patienten.
  - längere Untersuchung des Ohres oder wiederholte Kontrolle wegen Schmerzhaftigkeit der Untersuchung nicht möglich.
  - bei mehreren schmerzhaften, nebeneinanderliegenden Punkten Differenzierung schwer möglich.

Zur Basisuntersuchung eines gesamten Ohres nicht geeignet, sinnvoll zur Überprüfung der Ergebnisse anderer Punktsuchmethoden.

3.1.2 „Very-Point-Technik"

Weiterentwicklung der mechanischen Punktsuche durch Gleditsch im Rahmen der Mundakupunktur zur Detektion von pathologischen Punkten auf der Mundschleimhaut, da hier aufgrund der feuchten Umgebung eine direkte Drucktastung nur schwer möglich ist. Technik wird aber heute auch als direkte Methode in der Ohrakupunktur angewendet.

- **Prinzip:** Pathologisch verdächtige Ohrareale werden mit Akupunkturnadel durch feinschlägige Klopfmethode oder durch Überstreichen der Ohroberfläche auf erhöhte Empfindlichkeit abgesucht. Punkt mit erhöhter Schmerzempfindlichkeit und vermindertem Hautturgor = „Very-point" nach Gleditsch. Nadelung hier ohne Gewebswiderstand möglich.
- **Vorteil:** schnelle, elegante Methode, da kein Instrumentenwechsel zwischen Punktlokalisation und Punktion.
- **Nachteil:** Verletzungsgefahr während der Punktsuche bei unzureichender Technik.

Die Punktion eines pathologischen Punktes kann andere noch nicht lokalisierte pathologische Punkte/Areale beeinflussen: Veränderungen in Qualität und Ausdehnung; Punkte können evtl. auch nicht mehr aufgefunden werden. Idealerweise sollt deshalb die Punktdetektion von der Punktion getrennt erfolgen, was mit der „Very-Point-Technik" nicht möglich ist.

3.1.3 Elektrische Punktsuche

- **Prinzip:** Pathologische Ohrpunkte weisen gegenüber umgebenden Hautarealen meßbar veränderten Hautwiderstand auf: Widerstand bei ca. 90 % der Punkte vermindert, bei ca. 10 % erhöht. Zur Detektion wurden Punktsuchgeräte (➡ 2.2.2) entwickelt, die über eine Punktsonde mit vergleichender Widerstandsmessung im Innen- und Außenbereich der Auflagefläche arbeiten. Je nach Veränderung des Hautwiderstands unterscheiden diese Geräte Silber- und Goldpunkte, wobei die Silberpunkte den Punkten mit erhöhtem Hautwiderstand und die Goldpunkte denen mit erniedrigtem Hautwiderstand entsprechen. Es sind unterschiedliche Modelle im Handel. Bei der Auswahl gilt generell: Je einfacher sie konstruiert sind und übersichtlicher die Gestaltung ist, um so mehr wird die Anwendung erleichtert.
- **Durchführung:** Patient in entspannter Ausgangsstellung; Arme des Untersuchers ruhen auf der Untersuchungsliege, Finger der Untersuchungshand stützen sich auf Höhe des Mastoids ab; bei Punktsuchgeräten mit Erdungselektrode nimmt der Patient diese in die Hand; bei Geräten ohne Erdungselektrode muß der Untersucher den Patienten mit der Gegenhand berühren. *Eichung:* Einstellung auf individuellen Hautwiderstand auf möglichst unauffälligen Zonen (z.B. Nullpunkt), ggf. Nacheichung bei längerer Untersuchung. *Cave:* Bei fehlender oder unsachgemäßer Eichung Gefahr von Meßfehlern! *Punktsuche:* Die sich aus der Anamnese ergebenden Punkte mit der Tastspitze des Gerätes absuchen. Bei Lokalisation eines pathogischen Punktes je nach Gerät akustisches oder optisches Signal.

Unterschiedlicher Hautwiderstand an verschiedenen Zonen der Ohrmuschel möglich: im lokalen Bereich des vermuteten Punktes sollte deshalb nachgeeicht werden.

- **Vorteile:** standardisierte, objektive Methode; geeignet auch für Anfänger.
- **Nachteile:** Geräte oft unhandlich und meist teuer, je nach Einstellung der Sensitivität falsch positive oder falsch negative Werte möglich, aufgrund der Unhandlichkeit zur kompletten Ohruntersuchung in der täglichen Praxis weniger geeignet. Verdeckte Lokalisationen können nur schwer gemessen werden.

3.1.4 Réflexe auriculocardiaque (RAC)

Réflexe auriculocardiaque. *Syn.*: Vaskuläres autonomes Signal (VAS). Veränderung der Pulsqualität (Amplitude und Zeitverschiebung, keine Frequenzänderung) durch Reizung eines pathologischen Ohrpunktes mittels Hilfsmittel (➡ 2.3, Untersuchungshämmerchen).

- **Geschichtlicher Hintergrund:** Der französische Arzt Paul Nogier entdeckte 1968 zufällig durch Pulstastung eines von ihm am Ohr untersuchten Patienten, daß sich der Puls bei der Untersuchung der Lokalisationen, die den pathologischen Körperregionen entsprachen, veränderte. Eine systematische Erforschung dieses Phänomens zeigte, daß sich bei Reizung gestörter Ohrzonen die Pulswelle einer Arterie, z.B. der

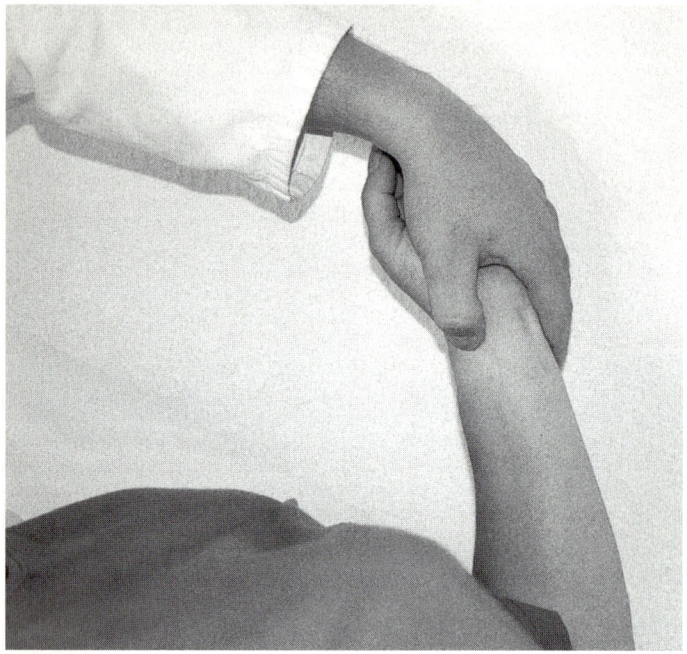

Abb. 3.1-1 Pulstastung Variante a. Pulswelle läuft auf den Daumen des Untersuchers zu.

Arteria radialis, charakteristisch verändert. Diese Reaktion hielt Nogier für einen Fremdreflex und nannte sie „Réflexe auriculocardiaque" (RAC).

- **Erklärungsmodell:** Pathologische Akupunkturpunkte am Ohr weisen einen veränderten elektrischen Hautwiderstand auf. Dieser ist bei ca. 90 % der pathologischen Punkte vermindert, bei ca. 10 % erhöht. Werden die veränderten Punkte mit einer elektrischen Spannung (z. B. Eigenspannung eines Metalls oder Batteriespannung) oder einem Farbreiz (schwarz, weiß) kontaktiert (Hautkontakt oder geringer Abstand des Metalls oder der Farbe zur Haut), wird ein sympathischer Reiz im Körper ausgelöst. Dadurch schließen sich periphere arterio-venöse Shunts und führen kurzzeitig zu einer vermehrten Blutfülle im arteriellen Gefäßsystem. Der sogenannte RAC wird ausgelöst.

Vorraussetzungen zur RAC-Tastung

- **Auswahl des Untersuchungshämmerchens:** Unter der Vielzahl von Instrumenten, die zur Punktsuche in der Ohrakupunktur angeboten werden, sind nur wenige zur Basisausstattung erforderlich. Die Ohrakupunktur erfordert vielmehr die Sensibilität und Erfahrung des Behandlers. Diese kann kein Instrument ersetzen. Als Basisinstrument ist lediglich ein Untersuchungshämmerchen zur RAC-Tastung (➡ 2.3) erforderlich. Über die Notwendigkeit der Verwendung weiterer Instrumente muß sich jeder in der Ohrakupunktur Geübte ein eigenes Urteil bilden.

- **Auswahl der Arterie:** Da die sympathische Reaktion das gesamte Gefäßsystem erfaßt, kann die Veränderung über jeder Körperarterie getastet werden. Klassischerweise benutzt der hinter dem Patienten sitzende Behandler die Arteria radialis zur Pulstastung. Bei Schmerzen im Schulterbereich oder älteren Patienten mit unbeweglicherem Oberarm, sowie bei dicken Unterarmen oder kaum tastbaren Pulsen kann ebenso am Hals die Arteria carotis benutzt werden. Da die Pulsqualitäten jedoch allein aufgrund des Größenunterschiedes der Gefäße unterschiedlich sein können, empfiehlt es sich vor allem für den Anfänger zunächst bei einer Arterie zu bleiben.

Durchführung der RAC-Tastung

- Patient liegt, Therapeut sitzt hinter dem Kopf des Patienten.
- Therapeut tastet mit dem Daumen seiner nichtdominanten Hand (linke Hand bei Rechtshänder, rechte Hand bei Linkshänder) Puls des Patienten (bevorzugt A. radialis, in Ausnahmefällen A. carotis).
- Gleichzeitig fährt der Therapeut mit dem Untersuchungshämmerchen zunächst über das dominante, anschließend das nichtdominante Ohr des Patienten (z.B. Patient Rechtshänder: erst das rechte, dann das linke Ohr); max. Abstand zur Hautoberfläche: 5 mm; evtl. auch Berührung.
- **Auswahl der zu testenden Ohrpunkte:** erfolgt gezielt nach Anamnese und körperlicher Untersuchung. Siehe auch Punkteempfehlungen in Kap. 6 und 7.
- **Tastender Finger:** Der Daumen verfügt über die größte Anzahl von sensiblen Rezeptoren aller Finger, die eine Pulsveränderung wahrnehmen können. Aus diesem Grund sollte er zur Pulstastung verwendet werden, auch wenn der Eigenpuls am Anfang störend sein kann. Nach etwas Übung wird man den Eigenpuls nicht mehr wahrnehmen .
- **Zwei Tastvarianten:**
  - Daumenspitze entgegen der arteriellen Flußrichtung (klassische Tastung): Vorteil dieser Variante ist, daß die Pulswelle auf die sensibelste Zone (Fingerspitze) auftrifft und damit besser getastet werden kann (➡ Abb. 3.1-1).
  - Daumenspitze im 90-Grad-Winkel zur arteriellen Flußrichtung: Vorteil dieser Variante ist, daß der Arm des Patienten nicht so weit nach hinten überstreckt werden muß (➡ Abb. 3.1-2).
- Wird ein pathologischer Ohrpunkt gereizt, spürt der Therapeut eine Änderung der Pulsqualität. *Charakteristisches Phänomen:* Die typische RAC-Reaktion der vermehrten Blutfülle kann in der jeweilig getasteten Arterie (meist Arteria radialis) empfunden werden. Der Pulsschlag wird nicht schneller, erhält jedoch einen höheren Gipfel. Da jedem Gipfel auch ein Tal folgt, entsteht kurzzeitig ein tieferes Tal (➡ Abb. 3.1-3). Richtet der Behandler seine Aufmerksamkeit auf den Gipfel der Pulswelle erlebt er einen fülligeren Puls, der auf seinen untersuchenden Finger zukommt, richtet er sie auf das Tal, empfindet er ein Weggehen des Pulses, auch negativer RAC genannt. Beide Empfindungen beschreiben das gleiche Phänomen.

RAC-Antwort bei pathologischen Ohrpunkten

Die RAC-Antwort auf Reizung pathologischer Ohrpunkte hat folgende Qualität:
- Vermehrte (signifikante) Pulsfüllung über mind. 3–7 Pulsschläge.
- Reproduzierbarkeit des Phänomens bei gleichem Reiz.

Artifizieller RAC bei nichtpathologischen Punkten

Nichtpathologische Punkte am Ohr, sowie an Hautareale an jeder beliebigen Körperstelle reagieren auf Berührung (z.B. mit dem Hämmerchen ➡ 2.3) oder Lichtreize mit

3

Abb. 3.1-2 Pulstastung Variante b. Pulswelle läuft am Daumen des Untersuchers vorbei.

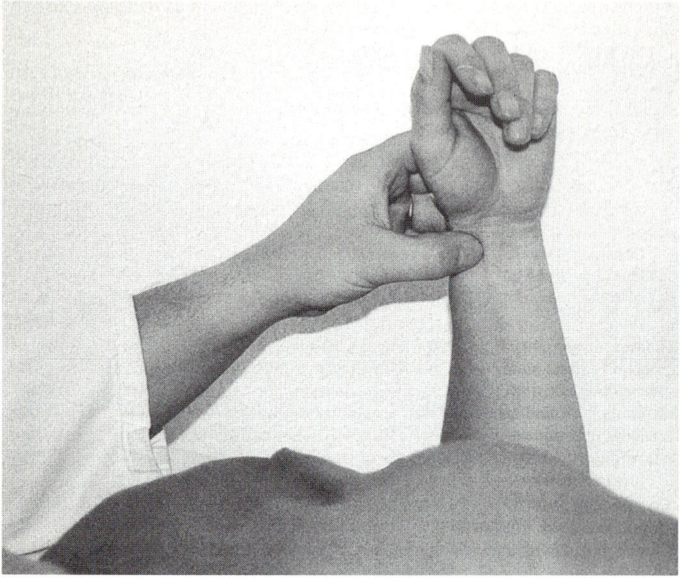

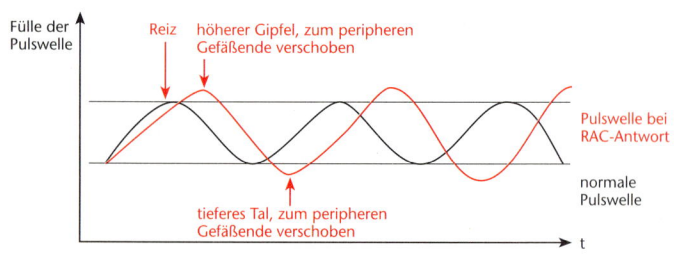

Pulswellenveränderung beim RAC
Fülle der Pulswelle
Reiz
höherer Gipfel, zum peripheren Gefäßende verschoben
Pulswelle bei RAC-Antwort
normale Pulswelle
tieferes Tal, zum peripheren Gefäßende verschoben
t

Abb. 3.1-3 Pulswellenänderung beim RAC.

der Heynelampe (➡ 2.4.1) ebenfalls mit der Auslösung einer RAC-Antwort, die sich aber von der RAC-Antwort auf Reizung pathologischer Punkte unterscheidet:

- Vermehrte (signifikante) Pulsfüllung über max.1–3 Pulsschläge.
- Keine sichere Reproduzierbarkeit bei gleichem Reiz, jedoch auch auslösbar durch Berührung der Haut allgemein oder sonstige Außenreize (z.B. Licht mit der Heynelampe).

> Alternative zur Heyne-Lampe: zur Auslösung des artifiziellen RAC kann auch eine stark fokusierende Taschenlampe verwendet werden. Der Effekt ist allerdings weniger intensiv.

RAC-beeinflussende Faktoren

Die RAC-Qualität kann durch verschiedenen Faktoren beeinflußt werden. Sie sind bei der Interpretation des Untersuchungsergebnisses unbedingt zu berücksichtigen.

- **Individuelle Sensibilität des Patienten:** Jeder Patient hat seine individuelle Sensibilitätsschwelle und Reaktionsbreite bezüglich Auslösung des RAC und Differenz der Pulskurven vor und nach Reiz. Als eine Art „Selbst-Eichung" sollte deshalb jeder Anfänger vor einer RAC-Tastung mehrere Male einen artifiziellen RAC (z.B. durch Lichtreiz auf das Gesicht mit der Heyne-Lampe (➡ 2.4.1) beim Patient auslösen.
- **Größe des untersuchten Gefäßes:** Ein größeres Gefäß (z.B. A. carotis) verfügt an sich über mehr Blutfülle. Eine Änderung des Füllungsstatus durch die Auslösung eines RAC wird etwas kräftiger getastet.
- **Qualität des Pulsschlages:** Besteht ein kräftiger Puls, z.B. aufgrund einer Hypertonie, kann eine Änderung des Füllungsverhaltens der Arterie deutlicher getastet werden.
- **Lage des Gefäßes:** Je oberflächlicher und weniger eingebettet in Fett-, Muskel- und Bindegewebe ein Gefäß liegt, desto deutlicher ist der Puls und seine Veränderung bei einer RAC-Antwort zu tasten.
- **Beobachtung des Behandlers:** Je nachdem, ob die Aufmerksamkeit des Behandlers auf den Gipfel oder das Tal der Pulswelle gerichtet ist, wird er die RAC-Antwort als fülligeren oder verschwindenden Puls wahrnehmen.
- **Pathologischer Puls:** Insbesondere bei Vorhofflimmern mit unregelmäßiger Überleitung wie auch bei Extrasystolen schwankt die Pulsfüllung von sich aus, ohne Reizung von Ohrpunkten. Ein RAC kann so vorgetäuscht werden. Eine Unterscheidung zum pathologischen RAC ist nur für den erfahrenen Untersucher möglich.

> Die Punktsuche mittels RAC ist eine objektive Methode der Punktdetektion, die durch mehrere Untersucher unabhängig voneinander in gleicher Weise reproduzierbar ist. Voraussetzung ist allerdings eine qualifizierte Ausbildung, Sensibilität, ausreichend Übung und Berücksichtigung der Störfaktoren.

3.2 Nadelung

Durch die Vorbereitungen und die Diagnostik konnte sich der Behandler ausreichend auf den Patienten einstellen. Jetzt führt er schließlich, die Konzentration auf die pathologischen Punkte gelegt, die Akupunkturbehandlung durch:

- Nach der Desinfektion wird zunächst das dominante Ohr und anschließend das nichtdominante Ohr (➡ 5.4.1) akupunktiert, um einen standardisierten Behandlungsablauf einzuhalten, der Lokalisationsfehler in Zusammenhang mit der Dominanz vermeiden hilft. So findet sich z. B. der Punkt Barbiturat (➡ 8.7.1) nur am nichtdominanten Ohr, also links beim Rechtshänder und rechts beim Linkshänder. Wird das nichtdominante Ohr immer als zweites untersucht, fällt es leicht, nicht die falsche (dominante) Seite zu akupunktieren.

> Akupunktur verursacht immer ein Mikrotrauma im Gewebe. Nach Entfernen der Nadel führen die Reparaturvorgänge des Körpers (Einwanderung von Leukozyten, Einsprossung von Bindegewebe, etc.) zu einer noch über Tage wirkenden Reizung des Punktes. Eine einmalige Punktion hat demnach einen ähnlichen Effekt, wie das Setzen einer Dauernadel, die nach ca. 1 Woche durch Reizadaptation des Körpers wirkungslos wird, wenn sie nicht zuvor herausfällt.

3.2.1 Punktdesinfektion

Nach Markierung der Punkte mit einem Markierungsstift (➡ 2.4.4) werden die Punkte vor Akupunktur des jeweiligen Ohres mit einem in Desinfektionsmittel getränkten Tupfer abgewischt. So vermeidet man die Tätowierung des Patientenohres und erreicht eine oberflächliche Desinfektion.

Die Markierung dient dem eigenen Überblick über ein Ohr vor Beginn des Stechens, was bei mehreren aufeinanderfolgenden Patienten und jeweils zwei untersuchten Ohren hilfreich sein kann, da man sich die gefundenen Punkte nicht längere Zeit vor dem Stechen merken muß.

> Der farbige Punkt muß vor dem Stechen in jedem Falle mit Desinfektionslösung abgewischt werden, um punktförmige Tätowierungen durch den Einstich der Nadel in den farbigen Punkt zu vermeiden.

3.2.2 Stichtechnik

Einmalnadeln und sterilisierbare Nadeln

- **Nadelhaltung:** Nadel mit Daumen und Zeigefinger der dominanten Hand (Pinzettengriff) am Führungsgriff fassen.
- **Einstich:** mit schneller Drehbewegung plazieren; je schneller die Drehung beim Einstich, desto geringer der Schmerz.
- **Stichtiefe:** ca. 2–3 mm; Nadelspitze erreicht je nach Lokalisation meist Weichteile (z. B. Perichondrium oder Subcutis) oder seltener auch Knorpel (z. B. im Bereich der Anthelix). *Cave:* Wegen erhöhtem Infektionsrisiko ist eine Traumatisierung des Knorpels zu vermeiden! Das Ohr darf nicht durchstochen werden, da eine Verbindung von Ohrvorder- und -rückseite einen energetischen Kurzschluß bewirkt und die Wirkung abschwächt. Erlaubt ist die Zangentechnik, bei der ein Punkt durch zwei getrennte Nadeln je auf der Ohrvorder- und -rückseite gestochen wird. Dadurch wird die Akupunkturwirkung auf den Punkt verstärkt.

Dauernadeln

ASP-Dauernadeln (➡ 2.5.3)

- **Nadelhaltung:** Nadel mit Daumen und Zeigefinger der dominanten Hand (Pinzettengriff) am Führungsgriff fassen.
- **Einstich:** Nadel mit Führungsgriff in Ohrgewebe drücken; Führungshülse dabei zurückschieben, Führungsgriff anschließend entfernen, mitgeliefertes Pflaster über Nadel kleben.

- **Stichtiefe:** ca. 2 mm; Nadelspitze erreicht je nach Lokalisation meist Weichteile (z. B. Perichondrium oder Subcutis) oder seltener auch Knorpel (z. B. im Bereich der Anthelix). *Cave:* Wegen erhöhtem Infektionsrisiko ist eine Traumatisierung des Knorpels zu vermeiden!
- **Besonderheiten:** Im Führungskörper der Nadel befindet sich ein kleiner Stimulationsmagnet, der dem Patient zur Selbstbehandlung mitgegeben werden kann (Instruktion: Magnet über Dauernadel drehen, z. B. Suchttherapie, ➡ 7.7).

Pyonex-Dauernadeln (➡ 2.5.3)

- **Nadelhaltung:** Nadel incl. Pflaster mit Daumen und Zeigefinger der dominanten Hand führen.
- **Einstich:** Nadel senkrecht in das Ohrgewebe drücken, Pflaster klebt dabei über Einstichpunkt. *Cave:* Drehbewegung beim Einstich nicht möglich, Plazierung deshalb schmerzhafter als bei Einmalnadel.
- **Stichtiefe:** ca. 2 mm; Nadelspitze erreicht je nach Lokalisation meist Weichteile (z. B. Perichondrium oder Subcutis) oder seltener auch Knorpel (z. B. im Bereich der Anthelix). *Cave:* Wegen erhöhtem Infektionsrisiko ist eine Traumatisierung des Knorpels zu vermeiden!
- **Besonderheiten:** Exakte Plazierung ist wegen mangelnder Führung schwierig, v. a. bei verdeckten Lokalisationen.

3.2.3 Begleitphänomene bei Nadelung

Schmerz

Schmerzempfinden bei Ohrakupunktur ist individuell unterschiedlich und reicht von „bedeutungslos" bis „kaum auszuhalten"; die meisten empfinden Ohrakupunktur zwar als „unangenehm, aber durchaus tolerierbar". Allgemein gilt:

- **Initialschmerz:** häufigster Schmerz, vor allem beim Hautdurchstich und bei Erreichen des Knorpels durch Nadelspitze; Schmerzstärke ist durch Drehen der Nadel während des Einstichs deutlich reduzierbar (➡ 3.2.2).
- **Schmerz während Nadellage:** selten; gelegentlich ziehende Schmerzen als Ausdruck erhöhter Aktivität des Punktes. Je aktiver, d. h. pathologischer ein Punkt ist, desto schmerzempfindlicher ist er.
- **Schmerz bei Nadelentfernung:** sehr selten.
- **Schmerzen nach Ziehen der Nadel:** sehr selten Anhalten des Schmerzes nach Ziehen der Nadel; manchmal über mehrere Tage als Zeichen erhöhter Aktivität des Punktes.
- Alle Schmerzformen sind weitgehend unabhängig von der Nadeldicke (0,3 bis 0,8 mm).

Rötung der Einstichstelle

- Typischerweise innerhalb von Sekunden nach dem Einstich; tritt nicht immer und nicht bei jedem Patienten auf (u. a. in Abhängigkeit von der Hautsensibilität). *Cave:* Rötung der Einstichstelle unmittelbar nach der Akupunktur nicht mit einer entzündlichen Reaktion (z. B. infektiöse Chondritis oder mechanische Reizung; ➡ 1.2.3, Komplikationen der Ohrakupunktur) verwechseln. Diese tritt frühestens 3–4 Tage nach der Akupunktur auf.
- Auftreten weist auf eine „energetische Reaktion" des Körpers hin. Dies ist durchaus erwünscht und hat nichts mit einer Entzündungsreaktion zu tun.
- Reaktion ist um so heftiger, je pathologischer (und damit therapiebedürftiger) ein Punkt ist. *Cave:* Nadel bei Rötung auf keinen Fall frühzeitig entfernen!

3

Herausfallen der Nadel

- Während der Liegezeit ist es möglich, daß ordnungsgemäß plazierte Nadeln herausfallen. Diese Nadeln müssen nicht erneut plaziert werden. Sie würden wieder herausfallen.
- Herausfallen der Nadeln bedeutet keinen Wirkungsverlust. Kleine Verletzung durch den Nadelstich bewirkt therapeutischen Reiz, der die nächsten Tage fortbesteht (wie bei den Nadeln, die nach ca. 20 Min. entfernt werden).
- Vermuteter Mechanismus: Erhöhter „energetischer Druck" schiebt Nadel heraus.

Blutung nach Nadelentfernung

- Nach Entfernung der Nadeln kann eine Sickerblutung oder auch eine bis mehrere Zentimeter weit spritzende Blutung auftreten.
- Tritt unabhängig von der Stichtiefe auf, die ohnehin nur einige Millimeter sein kann.
- Weist auf Ausgleich eines energetischen Überdrucks an dem gestochenen Punkt hin. Aufgrund der dünnen, kaum verletzenden Nadeln und der winzigen Ohrgefäße ist v. a. die spritzende Blutung nicht allein mit dem Treffen eines Gefäßes zu erklären.
- Dringt die Blutung nicht nach außen, entsteht ein kleines Hämatom. Auch dies entlastet den „energetischen Druck" eines Ohrpunktes, ist jedoch über mehrere Tage für den Patienten schmerzhaft und optisch einschränkend.

> Blutung möglichst erst nach einigen Sekunden mit Tupfer stillen. Punkt ausbluten lassen!

3.2.4 Nadelverweildauer

- **Einmalnadeln:** verbleiben mindestens 20 Minuten im Ohr. So lange muß der Patient liegen.
- **Dauernadeln:** verbleiben nach dem Stechen solange, bis sie von selbst herausfallen. Dies erfolgt meist innerhalb einer Woche; ansonsten nach einer Woche z. B. mit einer Pinzette ziehen, da sie aufgrund der Reizadaptation keine wesentliche Wirkung mehr haben.

3.2.5 Nadelentfernung

- **Technik:** einfaches Herausziehen der Nadel, ein Tupfer sollte für evtl. Blutung bereitgehalten werden; eine Blutung nach Ziehen der Nadel ist grundsätzlich nicht negativ; weist auf Entlastung einer „energetischen Stauung"; es empfiehlt sich, die gezogenen Nadeln zu zählen und mit der Dokumentation zu vergleichen.
  - **Durchführung:** durch Therapeut oder HelferIn (Voraussetzung: der Akupunkteur sollte bei Delegation in „angemessener Zeit" persönlich in der Praxis erreichbar sein; HelferIn muß die Tätigkeit beherrschen, Akupunkteur muß sich von der sorgfältigen Ausführung überzeugt haben). *Cave:* Möglichst jede Nadel einzeln ziehen und in einem Behälter ablegen, um Verletzungsgefahr beim Ziehen zu verringern.
- **Komplikation:** Nadelkollaps (➡ 5.10.2), Blutung (➡ 3.2.3) Stichverletzung (➡ 5.10.1).
- **Entsorgung:** Einmalnadeln in abgeschlossenen Einmalabwurf (Müllentsorgung ➡ 2.5.6); sterilisierbare Nadeln bis zur Sterilisation (➡ 2.5.5) in Desinfektionslösung aufbewahren;

> Die Nadelentfernung ist in der Regel schmerzlos und problemlos durchzuführen.

Lasertherapie am Ohr

Laser = **L**ight **A**mplification by **S**timulated **E**mission of
Radiation (Lichtverstärkung durch stimulierte Strahlungsemission)

4

4.1 Einführung

4.1.1 Geschichtlicher Hintergrund

Die Behandlung mit Licht ist etwa so alt wie die Entstehung der Akupunktur. Erste Versuche mit Sonnenlicht wurden schon von Hippokrates (460–370 v. Chr.) und Galenus (131–201 v. Chr.) durchgeführt. Im chinesischen und arabischen Kulturkreis gab es ebenfalls therapeutische Ansätze mit Rotlichttherapie, die im 19. Jahrhundert von Europäern beachtet und weiterentwickelt wurden. In den 30er Jahren wurde mit Neonlicht experimentiert, das bei 632,8 nm rotes Licht aussendet. Dieser Frequenzbereich wird heute beim Rotlichtlaser (➡ 4.3.1) verwendet.

Nach Entwicklung der Ohrakupunktur verwendete Nogier die Lasertherapie für die Stimulation der Ohrpunkte. Bei niedriger, gewebeschonender Leistung testete er die Anwendung verschiedener Frequenzen (➡ Tab. 4.3-1) und entwickelte auf seiner Beobachtung Anwendungsempfehlungen. Weitere Vertreter der westlichen Akupunktur, die Laserfrequenzen anwenden und ihre Erfahrungen in Anwendungsprogrammen zusammenstellten sind z.B. Elias, Voll und Bahr.

4.1.2 Physikalische Grundlagen

Eindringtiefe

Diejenige Tiefe, bei der noch ein Drittel der ursprünglichen Strahlung nachweisbar ist (Monte Carlo-Definition).

Folgende Faktoren bestimmen die Eindringtiefe:

- **Leistung** (➡ 4.3.3): entscheidender Faktor; Eindringtiefe verhält sich proportional zur Leistung.
- **Wellenlänge** (➡ 4.3.1): je größer die Wellenlänge, desto größer die Eindringtiefe.
- **Frequenz** (➡ 4.3.4): hat zu vernachlässigenden Einfluß auf Eindringtiefe.
- **Auftreffwinkel:** geringster Reflexionsverlust (20–30 %) bei Auftreffwinkel 90 ° („senkrecht lasern"). Zunehmende Reflexion und damit geringere Eindringtiefe bei davon abweichendem Winkel.
- **Gewebeart:** resorbieren und reflektieren den Strahl unterschiedlich. Eindringtiefe Fett > Haut > Muskel > Knochen.
- **Hautfarbe:** Je dunkler die Haut pigmentiert ist, desto höher ist Reflexion und Absorption des Laserstrahls.
- **Behaarungsgrad:** je stärker die Behaarung, desto geringer die Eindringtiefe. Entsprechendes gilt für Kleidungsstücke. Letztere müssen selbstverständlich vor der Lasertherapie entfernt werden (z.B. Strumpfhosen).

Energie: Angabe in Joule (1 J = 1mWs).

Frequenz: Häufigkeit des sich periodisch wiederholenden Lichtimpulses; Angabe in Hertz (1/s = 1 Hz).

Kohärenz: Zwischen allen Teilen der Laserstrahlung besteht eine feste Phasenbeziehung (räumlich und zeitlich), sodaß es sich um Licht mit einem extrem hohen Ordnungsgrad handelt (kohärentes Licht).

Leistung: Angabe in Watt (1 W) bzw. Milliwatt (1 mW).

Monochromasie: typisch für Laserlicht; Licht einer einzigen Wellenlänge (monochromatisches Licht) im Gegensatz zu gewöhnlichem Licht, das alle Farben enthält.

Strahlengang: Typisch für Laserlicht ist eine geringe Divergenz der Strahlen (weitgehend parallel); somit punktförmige Abbildung des Strahls auf der Haut.

Wellenlänge: Angabe in Nanometer (nm).

4.1.3 Laserwirkung

Wirkmodell

Im Gewebe wird das Licht reflektiert, absorbiert und gestreut und entfaltet so seine definierte Wirkung. Es wird davon ausgegangen, daß der Laser lokale Veränderungen der elektrischen Leitfähigkeit der Haut bewirkt und über den Laserstrahl Schwingungsinformationen an die einzelne Zelle abgegeben werden. Damit soll der Zellstoffwechsel positiv beeinflußt werden. Der Laserstrahl setzt also einen Reiz, der auch einige Millimeter in die Tiefe dringt und dadurch am Ohr Akupunkturpunkte stimulieren kann. Eindringtiefe als begrenzender Faktor für die Wirkung (wie bei Körperakupunktur) spielt keine so wesentliche Rolle, da die Punkte oberflächlicher liegen.

Wirkungsmechanismen

Zelluläre Wirkung:
- Steigerung der ATP-, DNA- und RNA-Synthese (in E. coli)
- Erhöhte Kollagen- und Proteinsynthese
- Verstärkte Neovaskulisierung
- Verminderung des Prostaglandinspiegels
- Verbesserte Zellatmung

Systemische Wirkung:
- Immunstimulierend
- Antiphlogistisch
- Analgetisch
- Durchblutungssteigernd

Wirkungsspektrum

Mit niedriger, gewebeschonender Leistung können Akupunkturpunkte stimuliert werden. Der Reiz ist jedoch weniger intensiv als bei der Akupunkturnadel. Auch die Eindringtiefe ist sehr begrenzt. Da am Ohr keine große Eindringtiefe gefordert wird, eignet sich der Laser vor allem zur Ohrakupunktur. Hier, wie bei der Körperakupunktur, reagieren Kinder besonders sensibel auf den Lichtreiz. Reicht die Laserstimulierung eines Kindes zur Therapie deshalb immer aus, so ist beim Erwachsenen gegenüber der Nadelakupunktur eine geringere Wirkung zu erwarten. Beim Erwachsenen sollte deshalb die Lasertherapie zur Ohrakupunktur nur verwendet werden, wenn die Angst vor der Nadel und dem damit verbundenen Schmerzreiz das Wissen um die Wirkungseinbuße übertrifft; zumal die Angst vor dem Schmerz den Schmerzreiz verstärkt. Weitere Indikationen ➡ 4.2.1.

Die Wirkung der Lasertherapie bei Kinder ist der Therapie bei Erwachsenen mittels Akupunktur gleichzusetzen, da:

- die zu stimulierenden Punkte oberflächlicher sitzen und durch die Lichtenergie des Lasers dadurch leichter erreicht werden können.
- das Energiesystem von Kindern erfahrungsgemäß stärker auf den Therapiereiz reagieren kann. Als Ursache wird vermutet, daß das Energiesystem von Kindern im Gegensatz zu Erwachsenen unbelasteter durch z.B. Umweltgifte, multiple Erkrankungen, etc. ist und damit effektiver auf den Therapiereiz reagieren kann.
- die Behandlung schmerzfrei ist und damit von Kindern eher akzeptiert wird.

4.1.4 Laserklassen

- **Klasse 1:** für die Behandlung nicht geeignet. Diese Geräte haben eine vorgeschriebene, sehr geringe Intensität, die unter der Leistung liegt, die für den Therapiebereich erforderlich ist. Darunter fallen z. B. Laservideo, Laserdrucker, Laserdemostifte etc. Diese Geräte dürfen auf gar keinen Fall die hierfür vorgeschriebene Intensität überschreiten.
- **Klasse 2:** für die Behandlung nicht geeignet, Wellenlängen zwischen 400 und 710 nm (sichtbarer Bereich), kleine Intensität. Augenschäden bei über 0,25 Sekunden Exposition möglich, obere Grenze 1 mW.
- **Klasse 3A:** für die Behandlung geeignet, Wellenlängen ebenfalls im sichtbaren Bereich, zwischen 400 und 710 nm. Mittlere Intensität, Augenschäden bei über 0,25 Sekunden Exposition, obere Grenze 5 mW.
- **Klasse 3B:** für die Behandlung geeignet, Wellenlängen im Infrarotbereich. Keine obere Grenze für Augenschäden, d. h., diese können schon unter 0,25 Sekunden Exposition auftreten.
- **Klasse 4:** Für die Behandlung nur getriggert geeignet (Midlaser ➡ 4.3.3). Hohe Intensität. Keine Grenze für Organschäden bei Exposition von Augen und Haut – also auch Hautschäden bei sehr geringer Exposition. Alle Laser mit einer Intensität von durchschnittlich >0,5 W fallen unter diese Klasse.

4.2 Praxis

4.2.1 Anwendung

- **Vorteile der Lasertherapie:**
  - Schmerzfreie Behandlung, damit auch Behandlung von Kindern möglich.
  - Kein Infektionsrisiko.
  - Keine Gefahr lokaler Hautreizungen (Entzündungen).
- **Nachteile der Lasertherapie:**
  - Geringere therapeutische Wirkung als bei Nadelung (gilt nur bei Erwachsenen).
  - Hohe Anschaffungskosten.
  - Hoher Wartungsbedarf (regelmäßige Überprüfung der Funktionsfähigkeit).
- **Indikationen:** Kinder, schmerzempfindliche Patienten, Patienten mit Nadelphobie, Entzündungen der Ohroberfläche, Chondritis.
- **Kontraindikationen:** ergeben sich allein aus einer Überempfindlichkeit der Hautoberfläche gegen Laserlicht.
  - **Absolute Kontraindikationen:** Photoreaktion (Überempfindlichkeit gegenüber Licht) bei Atopikern (meist nach 2–3 Behandlungen); vorgeschädigte Haut durch UV-Licht, Röntgen- oder Gammastrahlen.
  - **Relative Kontraindikation:** Medikamenteneinnahme (Zytostatika, Immunsuppressiva, arsenhaltige Medikamente), wenn diese beim Patienten zu einer Überempfindlichkeit der Haut gegenüber Laserlicht führt.
- **Nebenwirkungen/Gefahren:** Netzhautschäden durch Beleuchtung der Pupille; deshalb immer (bei Kindern) Kopf gut fixieren, bzw. Elternteil oder HelferIn Kopf halten lassen.
- **Anwendungsbeschränkung:** unzureichende Wirkung, zu geringe Eindringtiefe bei tiefliegenden Akupunkturpunkten der Körperakupunktur.

Der Laserreiz ist sicherlich geringer als der einer Nadel. Liegt jedoch ein sehr reaktionsfreudiges Energiesystem, wie z.B. bei Kindern, vor oder sind die Ohrpunkte sehr reaktiv, wie z.B. bei stark pathologischen Punkten, reicht die therapeutische Wirkung des Lichtreizes aus.

4.2.2   Durchführung

- **Behandlungsraum:** muß nach DIN IEC 76 (CO) 6 mit Warnschild und als Laserbereich nach DIN-Norm VDI VDE 57837 entsprechend der Unfallverhütungsvorschriften gekennzeichnet sein. *Cave:* Reflektierende Gegenstände (Spiegel, Chromteile etc.) sind zu entfernen!
- **Augenschutz:** Laserlicht darf nicht ins Auge gelangen (*Cave:* Netzhautverletzung); Das Tragen einer Schutzbrille ist für Patienten vorgeschrieben; Patientenaufklärung erforderlich. *Cave:* Bei Kindern immer Kopf fixieren (lassen).
- **Punktauswahl:** Auch bei der Lasertherapie sollten zunächst beide Ohren auf pathologische Punkte untersucht werden, die zu markieren sind. Erst nach Auffinden aller therapiebedürftigen Punkte wird die Behandlung begonnen.
- **Punktmarkierung:** mit Markierungsstift (➡ 2.4.4). *Cave:* Farbige Markierung vor Laserbehandlung mit Desinfektionsmittel entfernen, da die Farbe eine Veränderung der Lichtenergie des Lasers bewirken kann.
- **Einstellungen:** Je nach Gerät gewünschte Einwirkzeit, Leistung und Frequenz auch ggf. Frequenzumlauf (➡ 4.3.4) einstellen.
- **Positionierung:** Laser wenige Millimeter über den pathologischen Punkt mit dominanter Hand halten, evtl. Gerät auch direkt auf die Haut aufsetzen (Ausnahme: Twin-Laser ➡ 4.3.1);, Auftreffwinkel möglichst 90° zur Hautoberfläche.
- **Diagnostik:** Je nach Ausführung des Lasers ist eine Diagnosetaste vorhanden. Diese reduziert die Leistung des Lasers auf 1 mW (zur Therapie 10–150 mW). Punkte können so mittels RAC-Austestung bestimmt und anschließend über die Therapietaste behandelt werden. Ist keine Diagnosetaste vorhanden, müssen die pathologischen Ohrpunkte zunächst mit 3-Volt-Hämmerchen oder Gold-Silber-Hämmerchen und RAC-Tastung aufgesucht und anschließend mit dem Laser behandelt werden.
- **Bestrahlung:** Laserstrahl mit Auslösetaste aktivieren, bei vielen Geräten akustisches oder optisches Signal nach Erreichen der eingestellten Einwirkzeit; evtl. auch Bestimmung der Einwirkzeit durch Tasten des RACs. Falls das Lasermodell nicht über eine längliche, dünne Austrittsöffnung verfügt, muß ein Aufsatz für die Ohrakupunktur verwendet werden, der die Detektion punktgenau auch bei verdeckten Lokalisationen am Ohr ermöglicht. *Cave:* Der Laser darf nur von medizinischem Fachpersonal bedient werden, das in die Gefahren der Lasertherapie eingewiesen wurde.

Bezüglich Punktauswahl, Behandlungsverlauf und -zeitraum gelten die Regeln der Ohrakupunktur.

4.2.3   Anwendungsformen

Laser-Monotechnik

Alleinige Behandlung der am Ohr gefundenen pathologischen Punkte durch Bestrahlung mit Laserlicht.
- **Durchführung:** ➡ **4.2.2.**

- **Bestrahlungsdauer:** hängt von der Leistungsstärke des Lasers ab.
  - bei 10 mW: 25–30 Sekunden
  - bei 50 mW: 10–15 Sekunden
  - bei 150 mW: 5 Sekunden

Hybridtechnik

Kombination der Laserakupunktur mit der Nadeltechnik; nach Setzen der Akupunktur-nadel Bestrahlen der Eintrittstelle mit dem Laserlicht (Einwirkzeit abhängig von der Leistung); dadurch zusätzliche Wirkungsverstärkung der Akupunktur.

- **Indikationen:** schwere (therapieresistente) Erkrankungen.
- **Durchführung:** Bei dieser Technik wird zunächst der pathologische Ohrpunkt aku-punktiert. Danach wird die gesetzte Nadel mit Laserlicht der gewählten Frequenz (➡ 4.3.4) bestrahlt. Der Laser sollte bei der Behandlung so gehalten werden, daß sich der Laserstrahl mit dem Endpunkt der gestochenen Nadel trifft.
- **Bestrahlungsdauer:** hängt von der Leistungsstärke des Lasers ab:
  - bei 10 mW: 5 Sekunden
  - bei 50 mW: 1–2 Sekunden
  - bei 150 mW: 1–2 Sekunden

Kombination: Lasertherapie und TCM

Die Lasertherapie kann auch mit Verfahren der TCM kombiniert werden. Es empfiehlt sich bei Kindern neben den Ohrakupunkturpunkten auch die Körperakupunkturpunkte mit Laser zu bestrahlen. Als Ergänzung kann dann zusätzlich die chinesische Phyto-therapie eingesetzt werden.

- **Durchführung:** Zunächst sollte das Ohr untersucht und mit Laser therapiert werden. Erst anschließend ist es sinnvoll, die Körperpunkte zu behandeln. Bei umgekehrter Reihenfolge kann sich das Auffinden der pathologischen Punkte am Ohr mittels RAC erschweren, da sich pathologische Punkte gegenseitig verstärken. Bei vorgezogener Behandlung der Körperakupunkturpunkte schwächen sich die pathologischen Punkte am Ohr ab.
- **Behandlungsdauer:** wie bei der Monotherapie (siehe oben).

Weiterhin ist die Kombination mit der konventionellen Medizin und den Naturheilver-fahren, wie in Kapitel 1.2.3 für die Ohrakupunktur beschrieben ist, möglich.

Lokaltherapie

Als Lokaltherapie wird die flächige Bestrahlung von Körperregionen bezeichnet.

- **Indikationen:** frische Sportverletzungen (wie z.B. bei Zerrungen, Prellungen, Schwellungen und Hämatomen) sowie Hautveränderungen (bevorzugt bei Exanthe-men, die sich durch Sonnenlicht zurückbilden, z.B. Psoriasis, Neurodermitis, Ekzeme).
- **Durchführung:** Auch hier sollte zunächst das Ohr untersucht und mit Laser thera-piert werden. Erst anschließend ist es sinnvoll, die Körperregionen flächig durch Ab-fahren mit dem Laserstrahl oder Aufsetzen eines Flächenlaseradapters zu bestrahlen. Bei umgekehrter Reihenfolge kann sich das Auffinden der pathologischen Punkte am Ohr mittels RAC erschweren, da die Behandlung der Körperregion die pathologi-schen Ohrpunkte abschwächt.
- **Behandlungsdauer:**
  - **Bewegungsapparat:** bevorzugt mit der Frequenz C nach Nogier (9,12 Hz); bei 50 mW 80–120 Sekunden/cm^2, bei 150 mW 25–40 Sekunden/cm^2
  - **Hauterkrankungen:** bevorzugt mit der Frequenz A nach Nogier (292 Hz); bei 50 mW 40–80 Sekunden/cm^2, bei 150 mW 15–30 Sekunden/cm^2

- **Anwendungszeitraum:**
  – **Bewegungsapparat:** innerhalb der ersten beiden Wochen nach Auftreten des Traumas alle 1–2 Tage.
  – **Hauterkrankungen:** Es gilt der gleiche Zeitraum wie für die Akupunktur, also durchschnittlich 1x/Wo.

Eine Wirkungsverstärkung erreicht man, wenn neben der Lokaltherapie eine Akupunkturbehandlung (Ohr/Körper) durchgeführt wird. Der Heilungsverlauf wird dadurch gegenüber der üblichen konservativen Therapie (Salbenverbände, physikalische Therapie) deutlich verkürzt.

Kombination: Lokaltherapie und Ohr-Lasertherapie

- **Indikationen:** frische Sportverletzungen (wie z.B. bei Zerrungen, Prellungen, Schwellungen und Hämatomen) sowie Hautveränderungen (z.B. Exanthem, Ekzem).
- **Durchführung:** zunächst Ohrakupunktur, anschließend zusätzlich verletztes Muskelareal, Gelenk oder Hautveränderungen mit Laserlicht bestrahlen.
- **Behandlungsdauer:** hängt von der Leistungsstärke des Lasers ab. Zunächst erfolgt die Behandlung der Ohrpunkte:
  – bei 10 mW: 25–30 Sekunden
  – bei 50 mW: 10–15 Sekunden
  – bei 150 mW: 5 Sekunden

anschließend erfolgt die Behandlung der Körperregion:
  – bei 10 mW: 200–600 Sekunden/cm^2 (eignet sich nur sehr eingeschränkt zur Lokaltherapie)
  – bei 50 mW: 40–120 Sekunden/cm^2
  – bei 150 mW: 15–40 Sekunden/cm^2

4.3   Technische Variationsmöglichkeiten

4.3.1   Wellenlänge

Zwei Lasertypen mit unterschiedlicher Wellenlänge finden in der Ohrakupunktur Anwendung:

- **Infrarot-Laser:** meist Halbleiter- oder Diodenlaser mit Wellenlänge von ca. 780–904 nm. Zur Orientierung wird ein sichtbarer, roter Lichtstrahl (Richtstrahl) beigefügt. *Vorteil:* höhere Eindringtiefe. *Nachteil:* teurer als Rotlicht-Laser. *Kostenpunkt:* ca. 1500,– bis 5000,– DM.
- **Rotlicht-Laser:** Helium-Neon-Laser Wellenlänge 635 nm. *Vorteil:* kostengünstiger als Infrarot-Laser. *Nachteil:* geringste Eindringtiefe. *Kostenpunkt:* ca. 500,– bis 3000,– DM.

Twin-Laser: Kombinationsgerät mit Rotlicht und Infrarotfunktion. Selektive oder kombinierte Anwendung möglich. Besonderheiten: beide Strahlengänge treffen sich ca. 5 mm nach Austritt aus dem Gerät, Abstand zum Behandlungspunkt entsprechend beachten! *Vorteil:* Erreichen von mehreren Gewebeschichten entsprechend der Eindringtiefen der beiden Wellenlängen. *Nachteil:* teuerste Lösung. *Kostenpunkt:* ca. 5000,– bis 10 000,– DM

4.3.2 Leistung

Je höher die Leistung, desto größer die Eindringtiefe und die Effekte auf das Gewebe; dadurch geringere Einwirkzeiten erforderlich. Folgende Lasertypen werden angewendet:

- **Softlaser:** Leistung 10–150 mW. *Anwendung:* in der Körper- und Ohrakupunktur, sowie in der Dermatologie und Sportmedizin zur Flächenbestrahlung.
- **Midlaser:** Laser mit bis zu 10 W, deren Lichtstrahl durch zeitliche Triggerung auf Wirkung eines Softlaser abgemildert wird. *Anwendung:* nur in der Körper- und Ohrakupunktur.
- **Hard- oder Powerlaser (Chirurgie-Laser):** Laser mit höherer Leistung (> 30 W). *Anwendung:* in der operativen Therapie.

Folgende Wellenlängen werden zur Erreichung folgender Leistung benötigt:

635 nm für 10 mW

670 nm für 20 mW

785 nm (infrarot) für 50 mW

820 nm (infrarot) für 150 mW

904 nm (infrarot, Impulslaser) für 10 W

4.3.3 Frequenz

Häufigkeit des sich periodisch wiederholenden Lichtimpulses, Angabe in Hertz (Hz); die einzelnen Frequenzen werden durch zeitlich verschiedene Unterbrechung eines Dauerstrahls erzeugt.

- **Frequenzbereiche:** von 1 bis 100000 Hz. Die Zuordnung der einzelnen Frequenzen zu Behandlungsindikationen entspricht Erfahrungswerten; Abweichungen zwischen verschiedenen Autoren (➡ Tab. 4.3-1–4.3-2, Frequenzen nach Nogier und Elias). Alle Frequenzempfehlungen gelten sowohl für die Ohr- als auch für die Körperakupunktur. Detaillierte Forschungsergebnisse zur Wirkweise der Frequenzen auf den Körper liegen bislang noch nicht vor.
- **Sonderform Dauerstrahl:** Laser mit kontinuierlicher Dauerstrahlsendung ohne frequenzerzeugender Unterbrechung werden von einigen Autoren der Verwendung von Frequenzen vorgezogen.
- **Sonderform Frequenzumlauf:** Neuentwicklung mit programmierbarem Frequenzablauf während eines definierten Zeitraums; Wirkungsverstärkung durch Kombination von verschiedenen Frequenzen mit ähnlichem Wirkungsspektrum.

Frequenzen nach Nogier in potenzierter und nichtpotenzierter (in Klammern) Form		
	Frequenz	**Indikationen** (Auswahl)
Frequenz A	292 (2,28) Hz	Akute Erkrankungen, Frequenz der Unordnung (z.B. Tumor, Rheuma, Allergien, Narben, Entzündungen)
Frequenz B	584 (4,56) Hz	Chronische Erkrankungen, Intoxikation, Nutritionsstörungen (z.B. Arthrose, Ulcera)
Frequenz C	1168 (9,12) Hz	Muskelfunktionsstörungen, Blockaden des Bewegungsapparates
Frequenz D	2336 (18,24) Hz	Psychische Störungen, Erschöpfung der Reserven
Frequenz E	4672 (36,48) Hz	Störungen der Nervenbahnen (z.B. bei Herpes zoster, Trigeminusneuralgie)
Frequenz F	9344 (72) Hz	Emotionale Störungen (z.B. Depression, Desorientiertheit, Konzentrationsstörungen)
Frequenz G	18688 (144) Hz	Persönlichkeitsstörungen (z.B. intellektuelle Störungen, Identitätsprobleme)
Frequenz U	1,14 Hz	Universalfrequenz; Narben, Störfelder

Tab. 4.3-1

Frequenzen nach Elias		
	Frequenz	**Indikationen** (Auswahl)
Frequenz 1	F 25 Hz	Konzentrationsschwäche (v. a. Kinder), Stress
Frequenz 2	F 50 Hz	Antiphlogistisch, immunstimulierend; Durchblutung, Bindegewebe
Frequenz 3	F 160 Hz	Emotional ausgleichend, psychisch stabilisierend
Frequenz 4	F 350 Hz	Bewegungsapparat stärkend
Frequenz 5	F 475 Hz	Lateralitätsstörungen
Frequenz 6	F 2800 Hz	Peripheres Nervensystem regulierend (Paresen, Neuralgien)
Frequenz 7	F 6500 Hz	Psychosomatische Störungen
Frequenz 8	F 8000 Hz	Schmerzfrequenz

Tab. 4.3-2

4

Diagnose- und Therapieprinzipien

5

5

5.1 Anamnese

Muß immer vor der Punktsuche durchgeführt werden und dient zur

- **Eingrenzung der zu testenden Punkte:** Zwar gilt der RAC als objektive Methode, die einen geübten Untersucher auf alle wichtigen pathologischen Punkte hinweisen wird, doch ist es sehr schwierig und zeitlich aufwendig jeweils alle etwa 250 bekannten Ohrpunkte bei jedem Patienten zu testen. Die Anamnese dient somit zur Beschleunigung des Auswahlverfahrens.

Außerdem liefert die Anamnese Hinweise auf:

- **Schwere der Symptomatik:** Pathologische Punkte geben nur Auskunft über Art der Störung, nicht die Schwere. *Beispiel:* Der Punkt „Ärger" wird sowohl nach Ärger bei der Parkplatzsuche als auch bei Wut und Verzweiflung bei maligner Erkrankung mit dem RAC als pathologisch getestet.
- **Ursachen einer Erkrankung:** Pathologisch getestete Punkte geben keinen Hinweis auf die Ursache der Symptomatik. *Beispiel:* Ein Störfeld durch Narbe nach Nephritis führt zur selben pathologischen Reaktion beim RAC wie eine manifeste Nephrolithiasis.
- **Pathologische Geschehen,** die zunächst nicht durch RAC zu finden sind: Massiv pathologische Punkte können andere pathologische Punkte (insbesondere benachbarte) „überdecken", sodaß diese nur sehr schwer aufgefunden werden können. Meist erscheinen diese nach Anbehandlung der vordergründigen Punkte deutlicher. So können im Laufe einer Behandlung mehr pathologische Ohrpunkte auftauchen als zu Beginn und es liegt trotzdem eine Verbesserung des Krankheitsbildes vor.

Checkliste Anamnese

- **Aktuelle Symptomatik:** Bekannte Beschwerden können gezielter und dadurch schneller am Ohr mittels RAC (➡ 3.1.4) diagnostiziert und therapiert werden.
- **Händigkeit:** Einzelne Punkte sind nur auf der dominanten oder nichtdominanten Ohrseite (➡ 5.4.) lokalisiert. Beim Rechtshänder ist das rechte Ohr dominant, beim Linkshänder das linke Ohr.
- **Dauer der bestehenden Beschwerden:** Die Dauer der Erkrankung und das Wissen um das Vorliegen einer akuten oder chronischen Erkrankung gibt Hinweise auf die Behandlungsdauer. Akut eingetretene Beschwerden können in der Regel schneller therapiert werden als lang bestehende, chronische.
- **Psychische Belastungen:** In diesem Fall psychische Punkte (➡ 8.8) austesten.
- **Vorerkrankungen:** können auf generelle Schwächung hinweisen. *Beispiel:* chronischer physischer Schwächezustand nach rezidivierenden Infekten mit Antibiotikabehandlung in der Kindheit. Bei der Punktauswahl sollten energetisch stabilisierende Punkte berücksichtigt werden, um den Therapieerfolg zu beschleunigen.
- **Operationen in der Vorgeschichte:** Narben können als Störfelder (➡ 5.7.1) wirken, auch wenn sie keine Beschwerden verursachen. Bei pathologischem RAC in diesem Bereich müssen sie ebenfalls therapiert werden.
- **Aktuelle Medikation:** an Wirkungen und Nebenwirkungen denken. Die Symptomatik kann verschleiert werden (*Beispiel:* keine Knieschmerzen mehr, da behandelt mit Antirheumatika; RAC im Bereich Knie aber pathologisch!) oder es können neue Symptome auftreten, die mit der eigentlichen Erkrankung nichts zutun haben (*Beispiel:* Ohrensausen unter antihypertensiver Therapie, RAC im Bereich Ohr nicht pathologisch!). Antibiotika, Cortison und sonstige Immunsuppressiva (➡ 5.9.1) gelten als Störfaktoren der Ohrakupunkturbehandlung.

5.2 Körperliche Untersuchung

5.2.1 Allgemeine Untersuchung

Entspricht den Regeln der Schulmedizin. Gemäß dem Beschwerdebild bzw. der schulmedizinischen Diagnose sollte zum Ausschluß von abwendbar gefährlichen Verläufen eine körperliche Untersuchung nach folgenden Gesichtspunkten erfolgen:

- **Körperlicher Allgemeinzustand (AZ):** bei reduziertem AZ, Überweisung zur schulmedizinischen Abklärung.
- **RR:** Ausschluß einer Hypertonie bzw. einer Hypotonie (*Cave:* Kollapsgefahr bei Ohrakupunktur!).
- **Puls:** Hinweis auf Herzrhythmusstörungen; wichtig für die Auswertbarkeit des RAC (➡ 3.1.4).
- **Entzündungszeichen/Infektionskrankheiten:** Fieber, Rötung, Schwellungen, vergrößerte Lymphknoten; ggf. Überweisung zur schulmedizinischen Abklärung.
- **Hinweis auf maligne Erkrankung:** z.B. Kachexie, sichtbare Tumoren, nicht verschiebliche Lymphknoten; ggf. schulmedizinische Abklärung.
- **Narben:** können als Störfelder (➡ 5.7.1) wirken, v. a. achten auf Narben nach Tonsillektomie, Appendektomie, Cholecystektomie, Drainageausleitung, Hysterektomie, Episiotomie, Laparoskopie (über den Nabel).
- **Amalgam-Füllungen:** können als Störfelder (➡ 5.7.5) wirken.
- **Sonstige Fremdkörper:** z.B. TEPs, Brustimplantate, Spirale können ebenfalls Therapiehindernis (➡ 5.9) sein.

5.2.2 Untersuchung des Ohrs

Vor der eigentlichen Behandlung mit Ohrakupunktur sollte auf folgende Besonderheiten am Ohr geachtet werden:

- **Ohrform:** Praktisch kein Körperteil weist eine derartige individuelle Variationsbreite auf wie das Ohr; die Lokalisation der Ohrpunkte muß dementsprechend angepaßt werden und ergibt sich meist aus der Relation von anatomischen Strukturen zueinander, ➡ Abb. 5.5-1 – 5.5-4. Entscheidend für die Punktlokalisation ist letztendlich die RAC-Austestung.
- **Cerumen:** sollte in den für die Ohrakupunktur relevanten Arealen vor Behandlungsbeginn entfernt werden (Infektionsgefahr). Reinigung mit Wattebausch vor Therapie.
- **Ohrringe/Piercing:** können als Störfaktoren (➡ 5.9.3, 5.9.4) wirken; in jedem Fall sind zumindest die Ohrringe (Piercing in der Regel nur mit Zange lösbar) vor der Behandlung zu entfernen.
- **Verletzungen/Entzündungen:** sind aus forensischen Gründen in jedem Falle zu dokumentieren; können als Störfaktor wirken; eine Behandlung auf der betroffenen Ohrseite verbietet sich aus forensischen Gründen.
- **Tumoren** (z.B. Basaliom)/„braune Flecken": sollten in jedem Fall dokumentiert werden; eine Behandlung auf der betroffenen Ohrseite verbietet sich, eine entsprechende Überweisung zum Facharzt ist zu veranlassen. *Cave:* keine Ohrakupunktur bei V. a. malignes Geschehen, da Tumorwachstum evtl. stimuliert werden kann (forensische KI).

5

5.3 Patientenlagerung

- **Liege:** Breite ca. 80 cm, Höhe ca. 60 cm, möglichst mit verstellbarem Kopfteil; Knierolle zur Entlastung der Wirbelsäule vorteilhaft.
- **Position Patient:** liegend, Kopf zur Seite geneigt, zu behandelndes Ohr nach oben. Nach der Nadelung kann der Kopf wieder mittig gewendet werden.
- **Position Behandler:** sitzt hinter dem Kopf des liegenden Patienten.

Liegende Position des Patienten wirkt entspannend und beugt Nadelkollaps vor.

5.4 Seitenauswahl

Die theoretische Überlegung zu Behandlungsbeginn, welche Seitenlokalisation erwartet wird, soll das Auffinden der pathologischen Punkte erleichtern. Folgende Prinzipien sind zu beachten:

- Unpaarige Organe sind nach der französischen Schule immer an dem Ohr repräsentiert, auf dessen Seite im Körper sie sich befinden; z.B. Milz = linkes Ohr, Leber = rechtes Ohr.
- Übergeordnete Punkte, die keiner Körperseite zuzuordnen sind (z.B. psychische Punkte, Schmerzpunkte) finden sich **meist** auf der Seite der Händigkeit (= dominante Seite), also beim Rechtshänder rechts, wenn eine Stimulierung oder Stärkung erforderlich ist.
- Übergeordnete Punkte, die keiner Körperseite zuzuordnen sind (z.B. psychische Punkte, Schmerzpunkte) finden sich **meist** auf der Gegenseite der Händigkeit (= nichtdominante Seite), also beim Rechtshänder links, wenn eine Sedierung oder Schwächung erforderlich ist.
- Es gibt einige wenige Punkte, die von der Ohrseite abhängig bei derselben Lokalisation unterschiedliche Wirkung haben; z.B. Angst = dominantes Ohr / Sorge = nichtdominantes Ohr (➡ 5.4.1). Darauf wird jeweils im Text hingewiesen.

5.4.1 Seitendominanz

Die Seite der Händigkeit bestimmt die Dominanz der Ohrseite. Beim Rechtshänder ist das rechte Ohr dominant, beim Linkshänder das linke Ohr.
- Einzelne Punkte werden nur auf dem dominanten Ohr aufgefunden:
  - **Angst** (➡ 8.8.4)
  - **Koffein** (➡ 8.7.1)
  - **PE_1** (bei Kombination mit Thymus (➡ 8.6.1))
- Einzelne Punkte werden nur auf dem nichtdominanten Ohr aufgefunden:
  - **Sorge** (➡ 8.8.4)
  - **Barbiturat** (➡ 8.7.1)
  - **Thymus** (bei Kombination mit PE_1 (➡ 8.11.4))

Vor Diagnostik- und Therapiebeginn muß deshalb immer nach der Seite der Händigkeit gefragt werden.

Umtrainierte Linkshänder: Bei umtrainierten Linkshändern (➡ 5.8, Lateralitätsinstabilität) besteht die angeborene Dominanz weiterhin, auch wenn im Erwachsenenalter viel mit der rechten Hand gearbeitet wird.

5.4.2 Organrepräsentation

Unpaarige Organe

Unpaarige Organe sind nach der französischen Schule immer an der Ohrseite repräsentiert, an der sie sich im Körper befinden. Somit befinden sich einige Akupunkturpunkte unabhängig von der Händigkeit ausschließlich auf einer Ohrseite („Lateralität"):

- Ausschließlich am rechten Ohr findet sich:
  - **Leber** (➡ 8.4.1)
  - **Gallenblase** (➡ 8.4.1)
- Ausschließlich am linken Ohr findet sich:
  - **Milz** (➡ 8.4.1)
  - **Pankreasschwanz** (➡ 8.4.1)

Paarige Organe

Paarige Organe, die einseitig erkrankt sind, finden sich **in der Regel** an dem Ohr als pathologische Punkte, auf dessen Körperseite die Erkrankung auftritt, z. B. Pneumonie rechts = rechtes Ohr. Findet man die gleichen Punkte auf beiden Ohren, müssen nicht unbedingt beide Ohren gestochen werden, man sollte jedoch im Gesamtkonzept beide Ohren zur Akupunktur verwenden und nicht einseitig therapieren.

5.5 Variationsbreite eines Punktes

5

Wenn auch die anatomischen Strukturen der Ohren genau definiert sind, so ist deren Ausprägung bei jedem Menschen unterschiedlich. An folgenden Abbildungen eines rechten Ohres jeweils verschiedener Menschen soll diese Variabilität aufgezeigt werden. Folgende Punkte sind auf Abb. 5.5-1 bis 5.5-4 des jeweils rechten Ohrs eingezeichnet:

- **HWK 7** (➡ 8.1.1)
- **Ellbogen** (➡ 8.2.1)
- **Hüfte** (➡ 8.2.3)
- **Hoden/Ovar** (➡ 8.5.2)
- **Angst** (➡ 8.8.4)
- **Sinus maxillaris** (➡ 8.3.3)

5.6 Zeitrahmen

5.6.1 Dauer einer Akupunkturbehandlung

- **Einführungsgespräch:** etwa 20 Min.
- **Anamnese und Untersuchung:** vor jeder Behandlung ca. 10–15 Min. für den Geübten und 40–60 Min. für den Anfänger.
- **Detektion der pathologischen Ohrpunkte:** an beiden Ohren mittels RAC, ca. 5–10 Min. für den Geübten, 30–40 Min. für den Anfänger.
- **Stechen der aufgefundenen Punkte:** ca. 5 Min. für den Geübten, 30–40 Min. für den Anfänger.
- **Liegephase:** mind. 20 Min.

Die Behandlungsdauer je Therapieeinheit hängt sehr von der Erfahrung des Behandlers ab.

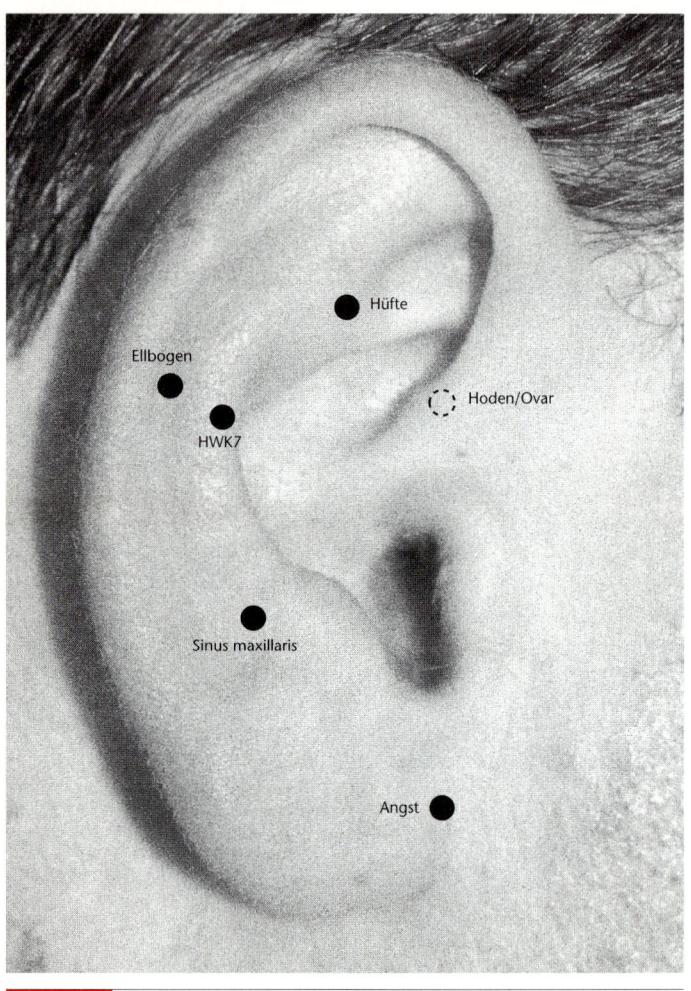

Hüfte

Ellbogen

Hoden/Ovar

HWK7

Sinus maxillaris

Angst

Abb. 5.5-1

50

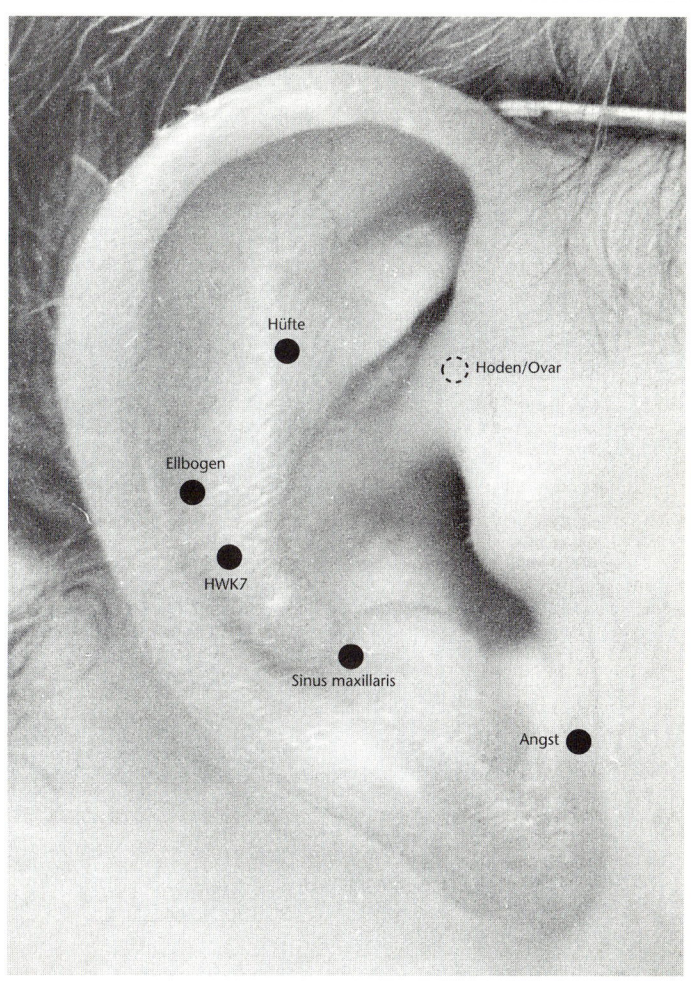

Hüfte

Hoden/Ovar

Ellbogen

HWK7

Sinus maxillaris

Angst

5

Abb. 5.5-2

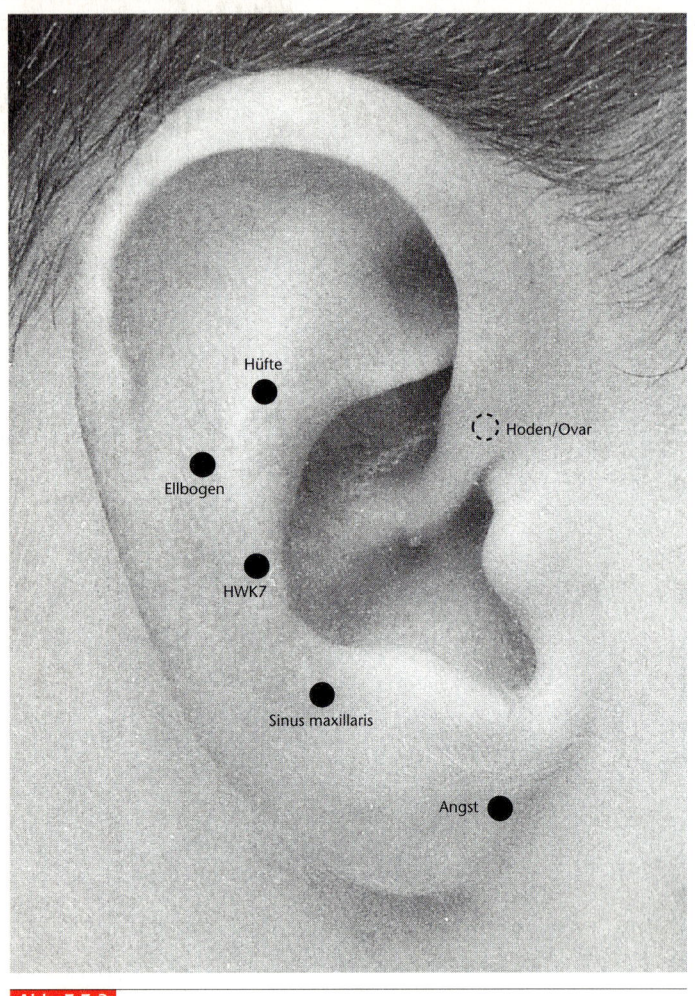

Hüfte

Hoden/Ovar

Ellbogen

HWK7

Sinus maxillaris

Angst

Abb. 5.5-3

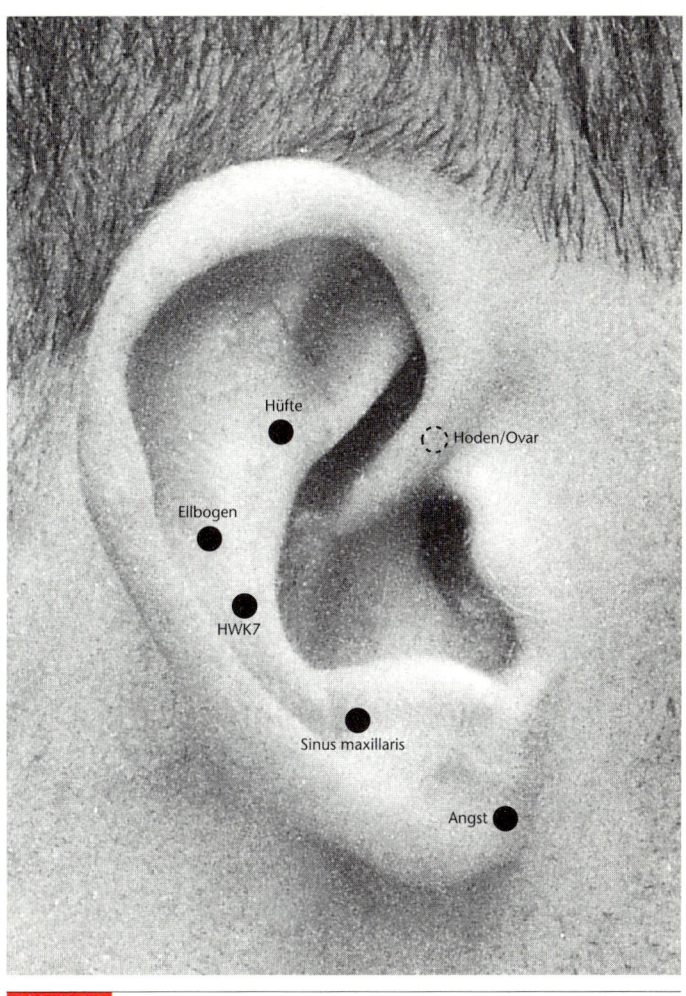

Hüfte

Hoden/Ovar

Ellbogen

HWK7

Sinus maxillaris

Angst

5

Abb. 5.5-4

5.6.2 Behandlungsabstände

Behandlungsabstände müssen individuell festgelegt werden. Alle folgenden Angaben dienen nur als Orientierungshilfe. Um die durchschnittlichen Behandlungsabstände bezüglich eines Krankheitsbildes einschätzen zu können, wurden in den Therapiekapiteln 6 und 7 jeweils Vorschläge zum Behandlungsabstand angegeben.

Akute Erkrankungen

Akute Erkrankungen (Dauer <1 Wo.)

Zunächst täglich bis 2–3x/Wo. therapieren, z.B.
HWS-Myalgie (➡ 6.1.1)
Lumbalgie (➡ 6.1.2)
Ischialgie (➡ 6.1.3)
Epicondylitis (➡ 6.1.6)
CTS (➡ 6.1.7)
Koxalgie (➡ 6.1.9)
OSG-Distorsion (➡ 6.1.13)
Vasomotorischer Kopfschmerz (➡ 6.3.4)
Angina pectoris (➡ 7.1.3)
Asthma bronchiale (➡ 7.2.1)
Bronchopulmonaler Infekt (➡ 7.2.3)
Nephrolithiasis (➡ 7.4.4).

Akute Erkrankungen (Dauer >1 Wo.)

1–2x/Wo. bis zur Beschwerdefreiheit therapieren, z.B.
Interkostalneuralgie (➡ 6.2.4).

Chronische Erkrankungen

Chronische Erkrankungen (Symptome 1/d − 1/Wo.)

Nach Symptombesserung bis zur Beschwerdefreiheit 2x/Mo. behandeln, z.B.
Anfangs 1x/Wo. behandeln, z.B.
Morbus Sudeck (➡ 6.2.2)
Arthrose (➡ 6.2.3)
Retentionsblase (➡ 7.4.3)
Anorexie (➡ 7.11.4).
Phantomschmerz (➡ 6.2.5)
Inkontinenz (➡ 7.4.2)
Prostatahyperplasie (➡ 7.4.5)
Neurodermitis (➡ 7.5.1)
Schlafstörungen (➡ 7.10.1).

Chronische Erkrankungen (Symptome <1/Wo.)

2x/Mo. bis zur Beschwerdefreiheit behandeln, z.B.
Kopfschmerzen (➡ 6.3)
Hormonelle Migräne (➡ 6.4.2)
Prämenstruelles Syndrom (➡ 7.9.1).

Erkrankungen mit Selbstgefährdung

Täglich bis zur Stabilisierung des Patienten behandeln, z. B. Depression (➡ 7.11.1).

5.6.3 Behandlungszeitraum

Der Behandlungszeitraum bei einem Krankheitsbild ist individuell unterschiedlich. Angaben in den Therapiekapiteln 6 und 7 gelten nur als Richtwerte.

Folgende Grundregeln gelten:

- Je akuter die Erkrankung vor Behandlungsbeginn eingetreten ist, desto kürzer ist der Behandlungszeitraum.
- Je länger die Krankheit besteht, desto länger ist der Behandlungszeitraum.
- Liegen Störungen im Energiesystem vor, die noch zu keiner körperlich faßbaren Erkrankung geführt haben (z. B. sogenannte Befindlichkeitsstörungen), ist der Behandlungszeitraum kürzer.
- Bei „tief sitzenden" Störungen mit körperlichen Erscheinungsformen ist der Behandlungszeitraum länger. Weniger „tief sitzende" (z. B. akute) Erkrankungen verschwinden bei der Therapie zuerst, die anderen später, meist in der Reihenfolge ihres Auftretens.
- Je mehr Begleiterkrankungen bestehen, desto länger wird der Gesamtbehandlungszeitraum dauern.
- Je stärker der Patient energetisch geschwächt ist (z. B. nach schweren Vorerkrankungen, viele Geburten, bei hohem Alter), desto länger dauert die Behandlung.
- Liegen Störfelder (➡ 5.7) vor, so verlängert sich der Behandlungszeitraum.

5

Behandlungszeitraum bei speziellen Krankheitsbildern (Richtwerte)	
Krankheitsbild	**Behandlungszeitraum**
Akute Ischialgie	Wenige Stunden bis Tage
Bronchopulmonaler Infekt	Stunden bis Tage
OSG-Distorsion	Wenige Tage bis 4 Wochen
Akute Lumbalgie	Wenige Tage bis 4 Wochen
Herpes zoster	Wochen bis 3 Monate
Palpitationen	Wochen bis 3 Monate
Arthrose	Wochen bis Monate
Interkostalneuralgie	Wochen bis 6 Monate
Trigeminusneuralgie	Wochen bis 6 Monate
M. Sudeck	6 Monate
Chronische Kopfschmerzen	6 Monate bis 1 Jahr
Migräne	6 Monate bis 2 Jahre
Psoriasis	Monate bis 2 Jahre
Chronische Polyarthritis	1–2 Jahre
Neurodermitis	1–2 Jahre und länger
Asthma bronchiale	2 Jahre und länger

Tab. 5.6-1

5.7 Störfelder

Störfelder stellen Belastungen im körperlichen und/oder energetischen Bereich des Patienten dar. Sie führen zu einem anhaltenden Verbrauch von Energie bzw. von Selbstheilungskräften des Körpers und tragen damit zur Schwächung des Patienten bei. Dadurch werden weitere Krankheitsbilder zwangsläufig verstärkt.

- **Häufige Störfelder:** Narben (➥ 5.7.1), chronische Sinusitis (➥ 5.7.2), chronische Tonsillitis (➥ 5.7.3), Zahnherde (➥ 5.7.4), Amalgambelastung (➥ 5.7.5), Darmaffektionen (➥ 5.7.6), Gelenkblockierungen (➥ 5.7.7).
- **Allgemeine Symptomatik:** Störfelder können klinisch manifest sein und selbst körperliche Beschwerden bereiten oder – selbst unauffällig – das Energiesystem schwächen. Typische Symptome:
  - Verstärkung der Grunderkrankung
  - Befindlichkeitsstörungen, z.B. Müdigkeit, Antriebslosigkeit, psychische Störungen.
- **Diagnostik:** Anamnese bezüglich der häufigen Störfelder, anschließend Untersuchung der möglichen „Störfeldpunkte" am Ohr mittels RAC.
- **Therapie:** kontinuierliche Mitbehandlung des „Störfeldpunktes" parallel zur Behandlung der Primärerkrankung. *Beispiel:* Bei einer (auch beschwerdefreien) Tonsillektomienarbe und positivem RAC am Punkt Tonsille, muß dieser Punkt immer zusätzlich zu den restlichen pathologischen Punkten gestochen werden. Bisher therapierefraktäre Erkrankungen können durch Behandlung eines über RAC entdeckten, dem Patienten aber nicht bewußten Störfeld therapiert werden.
  - **Technik:** bei pathologischem RAC jeweiligen „Störfeldpunkt" am Ohr bevorzugt mit Dauernadel für jeweils ca. eine Woche (evtl. auch kürzer bei spontanem Verlust) behandeln; mit jeweils 3–4 Tagen Pause. *Alternative:* bei jeder Therapiesitzung mitnadeln.
  - **Seitenlokalisation:** bei einseitiger RAC-Antwort, Behandlung der entsprechenden Seite; bei beidseitiger RAC-Antwort, Behandlung beider Ohren.
  - **Behandlungsdauer:** bis zum Verschwinden des Störfeldes (Störfeld: chron., reversible Erkrankungen, z.B. Sinusitis) oder bis zur erfolgreichen Therapie der Primärerkrankung (Störfeld: irreversibler Defekt, z.B. Narbe).

> Ein Störfeld ist dem Patienten nicht unbedingt bewußt und wird evtl. durch die Anamnese nicht erfaßt, stellt aber trotzdem ein Therapiehindernis dar. Deshalb ist bei hartnäckigen Erkrankungen das Ohr des Patienten genau auf pathologische Punkte abzusuchen. Hier leistet der RAC wesentliche Dienste.

Im folgenden werden häufig vorkommende Störfelder beschrieben.

5.7.1 Narben

Narben stellen den häufigsten Grund für ein Störfeld dar.

- **Vermuteter Störmechanismus:** Durch Narbengewebe wird der Energiefluß durch die betroffenen Leitbahnen behindert oder sogar blockiert. Der entstandene Stau auf der einen Seite der Blockierung und/oder der Energiemangel auf der anderen Seite führt zu körperlichen Beschwerden oder Schwächung des Energiesystems des Patienten.
- **Besonderheiten:** Die Größe einer Narbe gibt keinen Hinweis auf ihren Störfeldcharakter, werden jedoch mehrere Meridiane gekreuzt, gelten sie als besonderes Therapiehindernis. Wichtiger als die Größe ist der Verlauf der Narbe. Narben, quer

zu den Körperlinien und/oder Meridianverläufen, verursachen stärkere Blockierungen als Narben parallel dazu.

Lokalisation von häufigen „Störfeldpunkten" am Ohr bei Operationsnarben		
Narbe nach	**„Störfeldpunkt" am Ohr**	**Mögliche Ohrseite (nach RAC)**
Tonsillektomie	**Tonsillen:** unmittelbar kaudal des Punktes **Kiefergelenk** (am Ende der **vegetativen Rinne**)	Beidseits
Appendektomie	**Appendix IV (90):** in der Concha superior, der Anthelixwurzel anliegend, im Bereich von **Zökum**	Meist rechts
Cholecyst-ektomie	**Gallenblase:** Zone in der Concha superior, am unteren Rand der Anthelix, oberhalb der Helixwurzel	Immer rechts
Drainage-ausleitung	Je nach Lokalisation	Beidseits
Hysterektomie	**Uterus:** auf Innenseite der Helixkrempe, kranial des Schnittpunkts von Helix und Anthelix	Beidseits
Episiotomie	**Hämorrhoiden:** im mediokranialen Winkel der Concha, medial des Schnittpunkts von Helix und Anthelix	Beidseits
Laparoskopie über dem Nabel	**Nullpunkt:** 0,5 cm oberhalb der Helixwurzel, deutlich als Kerbe tastbar	Beidseits

Tab. 5.7-1

Zusätzlich kann die Narbe mit z. B. 1 % Xylonest unterspritzt werden. Dies empfiehlt sich v. a., wenn durch Überstreichen der Narbe mit dem Gold-Silber- oder 3-Volt-Hämmerchen ein RAC auslösbar ist.

5.7.2 Chronische Sinusitis

- **Störmechanismus:** Verstärkung der Primärerkrankung durch Schwächung des Immunsystems.
- **Besonderheiten:** Hinweis auf eine chronische Sinusitis ist meist eine behinderte Nasenatmung, die oft schon seit Kindheit besteht. Auch eine permanente oder rezidivierende Sekretion in Form eines chronischen Schnupfens ist möglich. Diese oft jahrelangen Beschwerden nimmt der Patient schließlich kaum mehr wahr, weil er sich daran gewöhnt hat und erwähnt sie somit bei der Anamnese meist nicht (außer bei gezieltem Nachfragen!).

5

Lokalisation von „Störfeldpunkten" am Ohr bei chron. Sinusitis in absteigender Häufigkeit (auch Kombinationen möglich)	
Betroffene Nebenhöhle	**Störfeldpunkt am Ohr und Lokalisation**
Sinus maxillaris	**Sinus maxillaris:** kaudal vom Punkt **Atlantookzipitalgelenk** (am Ende der **vegetativen Rinne**)
Sinus frontalis	**Sinus frontalis:** an der Antitragusspitze
Sinus ethmoidalis	**Sinus ethmoidalis:** lateral und etwas kranial vom Punkt **Sinus frontalis,** knapp unterhalb des Antitragus
Sinus sphenoidalis	**Sinus sphenoidalis:** laterokranial vom Punkt **Sinus ethmoidalis,** knapp unterhalb des Antitragus

Tab. 5.7-2

5.7.3 Chronisch rezidivierende Tonsillitis

- **Störmechanismus:** Verstärkung der Primärerkrankung durch Schwächung des Immunsystems. *Circulus vitiosus:* Eine chronisch rezidivierende Tonsillitis kann durch häufige Antibiose gefördert werden, da jede Antibiotikagabe das Immunsystem schwächt. Aus diesem Grund sollte Antibiose möglichst nur als ultima ratio eingesetzt werden (*Cave:* Abstrich!). Eine Therapie mit Ohrakupunktur und TCM reicht gerade im Anfangsstadium oft aus.
- **Besonderheiten:** Auch im beschwerdefreien Intervall kann eine chronisch rezidivierende Tonsillitis bei Tastung am Ohr mittels RAC gefunden werden. Als Störfeld schwächt sie den Körper und macht ihn anfällig für andere Erkrankungen. Eine Therapie ist also auch im beschwerdefreien Intervall sinnvoll. Das Auftreten weiterer Tonsilliden wird dadurch in der Regel deutlich vermindert.

Lokalisation von „Störfeldpunkten" am Ohr bei chronisch rezidivierender Tonsillitis	
Störfeldpunkt am Ohr	**Lokalisation**
Tonsillen (am häufigsten zu finden)	unmittelbar kaudal des Punktes **Kiefergelenk**
Tonsille II (74)	am Helixrand, etwas unterhalb der Höhe von **Nullpunkt**
Tonsille III (75)	auf dem Helixschwanz etwa auf Höhe der Antitragusspitze
Tonsille I (73)	am Scheitelpunkt der Helix
Tonsille IV (10)	etwa in der Mitte von Abschnitt VIII

Tab. 5.7-3

5.7.4　Zahnherde

- **Störmechanismus:** Vor allem durch eitrige Zahnwurzeln und avitale (wurzeltote) Zähne wird das Energiesystem belastet, dadurch Verstärkung der Primärerkrankung.
- **Besonderheiten:** Lokalisation des betroffenen Zahns durch Überstreichen des Ober- und Unterkiefers (nicht am Ohr!) – evtl. auch direkt in der Mundhöhle – mit dem 3-Volt- oder Gold-Silber-Hämmerchen unter RAC-Tastung. Der betroffene Zahn sollte zahnärztlich saniert, evtl. entfernt werden.

Lokalisation von „Störfeldpunkten" am Ohr bei Zahnherden	
Störfeldpunkt am Ohr	**Lokalisation**
Oberkiefer	auf einer gedachten Verbindungslinie zwischen dem Punkt **Kiefergelenk** und dem Lobulusansatz, knapp medial des Punktes **Kiefergelenk**
Oberkiefer (5)	in der Mitte des Abschnitts III, laterokaudal von **Tonsillen**
Unterkiefer	im rechten Winkel zu **Oberkiefer** und der auslaufenden Helix
Unterkiefer (6)	knapp oberhalb des Punktes **Kiefergelenk**, am Ende der **vegetativen Rinne**
Zahn (1)	im Abschnitt I ca. 1 cm lateral des Ohrläppchenansatzes
Zahn (7)	etwa in der Mitte von Abschnitt IV

Tab. 5.7-4

5.7.5　Amalgambelastung

- **Störmechanismus:** Amalgam-Füllungen belasten über ihre Quecksilberabgabe den Körper, der ohnehin mit einer zunehmenden Zahl von Umweltgiften konfrontiert wird. Die Quecksilberbelastung ist bei defekten Füllungen nochmals deutlich erhöht. Ebenso sind Zahnfüllungen unterschiedlichen Materials ungünstig, da z.B. Goldfüllungen aufgrund der elektrischen Leitfähigkeit des Metalls Quecksilber aus den Amalgam-Füllungen löst (galvanisierender Effekt).
- **Besonderheiten:** Jeder Mensch reagiert unterschiedlich empfindlich auf Amalgam-Füllungen. Auch wenn ein Patient mehrere Amalgam-Füllungen hat, müssen diese deshalb nicht unbedingt als Störfeld wirken. Psychische Alterationen (Angst vor Umweltgiften) müssen auch berücksichtigt werden.
- Amalgam-Hinweispunkt („Störfeldpunkt") ist **Ω-1-Punkt.**

Der Ω-1-Punkt (➡ 8.8.1) hat auch psychische Bedeutung (Depression, Anspannung). Es muß anamnestisch geklärt werden, wie ein RAC an dieser Lokalisation zu deuten ist: Amalgambelastung oder psychische Störung? Findet man den Punkt mittels RAC, sollte er auf jeden Fall gestochen werden.

Liegt eine Amalgambelastung vor und tritt unter Behandlung eine Besserung der Grunderkrankung ein, ist ein Ersetzen der Füllungen mit einem verträglichen Material (z.B. palladiumfreies Gold) sowie gleichzeitige Ausleitung des Quecksilbers u.a. durch Stechen des Amalgam-Hinweispunktes anzuraten.

5.7.6 Darmaffektionen

- **Störmechanismus:** Eine pathologische Darmbesiedelung (z.B. mit Candida albicans) oder chronische Darmerkrankung (z.B. M. Crohn, Colitis ulcerosa) schwächt das Immunsystem und beeinträchtigt die Nahrungsverwertung (z.B. Aufnahme von Spurenelementen). Dadurch wird die Primärerkrankung verstärkt.
- **Besonderheiten:** Da die Darmschleimhaut eine große Fläche darstellt, kann es sich hier um ein sehr ausgedehntes Störfeld handeln. Die Therapie erfordert deshalb häufig die Kombination der Ohrakupunktur mit weiteren Naturheilverfahren, wie z.B. der Körperakupunktur und chin. Phytotherapie.

Lokalisation von „Störfeldpunkten" am Ohr bei Darmaffektionen	
Störfeldpunkt am Ohr	**Lokalisation**
Duodenum (88)	in der Concha superior, oberhalb der aufsteigenden Helixwurzel
Dünndarm (89)	kranial der Helixwurzel, im Anschluß an **Duodenum (88)**
Zökum	am Übergang vom unteren zum mittleren Drittel der aufsteigenden Helixwurzel in der Concha superior
Kolon (91)	in Höhe des mittleren bis oberen Drittels der Helixwurzel, in der Concha superior
Rektum	von **Kolon (91)** bis zum Übergang der Concha in die Helix, medial und unterhalb des Schnittpunkts zwischen Anthelix und Helix
Nullpunkt	0,5 cm oberhalb der Helixwurzel, deutlich als Kerbe tastbar

Tab. 5.7-5

5.7.7 Gelenkblockierungen

- **Störmechanismus:** Gelenkblockierungen können den Körper belasten, ohne unbedingt Schmerzen zu verursachen. Die dadurch bedingte Schwächung begünstigt andere Erkrankungen. Deshalb sollten Gelenke (auch schmerzfreie) mit Ohrakupunktur behandelt werden, wenn ihre Testung am Ohr einen RAC auslöst.
- **Besonderheiten:** Gelenkbeschwerden gelten nicht grundsätzlich als Störfelder. Aber insbesondere asymptomatische Gelenke, die am Ohr getestet einen RAC auslösen, sind störfeldverdächtig.

Lokalisation von „Störfeldpunkten" am Ohr bei häufig auftretenden Gelenkblockierungen	
Betroffenes Gelenk	**Störfeldpunkt am Ohr und Lokalisation**
Kiefergelenk	**Kiefergelenk:** am Schnittpunkt einer Geraden durch die Punkte **Nullpunkt** und **Atlantookzipitalgelenk** und dem Ende der **vegetativen Rinne**
Ileosakralgelenk	**Gesäß (53):** an der Anthelixkante, kranial von **LWK 2**
Sternokostalgelenk (1. Rippe)	**BWS (39):** auf der Anthelix in Höhe **HWK 7**

Tab. 5.7-6

Die Beseitigung von Gelenkblockierungen kann sehr gut durch Kraniosakraltherapie unterstützt werden.

5.8 Lateralitätsinstabilität

Grundsätzlich liegt eine Dominanz einer Gehirnhälfte vor, bzw. werden bestimmte Funktionen von der jeweils dominanten bzw. nichtdominanten Hälfte bevorzugt übernommen. Ist diese Zuordnung nicht mehr klar definiert, spricht man von einer Lateralitätsinstabilität. *Modellvorstellung:* Der aus seinem energetischen Gleichgewicht geratene Patient verbraucht ständig Energie zur Regulierung seines Gleichgewichts. Dies bedeutet eine anhaltende Schwächung. Lateralitätsinstabilität ist Ausdruck eines solchen energetischen Ungleichgewichts. Sie ist einem Störfeld (➡ 5.7) vergleichbar, weil sie die vorliegende Grunderkrankung verstärkt und das Immunsystem schwächt. Äußerliche Affektionen (z.B. Infekte) können nicht mehr abgefangen werden und treten verstärkt auf.

Hinweise auf Lateralitätsinstabilität

- Pathologischer RAC beim Punkt **Lateralitätssteuerpunkt** (➡ 8.8.5), evtl. auch **Nullpunkt** (➡ 8.10.3).
- Anamnestische Hinweise auf uneinheitliche Lateralität, z.B. Leitfuß links bei „Rechtshänder" (*Normalfall:* Leitfuß rechts bei Rechtshänder und umgekehrt). Bei unklarer Händigkeit **Klatschtest:** Im Normalfall liegt beim Rechtshänder die rechte Hand beim Klatschen oben, beim Linkshänder unten.

Ursachen

- **Langjährige chronische Erkrankungen:** Sie kosten dem Körper Energiereserven, wodurch ein energetisches Ungleichgewicht entsteht. Typische Beispiele: chronische Polyarthritis, Asthma bronchiale, Multiple Sklerose, Suchterkrankungen (➡ 7.7). Zusätzlich begünstigt eine Langzeitmedikation, z.B. mit Trizyklischen Antidepressiva oder Kortison, die Lateralitätsinstabiltität.
- **Umerziehung von Linkshändern:** Die Händigkeit ergibt sich aus der Dominanz einer jeweiligen Gehirnhälfte. Wird diese angeborene Dominanz nicht berücksichtigt und der Linkshänder umerzogen, wird das Energiesystem ständig belastet. Das Gehirn benötigt Energie, die angeborene Reaktionsweise bei Handlungen (z.B. schreiben) umzuprogrammieren.

5

- **Psychische Belastungen:** Sie verbrauchen vor allem dann Energie, wenn die Belastungssituation nicht verändert wird. Je länger eine Belastungssituation besteht, desto mehr bringt sie den Patienten aus dem Gleichgewicht. Auch akute tiefgehende psychische Belastungen können eine Instabilität hervorrufen, z.B.: Tod des Lebenspartners, Schockerlebnisse, Angstsyndrome (➡ 7.12).

Typische Krankheitsbilder bei Lateralitätsinstabilität

- Neurodermitis, Psoriasis, Ekzeme allgemein
- Heuschnupfen
- Asthma bronchiale
- Konzentrationsstörungen, depressive Verstimmungen, Schlafstörungen
- chronische Polyarthritis
- Multiple Sklerose
- kindliche Entwicklungsstörungen, Bettnässen, Legasthenie

Diese Krankheitsbilder sind in der Regel multifaktoriell bedingt. Die Lateralitätsinstabilität ist somit nicht als einzige Ursache anzusehen. Dies ist insbesondere bei der Therapie zu berücksichtigen.

Behandlung

Für alle Formen der Lateralitätsinstabilität gilt folgendes Schema:

- **Prinzip:** Die Ursache der Lateralitätsinstabilität sollte nach Möglichkeit behandelt oder beseitigt werden; dies ist Voraussetzung zur Herstellung eines energetischen Gleichgewichts. Deshalb ist z.B. bei langjährig umerzogenen Linkshändern eine anhaltende Stabilisierung schwierig.
- **Vorgehen:** Kann der **Lateralitätssteuerpunkt** (➡ 8.8.5) mittels RAC gefunden werden, sollte man ihn akupunktieren. Wird dazu eine Dauernadel verwendet, muß zwischen dem Entfernen bzw. Verlust der Nadel und dem erneuten Stechen 3 Tage Abstand eingehalten werden, um eine Adaption des Körpers an den Reiz zu vermeiden.
- **Seitenauswahl:** Es wird die Ohrseite gestochen, wo man den RAC getastet wurde.
- **Behandlungsdauer:** Die Behandlung mit Ohrakupunktur erfolgt solange, bis der Lateralitätssteuerpunkt keinen RAC mehr auslöst oder die Grunderkrankung behoben ist.

5.9 Sonstige Therapiehindernisse

5.9.1 Begleitmedikation

Die konventionelle medikamentöse Therapie kann und muß manchmal begleitend zur Ohrakupunktur und TCM eingesetzt werden. Dies ist immer bei schweren akuten Krankheitsbildern (Notfallmedizin) notwendig oder wenn bereits Vorschädigungen des Körpers durch Behandlung des Energiesystems nicht mehr ausgeglichen werden können (z.B. insulinpflichtiger Diabetes mellitus). In der Regel wird durch eine Kombinationstherapie weder die Ohrakupunktur noch die konventionelle Therapie in ihrer Wirkung beeinträchtigt. Interaktionen müssen aber bei bestimmten Präparategruppen berücksichtigt werden.

Kortisonhaltige Präparate und sonstige Immunsuppressiva

Die Anwendung von Ohrakupunktur während der Einnahme von kortisonhaltigen Präparaten oder Immunsuppressiva führt oft zur Symptomverstärkung. Dies tritt vor allem dann auf, wenn Ohrpunkte verwendet werden, die das Immunsystem stimulieren, z.B. **ACTH** (➡ 8.6.5), **Nebennierenrinde** (➡ 8.6.1) oder **Immunachse** (➡ 8.12.2).

Erklärungsmodell:
Kortison supprimiert das Immunsystem. Dadurch wird eine Schwächung von Körperfunktionen herbeigeführt. Dies ist z. B. zur Hemmung von Entzündungsreaktionen erwünscht, wenn auch unter z.T. erheblichen Nebenwirkungen. Im Gegensatz dazu stützt die Ohrakupunktur die Energien des Körpers sowie die Selbstheilungskräfte. Dadurch wird das Immunsystem durch Stärkung beruhigt und das Cortison u.U. in seiner Wirkung behindert. Bei Patienten, die kortisonhaltige Präparate einnehmen, muß deshalb bei gleichzeitiger Akupunkturtherapie die Gefahr einer Erstverschlimmerung beachtet werden.

Antibiotika

Antibiotika können bakterielle Infekte bei richtiger Anwendung schnell zum Abklingen bringen. Bei wiederholter Antibiotikagabe läßt sich jedoch oft eine zunehmende Infektanfälligkeit beobachten.

Erklärungsmodelle:
- Das Immunsystem wird durch wiederholte Antibiotikaanwendung nicht mehr ausreichend trainiert und damit anfälliger für Infekte.
- Durch die Antibiose verbleibt meist eine energetische Information des Infektes im Körper. Je mehr solcher Informationen gesammelt werden (durch wiederholte Antibiose), desto mehr wird das Energiesystem des Körpers beansprucht. Dies könnte zu einer anhaltenden Schwächung und damit erhöhten Infektanfälligkeit führen.

> Durch die Ohrakupunktur kann die Progredienz von Infekten v. a. im Frühstadium oft aufgehalten und die Heilung beschleunigt werden. Eine zuvor bestehende Infektanfälligkeit kann dadurch oft gemindert werden. Ohrakupunktur und Antibiose verhalten sich somit eher gegensätzlich und eine gleichzeitige Anwendung beider Methoden sollte daher vermieden werden.

5

5.9.2   Energetische Störfaktoren

Die Ohrakupunktur nimmt Einfluß auf das Energiesystem des Menschen. Sie reguliert und harmonisiert, leitet Stauungen ab, ergänzt Energie in „Mangelgebieten" (v. a. durch Umverteilung) und löst Blockierungen auf. Dadurch wird die körperliche, physiologische Ebene einer Erkrankung beeinflußt und der Körper in die Lage versetzt, die Fehlregulation aufzuheben und das geschädigte Organsystem, das zur Krankheit führte, wieder zu regenerieren und zu heilen. Dies hat nur dann seine Grenzen, wenn die Erkrankung bereits zu irreparablen körperlichen Schäden geführt hat (z. B. Amputation, Leberzirrhose, etc.).

Wie schnell ein Heilungsvorgang abläuft, hängt von der Schnelligkeit und Stärke der Umsetzung der therapeutischen Information der Ohrakupunktur durch das jeweilige individuelle Energiesystem ab.

Energetische Störfaktoren binden oder führen zu Verlust von Energie, die damit zu therapeutischen Zwecken nicht zur Verfügung steht. Sie verlangsamen oder behindern somit den Heilungsprozess.

Mögliche Störfaktoren:
- **Langanhaltende, schwere Krankheiten.**
- **Multilokales Krankheitsgeschehen,** z.B. gleichzeitig Migräne, Narben und Sinusitis. Dies führt zu einer Art „Aufteilung" der Energien, die therapeutisch eingesetzt werden können.

- **Störfelder;** sie binden Energie, die damit zu therapeutischen Zwecken nicht zur Verfügung steht (➡ 5.7).
- **Dauerbelastungen** des Energiesystems durch Toxine, Strahlen (z.B. Hochspannungsleitungen, Sendemasten) oder Streß.
- **„Tiefsitzende" Blockierungen** des Energiesystems durch chronische Erkrankung; je länger eine Erkrankung besteht, desto fester gräbt sie sich in das Energiesystem ein und blockiert damit den Energiefluß (tiefsitzende Blockierung).
- **Hohes Alter;** mit zunehmendem Alter wird progredient Lebensenergie verbraucht. *Cave:* Da die angeborene Lebensenergie sehr variiert, gibt das Alter an sich keinen Hinweis auf die Therapierbarkeit!

5.9.3   Ohrringe

- **Historischer Hintergrund:** Bereits im Mittelalter war es üblich, daß Seefahrer einen Ohrring im Ohrläppchen trugen. Dies sollte die Sehkraft verbessern. Auch Zimmerleute und Bauern bedienten sich dieser Methode. Die Durchstichstelle des Ohrrings in der Mitte des Ohrläppchens entspricht dem französischen Punkt **Auge** und dem chinesischen **Auge (8)**. Im Mittelalter war die Ohrakupunktur im westlichen Kulturkreis nicht bekannt. Aber ähnliche Beobachtungen führten zu derselben Erkenntnis: Die Sehkraft läßt sich durch Stechen eines Punktes im Ohrläppchen beeinflussen.
- **Akute Wirkung:** Geht der Ohrring durch einen pathologischen, irritierten Ohrpunkt, dann tritt kurzzeitig ein therapeutischer Effekt ein. Dieser Effekt wird jedoch durch das Durchstechen der Ohrvorder- und -rückseite abgeschwächt, da dadurch ein energetischer Kurzschluß auftritt (➡ 3.2.2). Werden nicht pathologische Punkte gestochen erfolgt keine Reaktion.
- **Langzeitwirkung:** Nach wenigen Wochen läßt die Wirkung durch einen Dauerreiz wie einen Ohrring nach (vgl. Dauernadel ➡ 2.5.3). Der Körper adaptiert nämlich an den Reiz, vergleichbar der Adaptation an Gerüche, die innerhalb von Minuten stattfindet.

Durch das Stechen eines Ohrloches zum Anbringen eines Ohrrings entstehen in der Regel keine Krankheitssymptome.

Wächst das Ohrloch nach Entfernen des Ohrrings nicht mehr zu, ist der Punkt für die Ohrakupunktur verloren. Je mehr Ohrringe gesetzt wurden, desto eingeschränkter wird die Therapiemöglichkeit.

5.9.4   Piercing

Der Piercingring verursacht aufgrund seines meist größeren Durchmessers einen Substanzdefekt, der – v.a. bei Positionierung im Ohrknorpel – zu systemischen körperlichen Beschwerden führen kann.

Im Gegensatz zu Ohrringen können Piercingringe körperliche Beschwerden hervorrufen, die in Zusammenhang mit den gestochenen Punkten stehen. Beispiel: Piercing im Bereich der Anthelix (Repräsentationsareal der Wirbelsäule) kann zu Rückenbeschwerden führen.

Piercingringe an anderen Körperteilen können wie Störfelder wirken (➡ 5.7.1, Narben). Insbesondere Nabelringe können das Energiesystem schwächen (analog zur Laparoskopienarbe).

5.10 Notfälle

5.10.1 Stichverletzung

- **Maßnahmen:** großzügige Desinfektion, z.B. mit 70 % Alkohol; Betaisodona-Bad; evtl. Nadel zur mikrobiologischen Untersuchung; bei Verdacht auf Hepatitis oder HIV-Erkrankung Blutabnahme beim Patienten und beim Verletzten zur Feststellung des Immunstatus; chirurgische Wundversorgung.
- **Dokumentation:** schriftliche Darstellung des Vorgangs mit Datum und Uhrzeit sowie der durchgeführten Sofortmaßnahmen.
- **Meldung:** bei verletzten Praxisangestellten an Berufsgenossenschaft.
- **Überweisung:** bei verletzten Praxisangestellten an Durchgangsarzt (D-Arzt).

5.10.2 Nadelkollaps

- **Vorkommen:** bei Patienten mit orthostatischer Dysregulation; bei Patienten, die im Sitzen oder Stehen genadelt werden.
- **Maßnahmen:** soweit Patient noch nicht liegt, diesen in Schocklagerung bringen (Beine hoch), Patient warm halten, Patient ansprechen, Schmerzreize setzen (in Wange kneifen), RR und Puls kontrollieren; bei Verdacht auf zugrundeliegende Herz-Kreislauf-Erkrankung Einschaltung eines Notarztes.
- **Notfallpunkte** bei Kollaps aus der Körperakupunktur: **LG 26** (zwischen oberem und mittlerem Drittel des Philtrums, am Beginn des Nasenseptums), **KS 6** (2 Cun oberhalb der Mitte der palmaren Handgelenksfurche in Höhe des Uhrarmbands) und **EX-UE** 11 (Spitzen der zehn Finger).

5.10.3 Notfallausstattung

Normalerweise treten bei der Ohrakupunktur keine lebensbedrohlichen Situationen auf. Notfälle können sich jedoch aus den Vorerkrankungen ergeben. Folgende Standard-Notfallausstattung sollte in der Praxis griffbereit sein:
- Blutdruckmeßgerät
- Stethoskop
- Reflexhammer
- Taschenlampe
- Spatel
- Handschuhe
- Blutzuckerstix
- Stauschlauch
- Infusions-Set
- Medikamente: z.B. Nitro-Spray, Adalat-Kapseln, Diazepam, Theophyllin, Salbutamol-Dosieraerosol, Dexamethason-Dosieraerosol, Kortison-Präparat, Ringer-Lsg.

5

Ohrakupunktur – Schmerztherapie

6

6

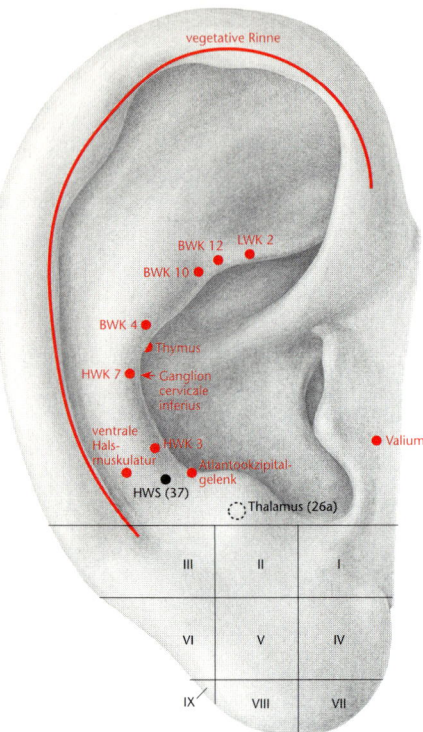

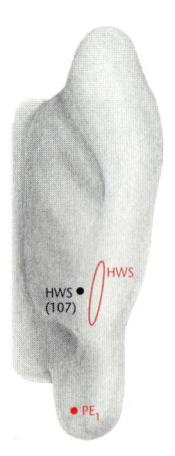

Abb. 6.1-1 a+b

6.1 Akute Schmerzen des Bewegungsapparates

6.1.1 Akute HWS-Myalgie

Charakteristika

- paravertebrale, segmentbetonte Schmerzen; evtl. mit Ausstrahlung in die Schultern und Okzipitalregion
- keine motorischen, selten sensible Ausfälle
- häufigste Form: HWS-Myalgie nach Distorsionstrauma (Autounfall)

> Überweisungsindikationen zum Neurologen/Neurochirurgen:
> - progrediente sensible und alle motorischen Ausfälle (V. a. Bandscheibenvorfall)
> - Schluckstörungen
>
> Eine Weiterbehandlung alleine mit Ohrakupunktur könnte in einem solchen Fall die Schmerzsymptomatik zwar vermindern, würde aber die zugrundeliegende Störung überdecken und damit eine eventuell notwendige Operation verzögern.

Therapieschema

Französische Punkte

- lokale Punkte: z. B. **Atlantookzipitalgelenk, HWK 3, HWK 7** (➡ 8.1.1), **ventrale Halsmuskulatur** (➡ 8.2.1), **Ganglion cervicale inferius** (➡ 8.9.2) an der Ohrvorderseite; **HWS** (➡ 8.11.1) an der Ohrrückseite
- Punkte der **vegetativen Rinne** (➡ 8.9.1)
- Schmerzpunkte: **Valium** (➡ 8.7.3), **PE₁/Thymus** (➡ 8.7.6)
- bei Blockaden: entsprechende Punkte der HWS an der Ohrvorderseite; eine Blockade an einer Stelle der Wirbelsäule bedingt häufig Gegenblockaden in anderen Wirbelsäulenbereichen (durch Ausgleichsbestrebungen) und macht ein Stechen dieser Punkte sinnvoll: z. B. **BWK 4, BWK 10, BWK 12, LWK 2** (➡ 8.1.1)

Chinesische Punkte

- lokale Punkte: **HWS (37)** (➡ 8.1.1) an der Ohrvorderseite; **HWS (107)** (➡ 8.11.1) an der Ohrrückseite
- Schmerzpunkte: **Thalamus (26a)** (➡ 8.7.4)

Behandlungsverlauf

- 1x/Tag bis zur deutlichen Schmerzreduzierung
- danach 1x/Wo. bis zur Beschwerdefreiheit

Prognose

- je früher der Behandlungsbeginn nach Eintreten der Schmerzsymptomatik, desto schneller der Behandlungserfolg und umso geringer das Risiko von Spätschäden nach HWS-Distorsion
- meist tritt eine Schmerzreduzierung bzw. -freiheit innerhalb Minuten bis Stunden nach der Akupunktur auf, die zunächst jedoch meist nicht stabil bleibt; tägl. Wiederholung der Akupunktur über ca. 3 Tage erforderlich
- völlige Schmerzfreiheit in der Regel spätestens innerhalb 4 Wochen

6

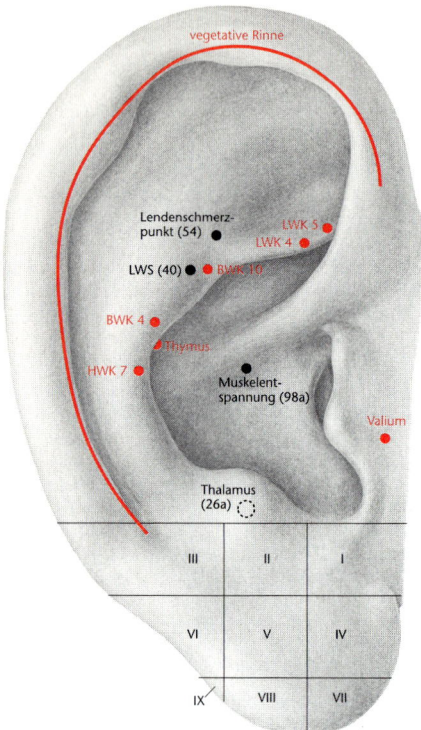

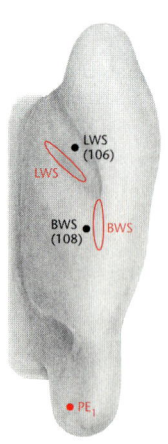

Abb. 6.1-2 a+b

6.1.2 Akute Lumbalgie

Charakteristika

- Muskelschmerzen der Lendengegend (M. longissimus dorsi, M. iliopsoas und M. quadratus lumborum); mit oder ohne Ausstrahlung nach lateral (DD: Nierenschmerzen), aber keine Ausstrahlung in den Oberschenkel (➡ 6.1.3, akute Ischialgie)
- **Ursachen:** meist degenerative Wirbelsäulen-, insbesondere Bandscheibenveränderungen
- keine motorischen, selten sensible Ausfälle

> Überweisungsindikationen zum Neurologen/Neurochirurgen:
> - progrediente sensible und alle motorischen Ausfälle (V. a. Bandscheibenvorfall)
> - sensible Ausfälle in den Segmenten S1–S5 (V. a. Cauda-equina-Syndrom)
>
> Eine Weiterbehandlung alleine mit Ohrakupunktur könnte in einem solchen Fall die Schmerzsymptomatik zwar vermindern, würde aber die zugrundeliegende Störung überdecken und damit eine eventuell notwendige Operation verzögern.

Therapieschema

Französische Punkte

- lokale Punkte: z. B. **LWK 4** und/oder **LWK 5** (➡ 8.1.1) an der Ohrvorderseite; **LWS** (➡ 8.11.1) an der Ohrrückseite
- Punkte der **vegetativen Rinne** (➡ 8.9.1)
- Schmerzpunkte: **Valium** (➡ 8.7.3), **PE₁/Thymus** (➡ 8.7.6)
- bei Blockaden: entsprechende Punkte der LWS an der Ohrvorderseite, z. B. **LWK 4/5** (➡ 8.1.1); eine Blockade an einer Stelle der Wirbelsäule bedingt häufig Gegenblockaden in anderen Wirbelsäulenbereichen (durch Ausgleichsbestrebungen) und macht ein Stechen dieser Punkte sinnvoll: z. B. **HWK 7**, **BWK 4**, **BWK 10** (➡ 8.1.1); **BWS** (➡ 8.11.1) an der Ohrrückseite

Chinesische Punkte

- lokale Punkte: **LWS (40)** (➡ 8.1.1) an der Ohrvorderseite; **LWS (106)**, **BWS (108)** (➡ 8.11.1) an der Ohrrückseite
- Schmerzpunkte: **Lendenschmerzpunkt (54)** (➡ 8.1.1), **Thalamus (26a)** (➡ 8.7.4)
- relaxierender Punkt: **Muskelentspannung (98a)** (➡ 8.1.3)

> Durch Injektion von 0,1 ml 1% Xylonest an die Ohrakupunkturpunkte LWK 4/5 (➡ 8.1.1) und/oder Ω-1-Punkt (➡ 8.8.1) kann, vor allem bei frühzeitiger Behandlung, innerhalb Sekunden Beschwerdefreiheit erzielt werden.

Behandlungsverlauf

- 1x/Tag bis zur deutlichen Schmerzreduzierung
- danach 1x/Wo. bis zur Beschwerdefreiheit

Prognose

- je früher der Behandlungsbeginn nach Eintreten der Schmerzsymptomatik, desto schneller der Behandlungserfolg
- meist Schmerzreduzierung bzw. -freiheit innerhalb von Minuten bis Stunden nach der Akupunktur, die zunächst nicht immer stabil bleibt; Wiederholung der Akupunktur bis zur anhaltenden Beschwerdefreiheit erforderlich
- völlige Schmerzfreiheit in der Regel spätestens innerhalb 4 Wochen

6

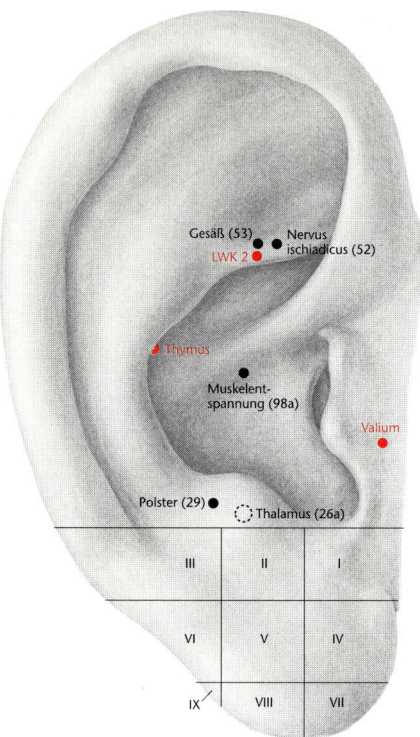

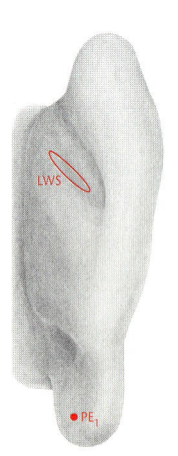

Gesäß (53)
Nervus ischiadicus (52)
LWK 2
Thymus
Muskelent-spannung (98a)
Valium
Polster (29)
Thalamus (26a)

III II I
VI V IV
IX VIII VII

LWS

PE₁

Abb. 6.1-3 a+b

6.1.3 Akute Ischialgie

Charakteristika

- vom Gesäß ins Bein ausstrahlende Schmerzen im Bereich des N. ischiadicus
- meist einseitige (bei Diabetes mellitus fast immer beidseitig), anfallartig sich verstärkende Schmerzen; selten sensible Störungen
- **Ursachen:** Verhebetraumen oder Kompression, insbesondere bei Bandscheibenvorfall
- bei Bandscheibenvorfall typischerweise sensible, seltener auch motorische Störungen; vgl. akute Lumbalgie (➡ 6.1.2)

Therapieschema

Französische Punkte

- lokale Punkte: Punkte der LWS an der Ohrvorderseite; am häufigsten **LWK 2** (➡ 8.1.1); **LWS** (➡ 8.11.1) an der Ohrrückseite
- Schmerzpunkte: **Valium** (➡ 8.7.3), **PE$_1$/Thymus** (➡ 8.7.6)

Chinesische Punkte

- lokale Punkte: **Nervus ischiadicus (52), Gesäß (53)** (➡ 8.1.1)
- Schmerzpunkte: **Polster (29), Thalamus (26a)** (➡ 8.7.4)
- relaxierender Punkt: **Muskelentspannung (98a)** (➡ 8.1.3)

> Durch Injektion von 0,1 ml 1% Xylonest an den Ohrakupunkturpunkt N. ischiadicus (52) (➡ 8.1.1) und/oder Ω-1-Punkt (➡ 8.8.1) kann, vor allem bei frühzeitiger Behandlung, innerhalb Sekunden Beschwerdefreiheit erzielt werden.

Behandlungsverlauf

- 1x/Tag bis zur deutlichen Schmerzreduzierung
- danach 1x/Wo. bis zur Beschwerdefreiheit

Prognose

- bei frühzeitiger Behandlung nur 2–5 Tage Therapie erforderlich
- rasche Schmerzreduzierung bzw. -freiheit nach der ersten Akupunktur; Wiederholungsbehandlungen zur Stabilisierung meist notwendig
- völlige Schmerzfreiheit in der Regel spätestens innerhalb 2–4 Wochen

6

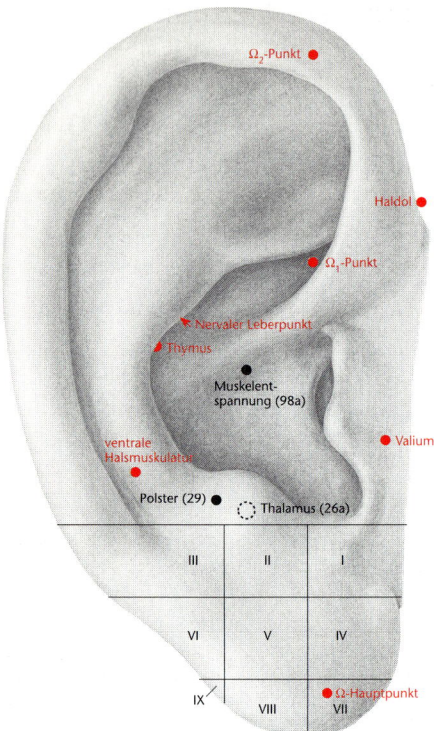

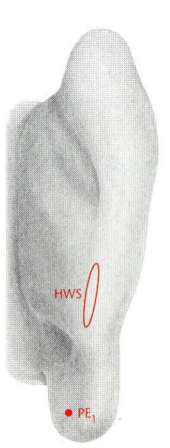

Abb. 6.1-4 a+b

74

6.1.4 Muskulärer Schiefhals (Torticollis)

Charakteristika

- einseitiger Krampf oder Verkürzung des M. sternocleidomastoideus
- dadurch Fehlhaltung mit Seitneigung und -drehung des Kopfes
- **Ursachen:**
  - meist muskulär bedingt
  - selten andere Ursachen wie z. B. neurogene (bei Schädigung des extrapyramidalen Systems) oder okuläre (bei Trochlearisparese); hier keine Verbesserung durch Ohrakupunktur möglich

Therapieschema

Französische Punkte

- lokale Punkte: **ventrale Halsmuskulatur** (➥ 8.2.1) an der Ohrvorderseite; **HWS** (➥ 8.11.1) an der Ohrrückseite
- Schmerzpunkte: **Valium** (➥ 8.7.3), **PE₁/Thymus** (➥ 8.7.6)
- psychische Punkte: **Omegaachse** (➥ 8.12.1), **Nervaler Leberpunkt (Ärger)** (➥ 8.8.1), **Haldol** (➥ 8.8.5)

Chinesische Punkte

- Schmerzpunkte: **Polster (29)**, **Thalamus (26a)** (➥ 8.7.4)
- relaxierender Punkt: **Muskelentspannung (98a)** (➥ 8.1.3)

Behandlungsverlauf

- **akute Symptomatik:** 1x/Tag bis zur deutlichen Schmerzreduzierung, bestehende Analgetika-Medikation dann absetzen; danach 1x/Wo. bis zur Beschwerdefreiheit
- **chronische Symptomatik:** 2–3x/Wo. über ca. 4 Wochen; danach 1–2x/Wo. bis zur Beschwerdefreiheit

Durch Injektion von 0,1 ml 1% Xylonest an den Ohrakupunkturpunkt ventrale Halsmuskulatur (➥ 8.2.1) und/oder Ω-1-Punkt (➥ 8.8.1) kann vor allem im akuten Stadium bei frühzeitiger Behandlung innerhalb Sekunden Beschwerdefreiheit erzielt werden.

Prognose

- **akute Symptomatik:** meist Beschwerdefreiheit innerhalb 4 Wochen
- **chronische Symptomatik:** komplette Remission meist nicht möglich, jedoch deutliche Entspannung und Schmerzreduktion innerhalb 4–6 Wochen; dann Analgetika-Medikation nicht mehr nötig

6

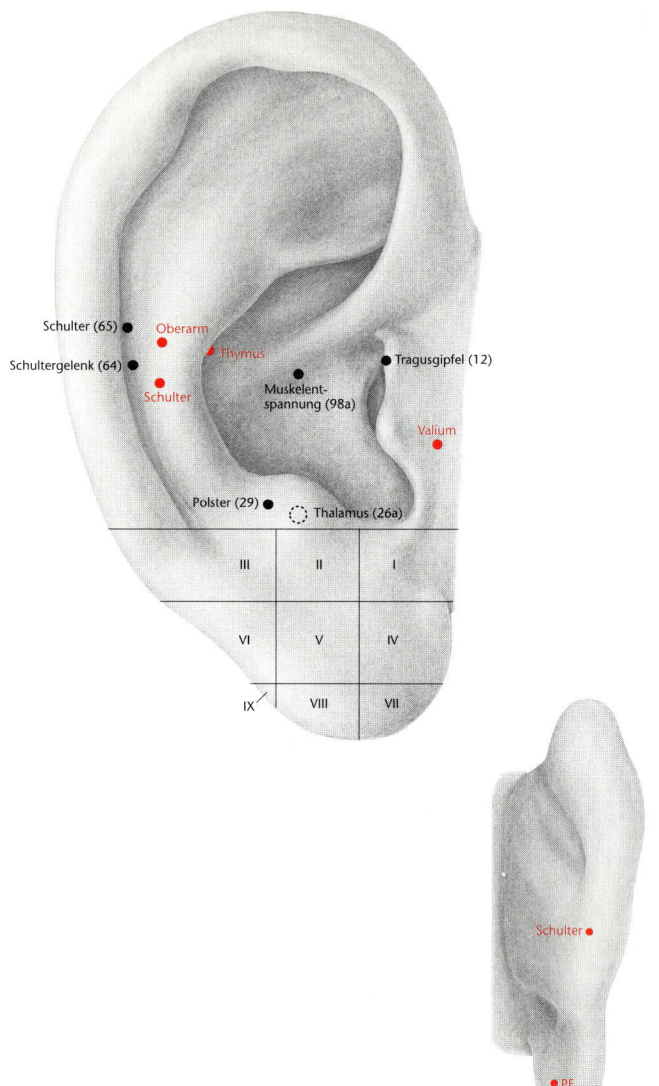

Schulter (65) ●
Oberarm ●
Thymus ●
Schultergelenk (64) ●
Schulter ●
Muskelent-spannung (98a) ●
Tragusgipfel (12) ●
Valium ●
Polster (29) ●
Thalamus (26a) ○

III II I
VI V IV
IX VIII VII

Schulter ●
PE₁ ●

Abb. 6.1-5 a+b

6.1.5   Schulter-Arm-Syndrom

Charakteristika

- Schmerzen im Bereich der Schulter, oft Ausstrahlung in den Oberarm
- **Formen:** Periarthritis humeroscapularis, „frozen shoulder", Zervikobrachialsyndrom, Omarthrose
- **Ursachen:** oft Trauma (z.B. Sturz, Sportverletzung), dann schleichend progrediente Chronifizierung
- Schmerzen oft nachts verstärkt

Therapieschema

Gleiches Therapieschema für alle genannten Formen des Schulter-Arm-Syndroms.

Französische Punkte

- lokale Punkte: **Schulter** und **Oberarm** (➡ 8.2.1) an der Ohrvorderseite; **Schulter** (➡ 8.11.2) an der Ohrrückseite
- relaxierender Punkt: **Valium** (➡ 8.7.3)
- Schmerzpunkte: **PE_1/Thymus** (➡ 8.7.6)

Chinesische Punkte

- lokale Punkte: **Schulter (65), Schultergelenk (64)** (➡ 8.2.1)
- relaxierender Punkt: **Muskelentspannung (98a)** (➡ 8.1.3)
- Schmerzpunkte: **Polster (29), Thalamus (26a)** (➡ 8.7.4), **Tragusgipfel (12)** (➡ 8.7.3)

Behandlungsverlauf

- **akutes Stadium:** 2x/Wo.
- bei > 4 Wo. bestehenden Schmerzen: 1x/Wo. bis zur Schmerzfreiheit

Prognose

- Behandlungsbeginn im **akuten Stadium:** Beschwerdefreiheit in der Regel nach 4 Wochen
- **degenerative Erkrankung:** ebenfalls Beschwerdefreiheit möglich, aber Therapiedauer mindestens 3 Monate

6

> Degenerative Veränderungen treten mit zunehmendem Alter naturgemäß auf und können auch im fortgeschrittenen Stadium schmerzarm bzw. -los sein. Das Stadium der Degeneration (nach Röntgenbefund) gibt deshalb keinen Hinweis auf die Notwendigkeit und Dauer der Behandlung bis zur Schmerzfreiheit.

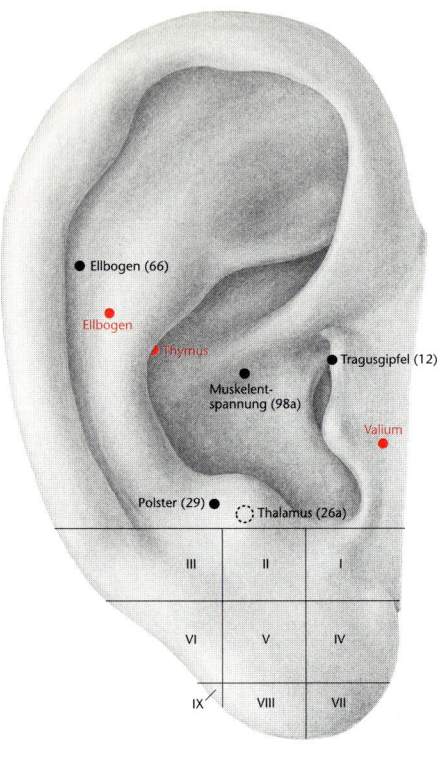

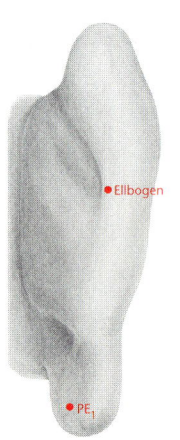

Abb. 6.1-6 a+b

78

6.1.6 Epicondylitis

Charakteristika

- zwei Formen:
  - **Epicondylitis humeri radialis:** lokaler Druckschmerz im Bereich der Ursprungs-zone der Mm. extensor digitorum communis und extensor carpi radialis; häufigste Form
  - **Epicondylitis humeri ulnaris:** lokaler Druckschmerz im Bereich der Ursprungs-zone der Mm. extensor digitorum communis und flexor digitorum sublimis; selte-nere Form
- meist nach Überbeanspruchung bewegungsabhängige Schmerzen
- bei Anspannung der betroffenen Muskeln Ausstrahlung nach distal und proximal

Therapieschema

Gleiches Therapieschema für Epicondylitis humeri radialis und ulnaris.

Französische Punkte

- lokale Punkte: **Ellbogen** (➨ 8.2.1) an der Ohrvorderseite; **Ellbogen** (➨ 8.11.2) an der Ohrrückseite
- relaxierender Punkt: **Valium** (➨ 8.7.3)
- Schmerzpunkte: **PE₁/Thymus** (➨ 8.7.6)

Chinesische Punkte

- lokaler Punkt: **Ellbogen (66)** (➨ 8.2.1)
- relaxierender Punkt: **Muskelentspannung (98a)** (➨ 8.1.3)
- Schmerzpunkte: **Thalamus (26a)**, **Polster (29)** (➨ 8.7.4), **Tragusgipfel (12)** (➨ 8.7.3)

Behandlungsverlauf

- **akutes Stadium:** 2x/Wo.
- bei > 4 Wo. bestehenden Schmerzen: 1x/Wo. bis zur Schmerzfreiheit

Prognose

- Behandlungsbeginn im **akuten Stadium:** Beschwerdefreiheit in der Regel nach 4 Wochen
- Behandlungsbeginn im **chronischen Stadium** (> 4 Wochen): ebenfalls Beschwerde-freiheit möglich, Therapiedauer jedoch mindestens 3 Monate

6

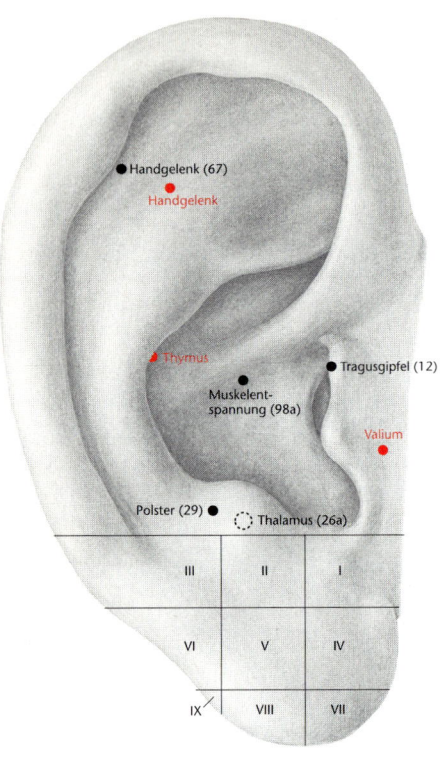

● Handgelenk (67)
● Handgelenk

● Thymus
● Tragusgipfel (12)

Muskelent-
spannung (98a)

● Valium

Polster (29) ●   ⊙ Thalamus (26a)

III	II	I
VI	V	IV
IX	VIII	VII

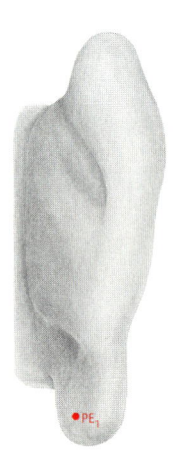

● PE₁

Abb. 6.1-7 a+b

80

6.1.7 Karpaltunnel-Syndrom (CTS)

Charakteristika

- mechanische Kompression des N. medianus im Karpaltunnel
- Schmerzen des Handgelenks und der Hand, Ausstrahlung bis in den Oberarm oder die Schulter möglich
- Sensibilitätsstörung des 1.–3. Fingers und der radialen Seite des 4. Fingers, bei chronischem Verlauf Atrophie des Daumenballens
- akute Entstehung durch Überbelastung der Hand
- häufig nächtliche Verschlimmerung

Therapieschema

Französische Punkte

- lokaler Punkt: **Handgelenk** (➡ 8.2.1)
- relaxierender Punkt: **Valium** (➡ 8.7.3)
- Schmerzpunkte: **PE$_1$/Thymus** (➡ 8.7.6)

Chinesische Punkte

- lokaler Punkt: **Handgelenk (67)** (➡ 8.2.1)
- relaxierender Punkt: **Muskelentspannung (98a)** (➡ 8.1.3)
- Schmerzpunkte: **Thalamus (26a)**, **Polster (29)** (➡ 8.7.4), **Tragusgipfel (12)** (➡ 8.7.3)

Behandlungsverlauf

- **akutes Stadium:** 3x/Wo.
- bei > 4 Wo. bestehenden Schmerzen: 1–2x/Wo. bis zur Beschwerdefreiheit, eine progrediente Besserung vorausgesetzt

> Spätestens nach 4 Wochen Therapieresistenz unter Akupunktur Überweisung zum Orthopäden wegen einer endoskopischen Operation (Gefahr einer dauerhaften Schädigung des Nerven). Die Akupunktur kann zusätzlich peri- und postoperativ angewandt werden.

Prognose

- deutliche Reduzierung der Beschwerden innerhalb 1–2 Wochen
- Behandlungsbeginn im **akuten Stadium:** Beschwerdefreiheit nach bis zu 4 Wochen

> Der Patient sollte während der Behandlung die betroffene Hand möglichst wenig belasten.

6

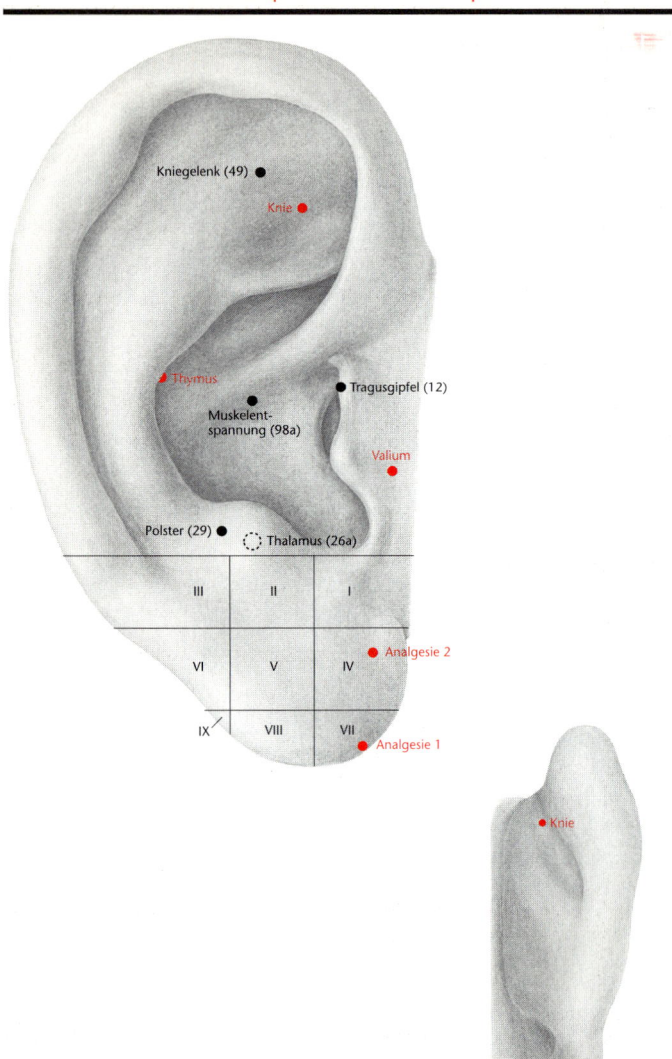

Kniegelenk (49) ●

Knie ●

● Thymus

● Tragusgipfel (12)

Muskelent-
spannung (98a)

Valium ●

Polster (29) ●   ○ Thalamus (26a)

III	II	I
VI	V	IV
IX	VIII	VII

● Analgesie 2

● Analgesie 1

● Knie

● PE₁

Abb. 6.1-8 a+b

6.1.8 Gonalgie

Charakteristika

- Schmerzen im Kniebereich
- folgende Krankheitsbilder sind **Indikationen der Ohrakupunktur:**
  - **Gonarthrose:** degenerative Gelenkveränderungen
  - **Gonarthritis:** entzündliche Gelenkerkrankung, z.B. Gichtarthritis (siehe auch ➡ 6.1.12)
  - **Chondropathia patellae:** degenerative Knorpelveränderungen der Kniescheibe
  - **Distorsion**, nach Ausschluß von Bandläsion und Fraktur
- je nach Genese können Schmerzen periodisch wiederkehren, nach Belastung auftreten oder andauernd vorhanden sein; Schwellung und evtl. Überwärmung als Begleiterscheinung möglich

> Eine sorgfältige Untersuchung des Knies durch einen Facharzt, z.B. Orthopäden, sollte vorausgehen, um Band- oder Meniskusläsionen auszuschließen. In diesen Fällen muß konventionell behandelt werden. Die Akupunktur dient dann der Nachbehandlung und beschleunigt die postoperative Regeneration.

Therapieschema

Gleiches Therapieschema für die genannten Formen der Gonalgie – ausschlaggebend ist RAC-Tastung.

Französische Punkte

- lokale Punkte: **Knie** (➡ 8.2.3) an der Ohrvorderseite; **Knie** (➡ 8.11.2) an der Ohrrückseite
- relaxierender Punkt: **Valium** (➡ 8.7.3)
- Schmerzpunkte: **PE$_1$/Thymus, Valoron = Analgesie 2 + Thalamus** (26a) (➡ 8.7.6), **Analgesie 1** (➡ 8.7.5)

Chinesische Punkte

- lokaler Punkt: **Kniegelenk (49)** (➡ 8.2.2)
- relaxierender Punkt: **Muskelentspannung (98a)** (➡ 8.1.3)
- Schmerzpunkte: **Tragusgipfel (12)** (➡ 8.7.3), **Polster (29)** (➡ 8.7.4)

Behandlungsverlauf

- **akutes Stadium:** 1x/Tag bis alle 2 Tage
- bei > 4 Wo. bestehenden Schmerzen: 1–2x/Wo. bis zur Schmerzfreiheit

> Der Patient sollte während der Behandlung unbedingt auf Schonung des Knies achten. Günstig ist regelmäßige Bewegung des Kniegelenks ohne Belastung.

Prognose

- deutliche Reduzierung der Beschwerden innerhalb 1–2 Wochen
- Behandlungsbeginn im **akuten Stadium:** Beschwerdefreiheit nach bis zu 4 Wochen
- im allgemeinen besseres und schnelleres Ansprechen auf Ohrakupunktur bei entzündlich bedingten Gonalgien
- bei ausgeprägter Degeneration komplette Remission meist nicht möglich

6

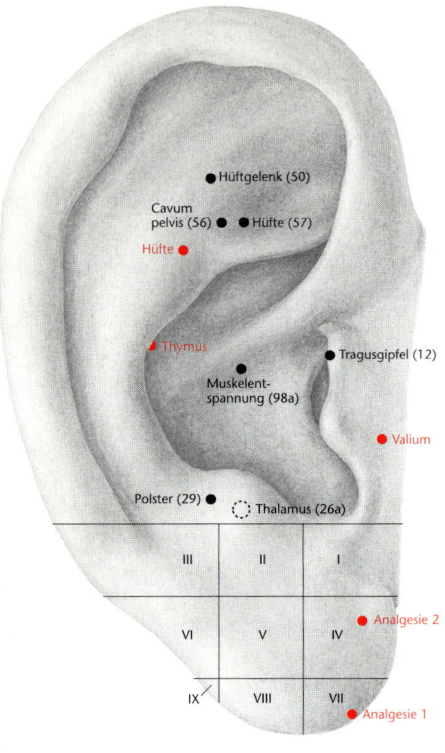

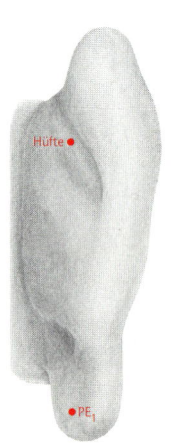

Abb. 6.1-9 a+b

84

6.1.9 Koxalgie

Charakteristika

- Schmerzen im Hüftbereich
- folgende Krankheitsbilder sind **Indikationen der Ohrakupunktur:**
  - **Koxarthrose:** degenerative Gelenkveränderungen, auch posttraumatisch; häufigste Ursache
  - **Koxarthritis:** entzündliche Gelenkerkrankung der Hüfte
  - **Periarthropathia coxae:** meist chronisch rezidivierende Entzündungsprozesse der Hüfte mit Bursitis, Verkalkungen, etc.
- Schmerzen unabhängig von der Genese v. a. bei Belastung, z. B. beim Treppensteigen, insbesondere beim Hinuntergehen

> Bei posttraumatischen Beschwerden muß zum Frakturausschluß immer eine radiologische Diagnostik der Akupunkturbehandlung vorausgehen.

Therapieschema

Gleiches Therapieschema für die verschiedenen Formen der Koxalgie.

Französische Punkte

- lokaler Punkt: **Hüfte** (➡ 8.2.3) an der Ohrvorderseite; **Hüfte** (➡ 8.11.2) an der Ohrrückseite
- relaxierender Punkt: **Valium** (➡ 8.7.3)
- Schmerzpunkte: **PE₁/Thymus, Valoron = Analgesie 2 + Thalamus (26a)** (➡ 8.7.6), **Analgesie 1** (➡ 8.7.5)

Chinesische Punkte

- lokale Punkte: **Hüfte (57), Hüftgelenk (50)** (➡ 8.2.2), **Cavum pelvis (56)** (➡ 8.2.3, 8.7.2)
- relaxierender Punkt: **Muskelentspannung (98a)** (➡ 8.1.3)
- Schmerzpunkte: **Polster (29)** (➡ 8.7.4), **Tragusgipfel (12)** (➡ 8.7.3)

Behandlungsverlauf

- **akutes Stadium:** 3x/Wo.
- bei > 4 Wo. bestehenden Schmerzen: 1–2x/Wo. bis zur Schmerzfreiheit

> Der Patient sollte während der Behandlung die Hüfte nicht belasten (z. B. sind schweres Tragen oder Arbeiten in gebückter Haltung verboten). Leichte aktive oder passive Bewegung, z. B. im Rahmen einer Krankengymnastik, unterstützt jedoch die Therapie.

Prognose

- **posttraumatische und entzündliche Genese:** deutliche Reduzierung der Beschwerden innerhalb 1–2 Wochen; bei Behandlungsbeginn im akuten Stadium bzw. sofort nach Trauma Beschwerdefreiheit nach bis zu 4 Wochen
- **chronisch degenerative Genese:** deutliche Reduzierung der Beschwerden innerhalb 4 Wochen; Beschwerdefreiheit nach ca. 6 Monaten

> Bei weit fortgeschrittener Degeneration ist mit Ohrakupunktur nur eine Schmerzlinderung zu erreichen. In diesem Fall operative Therapie (Endoprothesenimplantation). Postoperativ kann die Ohrakupunktur zur Unterstützung der Wundheilung angewandt werden.

6

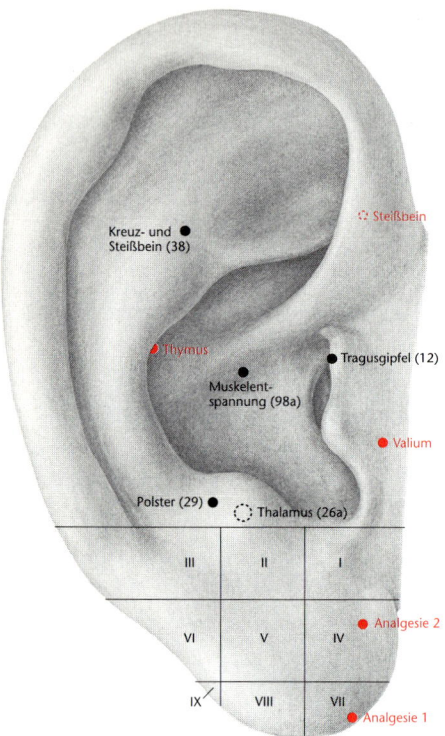

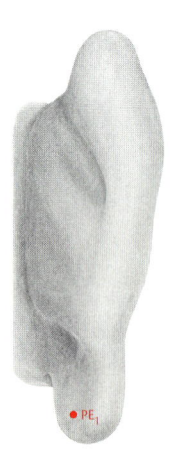

Abb. 6.1-10 a+b

86

6.1.10 Kokzygodynie (Steißbeinschmerz)

Charakteristika

- Schmerzen im Steißbeinbereich
- **Ursachen:**
  - Trauma durch Sturz auf das Steißbein
  - entzündliche Veränderungen durch Überbelastung (z. B. Reiten)
  - Neuralgie der Nn. anococcygici
- Schmerzen v. a. beim Sitzen, meist keine Ausstrahlung
- neuralgische Form häufiger bei Frauen, psychische Komponente (Streß, etc.)

Therapieschema

Bei den genannten Formen der Kokzygodynie können sich – gemäß RAC-Tastung – folgende Punkte finden:

Französische Punkte

- lokaler Punkt: **Steißbein (➡ 8.1.1)**
- relaxierender Punkt: **Valium (➡ 8.7.3)**
- Schmerzpunkte: **PE$_1$/Thymus**, **Valoron = Analgesie 2 + Thalamus (26a) (➡ 8.7.6), Analgesie 1 (➡ 8.7.5)**

Chinesische Punkte

- lokaler Punkt: **Kreuz- und Steißbein (38) (➡ 8.1.1)**
- relaxierender Punkt: **Muskelentspannung (98a) (➡ 8.1.3)**
- Schmerzpunkte: **Tragusgipfel (12) (➡ 8.7.3), Polster (29) (➡ 8.7.4)**

Behandlungsverlauf

- **akutes Stadium:** 1x/Tag bis alle 2 Tage
- bei >1 Wo. bestehenden Schmerzen: 2x/Wo. bis zur Schmerzfreiheit

Prognose

- im allgemeinen deutliche Reduzierung der Beschwerden innerhalb 1 Woche
- Behandlungsbeginn im **akuten Stadium:** Beschwerdefreiheit meist nach ca. 2 Wochen

6

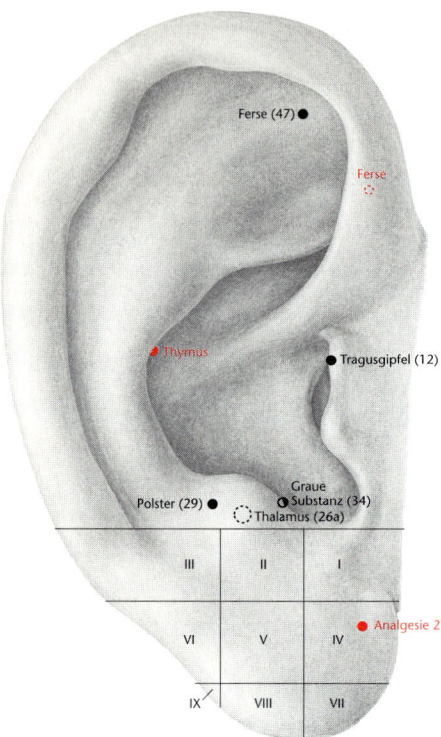
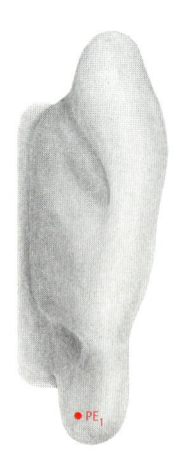

Abb. 6.1-11 a+b

6.1.11 Kalkaneussporn (Fersensporn)

Charakteristika

- dornartige, knöcherne Ausziehung an der Unterseite des Tuber calcanei am Ansatz der Sehnen und Aponeurosenfasern (selten am Ansatz der Achillessehne) mit Schmerzen im Bereich der Ferse, v. a. bei Belastung
- **Ursachen:**
  - Überbelastung, insbesondere bei Fußfehlformen wie z. B. Knick-Senk-Fuß; häufigste Ursache
  - degenerative Veränderungen, besonders bei stehenden Berufen oder Übergewicht
  - Entzündungen, z. B. bei Rheuma
- **Auftreten:** ein- und doppelseitig, oft rezidivierend

Therapieschema

Französische Punkte

- lokaler Punkt: **Ferse** (➡ 8.2.3)
- Schmerzpunkte: **PE$_1$/Thymus, Analgesie 2** (➡ 8.7.5)

Chinesische Punkte

- lokaler Punkt: **Ferse (47)** (➡ 8.2.2)
- Schmerzpunkte: **Thalamus (26a), Polster (29), Tragusgipfel (12), Graue Substanz (34)** (➡ 8.7.4)

Behandlungsverlauf

- **akutes Stadium:** 3x/Wo.
- bei > 4 Wo. bestehenden Schmerzen: 1–2x/Wo. bis zur Schmerzfreiheit

> Der Patient sollte während der Behandlung unbedingt auf Schonung des Fußes achten. Hilfreich sind Schuheinlagen zur Entlastung des Sporns.

6

Prognose

- meist deutliche Reduzierung der Beschwerden innerhalb 1–2 Wochen
- Behandlungsbeginn im **akuten Stadium:** häufig Beschwerdefreiheit nach bis zu 4 Wochen

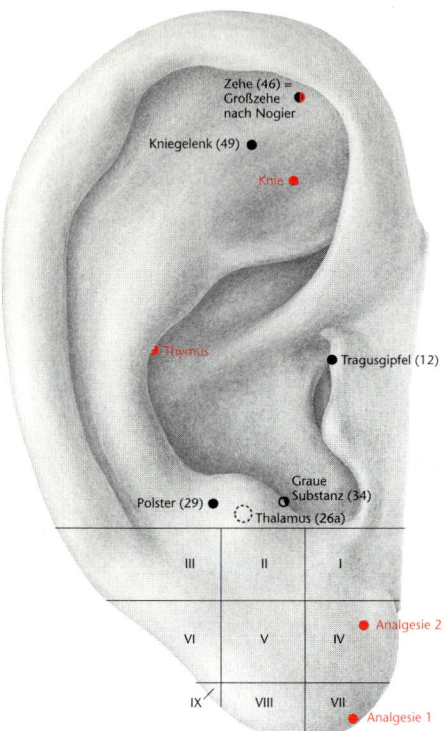

Zehe (46) =
Großzehe
nach Nogier

Kniegelenk (49) ●

Knie ●

● Thymus

● Tragusgipfel (12)

Graue
Substanz (34)

Polster (29) ● ○ Thalamus (26a)

III	II	I
VI	V	IV
IX	VIII	VII

● Analgesie 2

● Analgesie 1

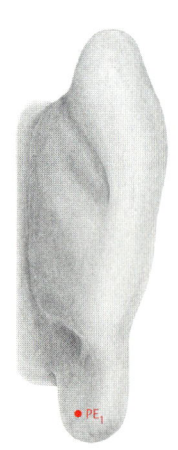

● PE₁

Abb. 6.1-12 a+b

90

6.1.12 Gichtarthritis

Charakteristika

- akute heftigste Schmerzen, Rötung und Überwärmung des betroffenen Gelenks auf der Basis einer Hyperurikämie; Beginn meist nachts oder frühmorgens
- **Form:** meist primäre (erbliche); seltener sekundäre Form bei gesteigertem Zelluntergang (z.B. Polyzythämie, Chemotherapie) oder Nierenfunktionsstörung
- **Auslöser:** purinreiche Nahrung, Alkohol, körperliche Anstrengung oder Unterkühlung
- **Befallsmuster:** in $^2/_3$ der Fälle Großzehengrundgelenk (Podagra), seltener Kniegelenk (Gonagra) (➡ 6.1.8) betroffen

Therapieschema

Französische Punkte

- lokale Punkte: **Großzehe** (➡ 8.2.1), **Knie** (➡ 8.2.3)
- entzündungshemmende Punkte: **PE₁/Thymus** (➡ 8.7.6)
- Schmerzpunkte: **Valoron** (➡ 8.7.6), **Analgesie 1** und **2** (➡ 8.7.5)

Chinesische Punkte

- lokale Punkte: **Zehe (46)** (➡ 8.2.1), **Kniegelenk (49)** (➡ 8.2.2)
- Schmerzpunkte: **Thalamus (26a)**, **Polster (29)**, **Graue Substanz (34)** (➡ 8.7.4), **Tragusgipfel (12)** (➡ 8.7.3)

> Bei erhöhtem Harnsäurespiegel (z.B. aufgrund von Diätfehlern) sollte die Therapie immer durch eine Ernährungsumstellung ergänzt werden.

Behandlungsverlauf

- 1x/Tag bis zur Besserung der Beschwerden
- nach Rückgang der Entzündungszeichen 2x/Wo. bis zur Beschwerdefreiheit

> Im akuten Anfall ggf. zusätzlich konventionelle Analgetika-Medikation für 1–2 Tage, da durch Akupunktur in Abhängigkeit von der Schwere des Anfalls und der Höhe des Harnsäurespiegels oft erst nach diesem Zeitraum eine Verbesserung erzielt werden kann.

Prognose

- meist deutliche Reduzierung der Beschwerden innerhalb 1–2 Wochen
- Behandlungsbeginn im **akuten Stadium:** häufig Beschwerdefreiheit nach bis zu 4 Wochen
- analgetische (Antiphlogistika, Colchicinum, etc.) und urikosurische Medikation (Allopurinol, Probenecid, Sulfinpyrazon) können – entsprechend Schmerzintensität bzw. Laborwerte – früher reduziert bzw. abgesetzt werden

6

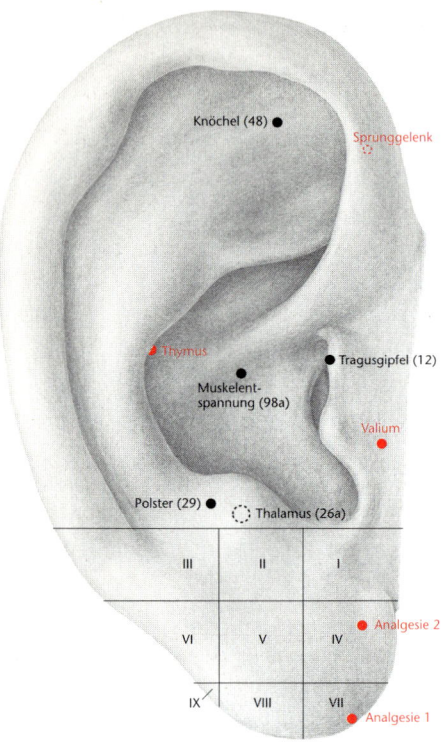

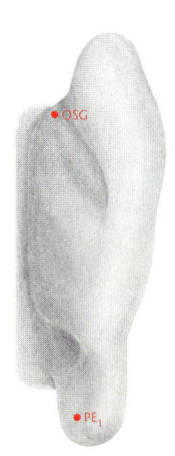

Abb. 6.1-13 a+b

92

6.1.13 Distorsion des oberen Sprunggelenks

Charakteristika

- Schmerzen im Bereich des oberen Sprunggelenks, meist am Außenknöchel
- begleitend Schwellung und Hämatom, auch ohne Bandruptur
- posttraumatisch, manchmal begünstigt durch Instabilität des OSG (häufiges „Umknicken")

Therapieschema

Französische Punkte

- lokale Punkte: **Sprunggelenk** (➜ 8.2.3) an der Ohrvorderseite; **OSG** (➜ 8.11.2) an der Ohrrückseite
- relaxierender Punkt: **Valium** (➜ 8.7.3)
- Schmerzpunkte: **PE$_1$/Thymus**, **Analgesie 1** und **2** (➜ 8.7.5)

Chinesische Punkte

- lokaler Punkt: **Knöchel (48)** (➜ 8.2.2)
- relaxierender Punkt: **Muskelentspannung (98a)** (➜ 8.1.3)
- Schmerzpunkte: **Thalamus (26a)**, **Polster (29)** (➜ 8.7.4), **Tragusgipfel (12)** (➜ 8.7.3)

> Bei Verdacht auf Gelenkinstabilität immer Überweisung zum Facharzt, z.B. Orthopäden, zum Ausschluß einer Bandläsion. Ohrakupunktur kann dann begleitend zur fachärztlichen Therapie, z.B. peri- und postoperativ, eingesetzt werden.

Behandlungsverlauf

- **akutes Stadium:** 1x/Tag bis alle 2 Tage
- bei > 4 Wo. bestehenden Schmerzen: 1–2x/Wo. bis zur Schmerzfreiheit

> Der Patient sollte während der Behandlung unbedingt auf Schonung des Fußes achten. Günstig ist im allgemeinen die Bewegung des Sprunggelenks ohne Belastung. Sehr hilfreich ist auch eine krankengymnastische Therapie. Liegt keine Bandläsion vor, genügt neben der Akupunkturbehandlung eine Stabilisierung des Sprunggelenks durch einen hohen, über den Knöchel reichenden Schuh.

Prognose

- deutliche Reduzierung der Beschwerden innerhalb weniger Tage
- Beschwerdefreiheit bei Behandlungsbeginn im akuten Stadium nach 1–2 Wochen; ausnahmsweise, abhängig von der Schwere des Traumas nach bis zu 4 Wochen

6

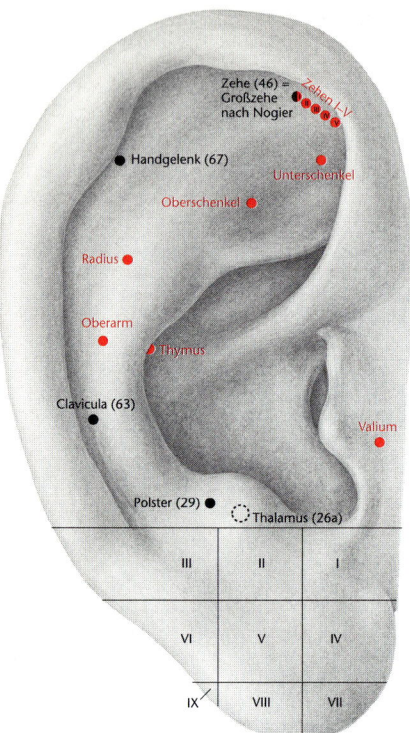

Zehe (46) =
Großzehe
nach Nogier

Zehen I–V

Handgelenk (67)

Unterschenkel

Oberschenkel

Radius

Oberarm

Thymus

Clavicula (63)

Valium

Polster (29)

Thalamus (26a)

III II I

VI V IV

IX VIII VII

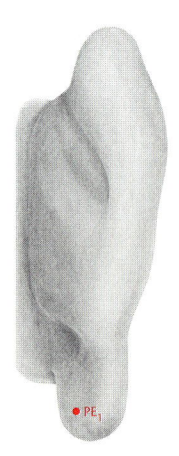

PE₁

Abb. 6.1-14 a+b

94

6.1.14 Schmerzbehandlung bei Frakturen

Charakteristika

- in der Regel posttraumatisch Schmerzen, Schwellung und/oder Hämatom
- Schmerzreduktion, Verbesserung und Beschleunigung der Wundheilung mittels Ohrakupunktur möglich

> Eine sorgfältige konservative Diagnostik und Erstversorgung muß immer der Akupunktur vorausgehen!

Therapieschema

Französische Punkte

- lokale Punkte: z.B. **Oberarm**, **Radius**, **Zehen** (➡ 8.2.1), **Unterschenkel**, **Oberschenkel** (➡ 8.2.3)
- Schmerzpunkte: **Valium** (➡ 8.7.3), **PE1/Thymus** (➡ 8.7.6)

Chinesische Punkte

- lokale Punkte: **Clavicula (63)** (➡ 8.2.1), **Handgelenk (67)** (➡ 8.2.1)
- Schmerzpunkte: **Polster (29)**, **Thalamus (26a)** (➡ 8.7.4)

Behandlungsverlauf

- zunächst 1x/Tag bis zur deutlichen Schmerzreduzierung
- danach 1x/Wo. bis zur Beschwerdefreiheit

Prognose

- je früher der Behandlungsbeginn nach Eintreten der Fraktur, desto schneller der Behandlungserfolg
- meist Schmerzreduzierung innerhalb Minuten bis Stunden nach der Akupunktur; zur Stabilisierung der Schmerzreduzierung tägl. Wiederholung der Akupunktur für mehrere Tage
- völlige Schmerzfreiheit in der Regel nach 1–3 Wochen, ausnahmsweise nach bis zu 6 Wochen

> Bei akuten Verletzungen kann eine flächige Lasertherapie (➡ 4.2.3) die Abschwellung deutlich beschleunigen und die Wundheilung verbessern.

6

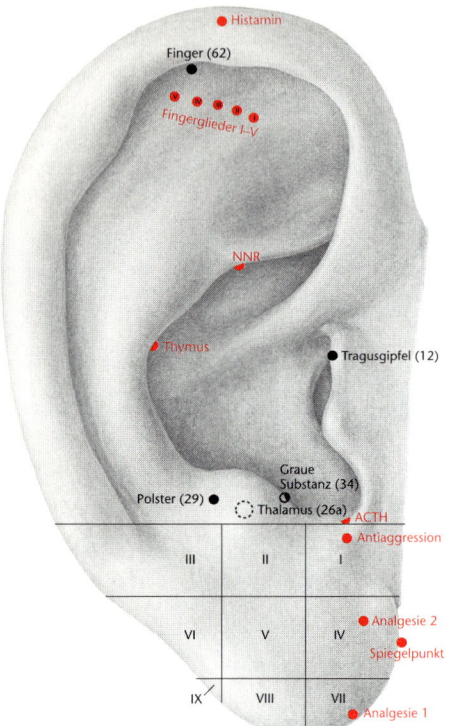

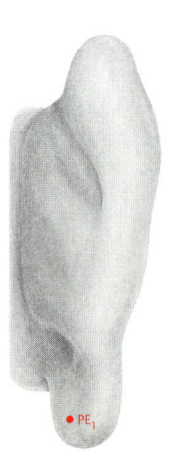

Abb. 6.2-1 a+b

6.2 Chronische Schmerzen des Bewegungsapparates
6.2.1 Chronische Polyarthritis

- häufigste rheumatische Erkrankung; Autoimmunerkrankung, gegen die Synovia der Gelenke gerichtet mit entzündlich-degenerativen Veränderungen der Gelenke; F : M = 3 : 1
- **Befallsmuster:** anfangs meist die kleinen Gelenke betroffen, z.B. Hände und/oder Zehen, jedoch sehr unterschiedliches Erscheinungsbild
- **Symptome:** Schmerzen, Überwärmung und Schwellung der Gelenke, Morgensteifigkeit (zu Beginn der Erkrankung als Leitsymptom), vermehrte Schweißsekretion, Appetitlosigkeit, Parästhesien
- **Verlauf:** Befall meist im 3.–5. Lebensjahrzehnt; schleichend progredient oder in Schüben

Therapieschema

Französische Punkte
- lokale Punkte: z.B. **Fingerglieder** (➡ 8.2.1)
- immunologische Punkte: **ACTH** (➡ 8.6.5), **NNR** (➡ 8.6.1), **Immunachse** (➡ 8.12.2)
- entzündungshemmende Punkte: **PE$_H$/Thymus** (➡ 8.7.6)
- Schmerzpunkte: **Valoron** (➡ 8.7.6), **Analgesie 1** und **2** (➡ 8.7.5)
- psychische Punkte: **Antiaggression** (➡ 8.8.4)

Chinesische Punkte
- lokaler Punkt: z.B. **Finger (62)** (➡ 8.2.1)
- Schmerzpunkte: **Thalamus (26a), Polster (29), Graue Substanz (34)** (➡ 8.7.4), **Tragusgipfel (12)** (➡ 8.7.3)

> Der Autiaggressionspunkt gilt bei chronischer Polyarthritis als wirkungsvollster Punkt. Setzen einer Dauernadel ist hier sinnvoll. Verbleib, ca. ein bis höchstens zwei Wochen. Meist fällt die Nadel aber vorher heraus; nach Verlust oder Entfernen kann nach 1–2 Tagen eine neue Dauernadel gesetzt werden.

6

Behandlungsverlauf

- Therapieabstände entsprechend der Dauer der Schmerzreduzierung; anfangs meist alle 2–3 Tage, später 1x/Wo.; Ausdehnen der Therapieintervalle auf 2x/Mo., wenn nach mehreren Tagen Behandlungspause keine Verschlimmerung mehr auftritt
- unter oder nach Kortisonbehandlung: anfangs ≤ 2x/Wo. bis keine Erstverschlechterung mehr auftritt
- Therapie sowohl im akuten Schub als auch im schmerzarmen bzw. -freien Intervall behandeln
- *Cave:* Unter oder nach Kortisonbehandlung kann die Verwendung der immunologischen Punkte zu einer Erstverschlimmerung führen; ggf. mit konventioneller Schmerzmedikation, ohne Kortison, abfangen.

Prognose

Abhängig von der Dauer, Schwere und Vorbehandlung (Kortison?)
- ohne Kortisonvorbehandlung: bei Behandlungsbeginn im Anfangsstadium Beschwerdefreiheit nach spätestens 3 Monaten
- ohne Kortisonvorbehandlung: bei Behandlungsbeginn im chronischen Stadium Beschwerdefreiheit nach ca. 1 Jahr
- bei Kortisonvorbehandlung: bei Behandlungsbeginn im chronischen Stadium Behandlungsdauer über 1 Jahr

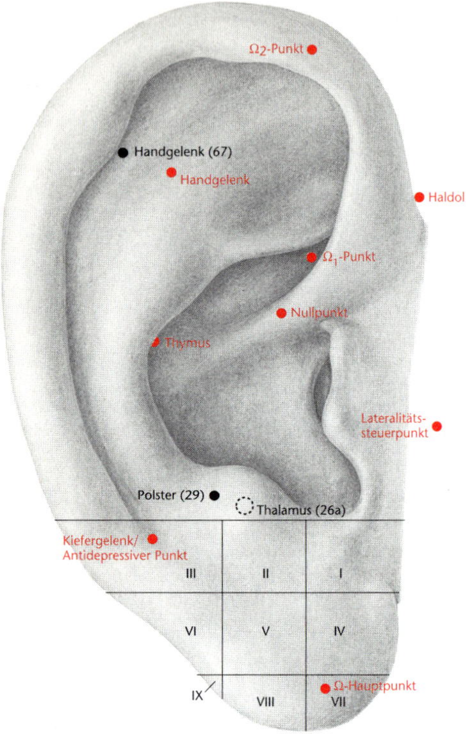

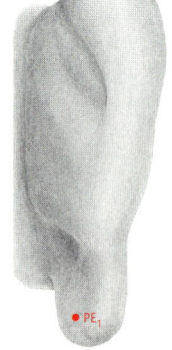

Ω₂-Punkt

Handgelenk (67)

Handgelenk

Haldol

Ω₁-Punkt

Nullpunkt

Thymus

Lateralitäts-
steuerpunkt

Polster (29)

Thalamus (26a)

Kiefergelenk/
Antidepressiver Punkt

III II I

VI V IV

IX VIII VII

Ω-Hauptpunkt

PE₁

Abb. 6.2-2 a+b

6.2.2 Morbus Sudeck

Charakteristika

lokale Durchblutungs- und Stoffwechselstörung mit sekundärer, schmerzhafter Dystrophie und später Atrophie einer Extremität als Komplikation einer Fraktur, aber auch nach Trauma, Operation oder Entzündung; meist Hand- oder Fußbereich

- alle Gewebeschichten der Weichteile und der Knochen betroffen
- entwickelt sich meist erst Wochen nach dem Ursprungstrauma; Einteilung in entzündliche Akutphase, dystrophe und atrophe Phase
- psychovegetative Labilität in der Regel vorhanden

Therapieschema

Therapieschema gilt für alle drei Phasen – ausschlaggebend ist RAC-Tastung.

Französische Punkte

- lokaler Punkt: z. B. **Handgelenk** (➡ 8.2.1)
- Schmerzpunkte: **PE₁/Thymus** (➡ 8.7.6)
- psychische Punkte: **Omegaachse** (➡ 8.12.1), **Antidepressiver Punkt** (➡ 8.8.4), **Haldol** (➡ 8.8.5)
- stabilisierende Punkte: **Nullpunkt** (➡ 8.10.3), **Lateralitätssteuerpunkt** (➡ 8.8.5)

Chinesische Punkte

- lokaler Punkt: **Handgelenk (67)** (➡ 8.2.1)
- Schmerzpunkt: **Thalamus (26a), Polster (29)** (➡ 8.7.4)

> Psychische Stabilisierung ist hier wichtiger als Analgesie. Deshalb v. a. auf die psychischen und stabilisierenden Punkte achten, evtl. dort auch 1–2 Dauernadeln setzen.

Behandlungsverlauf

- anfangs 1–2x/Wo.
- bei Besserung der Beschwerden 2–4x/Mo.
- nach 3 Mo. Therapie auf 2x/Mo. übergehen
- bei Einsatz von **Dauernadeln:** nach 1 Woche entfernen und nach mehreren Tagen Abstand erneut setzen; bis zur Beschwerdebesserung so fortfahren

Prognose

- Behandlungsbeginn in der **entzündlichen Akutphase:** meist kurzfristige Behandlung, Beschwerdefreiheit innerhalb 4 Wochen
- Behandlungsbeginn in der **dystrophen oder atrophen Phase:** meist langdauernde Behandlung nötig
  - kurzfristig (Wochen): Schmerzerleichterung
  - mittelfristig (Monate): Verhinderung von Spätschäden
  - langfristig (bis zu ca. 1 Jahr): Heilung

> Da beim M. Sudeck die psychische Labilität einen großen Einfluß auf den Krankheitsverlauf hat, sollte sich der Patient während der Behandlung möglichst keinen Belastungssituationen aussetzen.

6

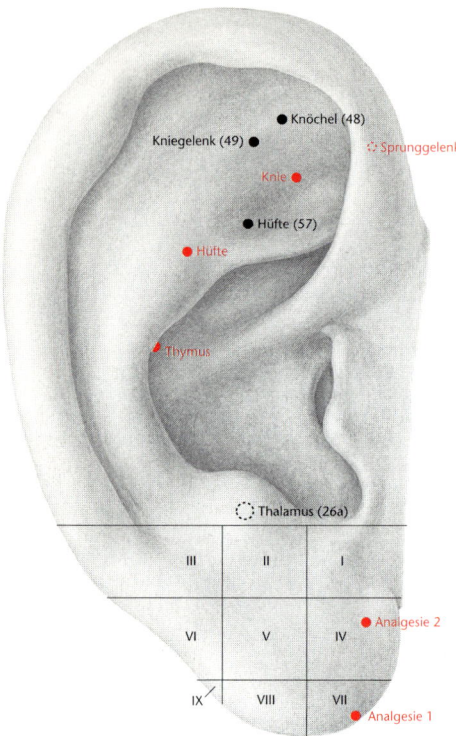
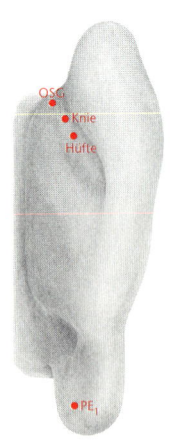

Abb. 6.2-3 a+b

6.2.3 Arthrose

Charakteristika

- degenerative Gelenkerkrankung
- zu Beginn Steifigkeit der Gelenke, dann Anlauf-, später Belastungs- und schließlich Dauerschmerz
- Grad der degenerativen Veränderung (Röntgenbefund) korreliert nicht zwangsläufig mit Intensität der Schmerzen und Ausmaß der Bewegungseinschränkung

Therapieschema

Französische Punkte

- lokale Punkte: z.B. **Hüfte** (➡ 8.2.3), **Knie**, **Sprunggelenk** (➡ 8.2.3) an der Ohrvorderseite; **Hüfte**, **Knie**, **OSG** (➡ 8.11.2) an der Ohrrückseite
- Schmerzpunkte: **PE$_1$/Thymus** (➡ 8.7.6), **Analgesie 1** und **2** (➡ 8.7.5)

Chinesische Punkte

- lokale Punkte: **Hüfte (57)**, **Kniegelenk (49)**, **Knöchel (48)** (➡ 8.2.2)
- Schmerzpunkt: **Thalamus (26a)** (➡ 8.7.4)

> Der Röntgenbefund einer Arthrose läßt keine direkten Rückschlüsse auf die Heilungsmöglichkeit von Schmerzen des betroffenen Gelenkes zu. Oft handelt es sich bei Gelenkschmerzen um funktionelle Störungen, die zusätzlich zu einer Arthrose auftreten, aber nicht dadurch verursacht wurden. In diesem Falle ist ein Abklingen der Beschwerden durch Akupunktur möglich, auch wenn die degenerativen Veränderungen bestehen bleiben.

Behandlungsverlauf

- unabhängig vom Grad der Arthrose bei Schmerzen 1x/Wo. bis zur Beschwerdefreiheit

> Sind Arthrosen sehr weit fortgeschritten, läßt sich eine operative Therapie manchmal nicht vermeiden. Postoperativ kann die Akupunktur zur Förderung der Wundheilung angewandt werden.

Prognose

- **rezidivierende Schmerzen:** 5–10 Behandlungen bis zur Beschwerdefreiheit
- **konstante Schmerzen:** ca. 3 Monate bis zur Einsparung regelmäßiger Analgetika-Medikation, evtl. Wiederholungsbehandlungen erforderlich

6

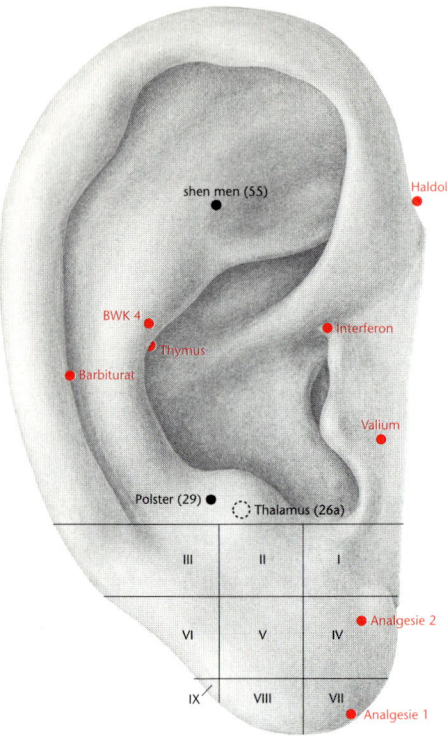

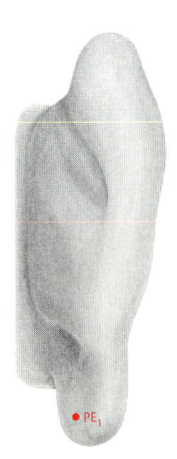

Abb. 6.2-4 a+b

6.2.4 Interkostalneuralgie

Charakteristika

- Schmerzen im Verlauf eines oder mehrerer Zwischenrippennerven, meist anfallartig verstärkt; oft mit Hyperästhesie der betroffenen Interkostalräume
- **Ursachen:** z.B. Herpes zoster (➡ 7.5.3), Rippenverletzung oder Wirbelsäulenerkrankungen

Therapieschema

Französische Punkte

- lokale Punkte: z.B. wenn 4. Interkostalraum betroffen, dann **BWK 4** (➡ 8.1.1)
- Schmerzpunkte: **PE$_1$/Thymus** (➡ 8.7.6), **Analgesie 1 und 2** (➡ 8.7.5)
- immunstimulierende Punkte: **Interferon** (➡ 8.7.3), **Thymus** (➡ 8.6.1)
- psychische Punkte: **Valium** (➡ 8.7.3), **Barbiturat** (➡ 8.7.1), **Haldol** (➡ 8.8.5)

Chinesische Punkte

- Schmerzpunkte: **Thalamus (26a)**, **Polster (29)** (➡ 8.7.4), **shen men (55)** (➡ 8.7.2)

> Durch Injektion von 0,1 ml 1 % Xylonest an den Ohrakupunkturpunkt des betroffenen Wirbelsäulenabschnittes (➡ 8.1.1) und/oder Ω-1-Punkt (➡ 8.8.1) kann vor allem im akuten Stadium innerhalb von Sekunden Beschwerdefreiheit erzielt werden.

Behandlungsverlauf

- **akutes Stadium:** 1x/Tag bis zur deutlichen Schmerzreduzierung, Analgetika sind dann nicht mehr erforderlich; danach 1x/Wo. bis zur Beschwerdefreiheit
- **chronisches Stadium:** über ca. 4 Wochen 2–3x/Wo., danach 1–2x/Wo. bis zur Beschwerdefreiheit
- bis zur Schmerzreduktion ist eine unterstützende Kombinationstherapie mit Nichtsteroidalen Antirheumatika (NSAR) sinnvoll; alternativ Neuraltherapie zur kurzfristigen Schmerzreduzierung einsetzen, um die langsamer greifende (aber langfristige) Schmerzreduzierung durch Ohrakupunktur zu unterstützen

Prognose

- Behandlungsbeginn im **akuten Stadium:** Beschwerdefreiheit häufig innerhalb 4 Wochen
- Behandlungsbeginn im **chronischen Stadium:** Behandlungsdauer bis zu 6 Monate; deutliche Entspannung und Schmerzreduktion meist innerhalb 4–6 Wochen, zusätzliche Analgetika sind dann nicht mehr notwendig

6

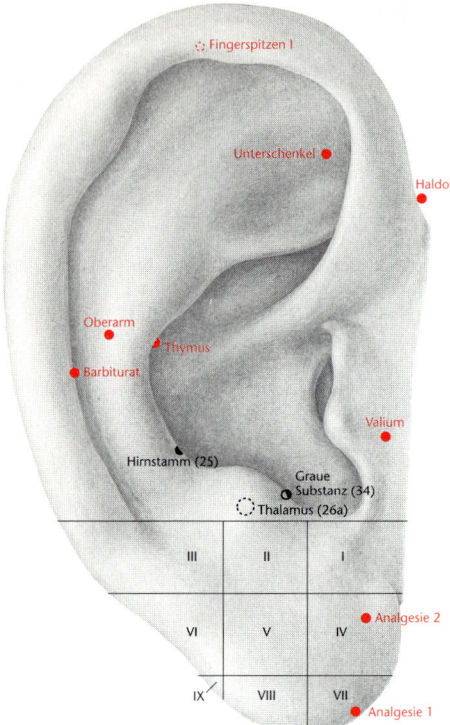
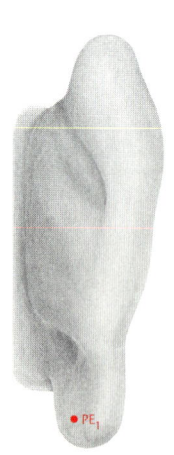

Abb. 6.2-5 a+b

104

6.2.5　Phantomschmerz

Charakteristika

- manchmal nach Extremitätenamputation auftretender Schmerz in dem nicht mehr vorhandenen Körperteil
- häufig kombiniert mit Stumpfschmerz
- Auftreten eines Phantomschmerzes wahrscheinlicher, wenn bereits vor der Amputation Schmerzen an der betroffenen Extremität bestanden

Therapieschema

Französische Punkte

- lokale Punkte: je nach amputierter Extremität, z.B. **Oberarm**, **Fingerspitze I** (➡ 8.2.1) oder **Unterschenkel** (➡ 8.2.3)
- Schmerzpunkte: **PE₁/Thymus** (➡ 8.7.6), **Analgesie 1** und **2** (➡ 8.7.5)
- psychische Punkte: **Valium** (➡ 8.7.3), **Barbiturat** (➡ 8.7.1), **Haldol** (➡ 8.8.5)

Chinesische Punkte

- Schmerzpunkte: **Hirnstamm (25)** (➡ 8.10.4), **Graue Substanz (34), Thalamus (26a)** (➡ 8.7.4)

Behandlungsverlauf

- alle 3 Tage Akupunktur in Kombination mit meist bestehender Analgetikamedikation bis zur deutlichen Schmerzreduzierung; Analgetika dann absetzen; danach 1x/Wo. nur Akupunktur bis zur Beschwerdefreiheit

Prognose

- ca. 3 Monate bis zur Beschwerdefreiheit
- bei anhaltenden Beschwerden trotz 3monatiger Akupunktur ist Beschwerdefreiheit nicht mehr zu erwarten; langfristige Schmerzreduktion und Analgetikaeinsparung durch regelmäßige Akupunktur (z.B. 2x/Mo.) möglich

6

Dauer und Stärke der Beschwerden vor der Amputation bestimmen den Therapieerfolg: Je länger und stärker die Schmerzen vor der Amputation bestanden haben, desto schlechter sprechen sie auf Akupunktur an.

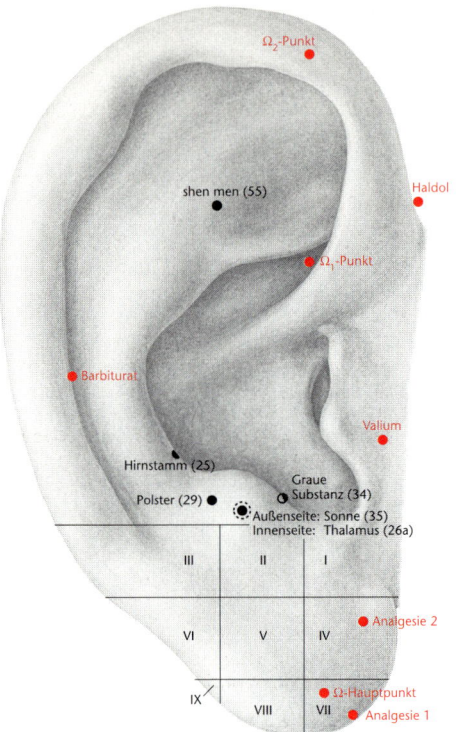

Ω_2-Punkt

Haldol

shen men (55)

Ω_1-Punkt

Barbitural

Valium

Hirnstamm (25)

Graue
Substanz (34)
Polster (29)
Außenseite: Sonne (35)
Innenseite: Thalamus (26a)

III	II	I
VI	V	IV

Analgesie 2

Ω-Hauptpunkt

IX | VIII | VII

Analgesie 1

Abb. 6.3-1

6.3 Kopfschmerzen

6.3.1 Spannungskopfschmerz

Charakteristika

- diffuser, meist mittelschwerer Kopfschmerz
- dumpfer Schmerz mit anfallsweise pochenden Sensationen, gelegentlich mit Schwindel und Übelkeit kombiniert
- chronische (> 15 Tage/Mo.) oder episodische Form
- **Auslöser:** z. B. Wetterwechsel, prämenstruell, Klimakterium

Therapieschema

Französische Punkte

- Schmerzpunkte: **Analgesie 1** und **2** (➡ 8.7.5)
- psychische Punkte: **Valium** (➡ 8.7.3), **Barbiturat** (➡ 8.7.1), **Haldol** (➡ 8.8.5), **Omegaachse** (➡ 8.12.1)

Chinesische Punkte

- Schmerzpunkte: **Sonne (35)**, **Thalamus (26a)**, **Polster (29)**, **Graue Substanz (34)** (➡ 8.7.4), **shen men (55)** (➡ 8.7.2), **Hirnstamm (25)** (➡ 8.10.4)

Behandlungsverlauf

- **akuter** (nicht chronisch rezidivierender) **Spannungskopfschmerz:** einmalige Behandlung meist ausreichend
- **chronischer Spannungskopfschmerz:** zunächst (je nach Kopfschmerzhäufigkeit) alle 2–7 Tage, später 2x/Mo. bis zur Beschwerdefreiheit

Prognose

Je länger die Erkrankungsdauer, desto länger die Therapiephase

- **kurzfristig:** Reduktion des Schmerzmittelverbrauchs, Verminderung der Schmerzintensität
- **mittelfristig:** Verlängerung des beschwerdefreien Intervalls
- **langfristig:** Beschwerdefreiheit

6

> Bei Spannungskopfschmerzen im Rahmen eines Analgetikaabusus ist Ausschleichen der Analgetikamedikation während Akupunktur erforderlich. Compliance des Patienten ist Voraussetzung für den Therapieerfolg.

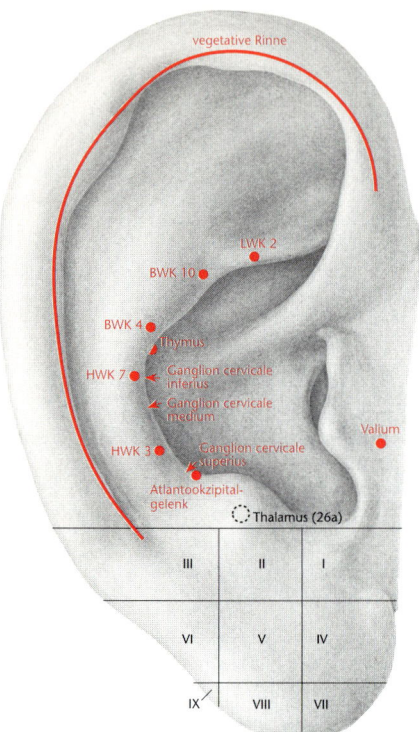

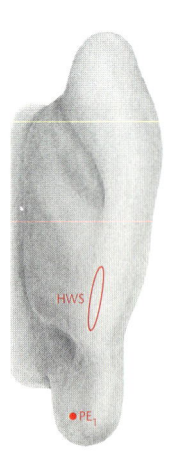

Abb. 6.3-2 a+b

6.3.2 Okzipitalneuralgie

Charakteristika

- meist anfallsweise auftretende Schmerzen im Versorgungsgebiet des N. occipitalis major (Nacken), meist beidseitig
- **Ausstrahlung:** über Hinterkopf bis in die Scheitelgegend (➡ 6.1.1, akute HWS-Myalgie)
- **Auslöser:** z.B. Zugluft, ungünstige Haltungen am Arbeitsplatz, nächtliches „Verlegen" oder Verletzungen, z.B. HWS-Distorsion
- chronische Verläufe möglich

Therapieschema

Französische Punkte

- lokale Punkte: **Atlantookzipitalgelenk**, **HWK 3**, **HWK 7** (➡ 8.1.1), **Ganglion cervicale superius**, **medium**, **inferius** (➡ 8.9.2) an der Ohrvorderseite; **HWS** (➡ 8.11.1) an der Ohrrückseite
- Blockaden: lokale Punkte der HWS (siehe oben); eine Blockade an einer Stelle der Wirbelsäule führt häufig zu Gegenblockaden in anderen Wirbelsäulenbereichen (durch Ausgleichsbestrebungen) und macht ein Stechen dieser Punkte sinnvoll: z.B. **BWK 4**, **BWK 10**, **LWK 2** (➡ 8.1.1)
- Punkte der **vegetativen Rinne** (➡ 8.9.1)
- Schmerzpunkte: **Valium** (➡ 8.7.3), **PE$_1$/Thymus** (➡ 8.7.6)

Chinesische Punkte

- Schmerzpunkt: **Thalamus (26a)** (➡ 8.7.4)

Behandlungsverlauf

- Therapiebeginn im **akuten Stadium:** ein- bis zweimalige Behandlung meist ausreichend
- Therapiebeginn im **chronischen Stadium:** zunächst (je nach Kopfschmerzhäufigkeit) alle 2–7 Tage, später 2x/Mo. bis zur Beschwerdefreiheit

Prognose

Je länger die Erkrankungsdauer, desto länger die Therapiephase. Wichtig für den Therapieerfolg ist v. a. bei Therapiebeginn die Compliance des Patienten (Auslöser vermeiden!).

- **kurzfristig:** Reduktion des Schmerzmittelverbrauchs, Verminderung der Schmerzintensität
- **mittelfristig:** Verlängerung des beschwerdefreien Intervalls
- **langfristig:** Beschwerdefreiheit

6

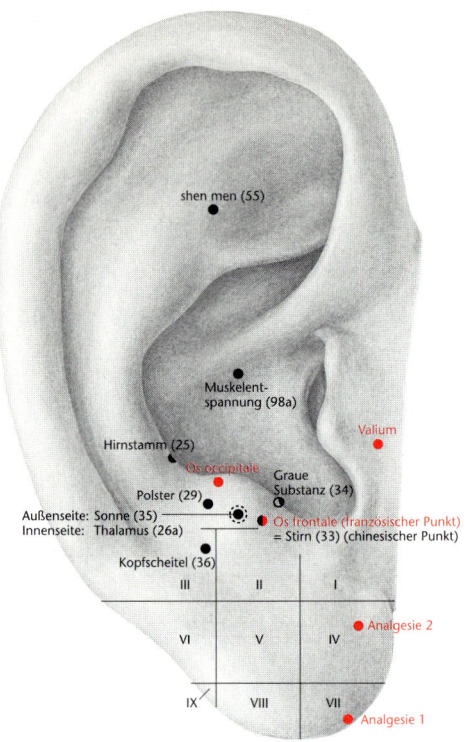

shen men (55)

Muskelent-
spannung (98a)

Valium

Hirnstamm (25)

Os occipitale

Graue
Substanz (34)

Polster (29)

Außenseite: Sonne (35)
Innenseite: Thalamus (26a)

Os frontale (französischer Punkt)
= Stirn (33) (chinesischer Punkt)

Kopfscheitel (36)

III

II

I

VI

V

IV

Analgesie 2

IX

VIII

VII

Analgesie 1

Abb. 6.3-3

6.3.3   Traumatisch bedingte Kopfschmerzen

Charakteristika

- akuter, meist diffuser, gelegentlich lokal eingegrenzter Kopfschmerz nach Trauma (z.B. Schlag auf den Kopf, Sturz)

Therapieschema

Französische Punkte

- lokaler Punkt: z.B. **Os occipitale** (➡ 8.3.3)
- Schmerzpunkte: **Analgesie 1** und **2** (➡ 8.7.5)
- relaxierender Punkt: **Valium** (➡ 8.7.3)

Chinesische Punkte

- lokale Punkte: **Stirn (33)**, **Kopfscheitel (36)** (➡ 8.3.3)
- relaxierender Punkt: **Muskelentspannung (98a)** (➡ 8.1.3)
- Schmerzpunkte: **shen men (55)** (➡ 8.7.2), **Graue Substanz (34)**, **Sonne (35)**, **Thalamus (26a)**, **Polster (29)** (➡ 8.7.4), **Hirnstamm (25)** (➡ 8.10.4)

Behandlungsverlauf

- Behandlungsbeginn sofort nach Trauma: 1x/Tag bis alle 2 Tage
- Behandlungsbeginn >1 Wo. nach Trauma: 2x/Wo.

Prognose

- deutliche Reduzierung der Beschwerden innerhalb einer Woche
- Behandlungsbeginn sofort nach Trauma: Beschwerdefreiheit nach ca. 2 Wochen

Frühzeitiger Therapiebeginn nach Trauma führt meist zu rascher Beschwerdefreiheit und verhindert Chronifizierung der Kopfschmerzen.

6

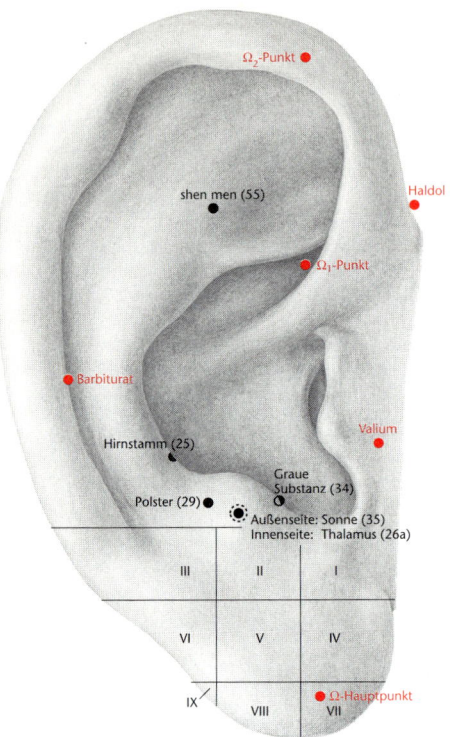

Ω₂-Punkt

shen men (55)

Haldol

Ω₁-Punkt

Barbiturat

Valium

Hirnstamm (25)

Graue
Substanz (34)

Polster (29)

Außenseite: Sonne (35)
Innenseite: Thalamus (26a)

III	II	I
VI	V	IV
IX	VIII	VII

Ω-Hauptpunkt

Abb. 6.3-4

6.3.4 Vasomotorischer Kopfschmerz

Charakteristika
- kontinuierlich oder anfallsweise auftretender, diffuser, dumpfer Kopfdruck mit oft wechselnder Lokalisation
- Begleitsymptomatik: Schwindel, Übelkeit
- v. a. bei vegetativer Labilität oder z. B. im Klimakterium

Therapieschema
Französische Punkte
- psychische Punkte: **Valium** (➡ 8.7.3), **Barbiturat** (➡ 8.7.1), **Haldol** (➡ 8.8.5), **Omegaachse** (➡ 8.12.1)

Chinesische Punkte
- Schmerzpunkte: **Sonne (35)**, **Thalamus (26a)**, **Polster (29)**, **Graue Substanz (34)** (➡ 8.7.4), **shen men (55)** (➡ 8.7.2), **Hirnstamm (25)** (➡ 8.10.4)

Behandlungsverlauf
Behandlungsverlauf abhängig von der Schmerzhäufigkeit:
- tägl. bis 1x/Wo. Kopfschmerzen: zunächst alle 2–3 Tage, bis das beschwerdefreie Intervall mindestens 1 Wo. anhält, dann 1x/Wo., später alle 2 Wo. bis zur Beschwerdefreiheit
- seltener als 3x/Mo. Kopfschmerzen: anfangs 1x/Wo.; bei mindestens 2 Wo. beschwerdefreiem Intervall auf 2x/Mo. ausdehnen bis zur Beschwerdefreiheit

Prognose
- oft Beschwerdefreiheit innerhalb 3 Monaten
- ansonsten fast immer Verlängerung der schmerzfreien Zeitintervalle; Akupunktur dann nur noch bei Bedarf, d. h. während der Kopfschmerzattacke

6

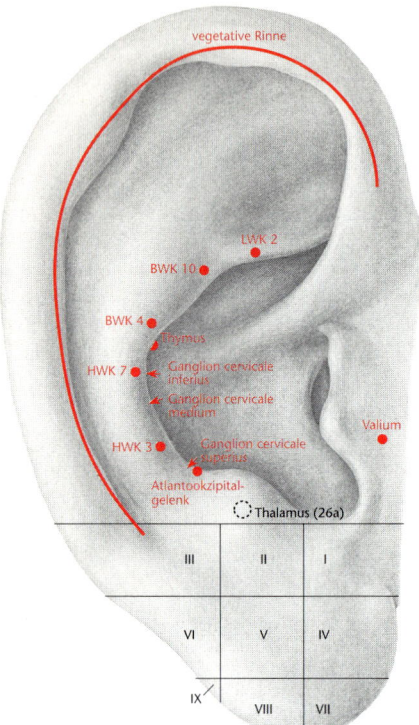

vegetative Rinne

LWK 2

BWK 10

BWK 4

Thymus

HWK 7

Ganglion cervicale inferius

Ganglion cervicale medium

Valium

HWK 3

Ganglion cervicale superius

Atlantookzipital-gelenk

Thalamus (26a)

III II I

VI V IV

IX VIII VII

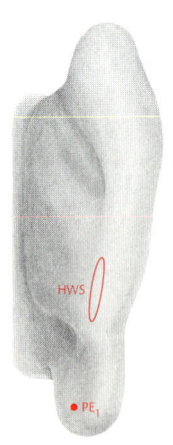

HWS

PE₁

Abb. 6.4-1 a+b

6.4 Migräne

In der Ohrakupunktur werden 4 Formen der Migräne unterschieden:
- **zervikale Migräne** (➡ 6.4.1): typischerweise vom Nacken ausstrahlend, meist aufgrund degenerativer Veränderungen
- **hormonelle Migräne** (➡ 6.4.2): typischerweise zyklusabhängig
- **„Wettermigräne"** (➡ 6.4.3): typischerweise durch Wetterwechsel auslösbar
- **„Gallenblasen"-Migräne** (➡ 6.4.4): typischerweise belastungsbedingt

Übergänge zwischen den einzelnen Migräneformen sind häufig. Bei Mischformen Punktauswahl nach den Therapieprinzipien der jeweils betroffenen Migräneformen gemäß Anamnese und RAC-Austestung (➡ 3.1.4).

> Bei Behandlungsbeginn kann Migräneanfall ausgelöst werden; dann Anfall durch Analgetika auffangen; ab nächster Behandlung weniger Ohrpunkte stechen. Ergänzung durch Körperakupunktur und chinesische Phytotherapie ist sinnvoll.

6.4.1 Zervikale Migräne

- durch z.B. Zugluft, nächtliches Verlegen oder ungünstige Haltung am Arbeitsplatz ausgelöster, okzipitaler, anfallsweiser Kopfschmerz; oft über mehrere Stunden
- **Begleitsymptome:** Übelkeit, Erbrechen, Lichtempfindlichkeit, Sehstörungen
- **Prädisposition:** zervikale degenerative Veränderungen oder Verletzungen, z.B. HWS-Distorsion

Therapieschema

Französische Punkte
- lokale Punkte: Punkte der HWS, z.B. **Atlantookzipitalgelenk**, **HWK 3**, **HWK 7** (➡ 8.1.1), **Ganglion cervicale superius**, **medium** und **inferius** (➡ 8.9.2) an der Ohrvorderseite; **HWS** (➡ 8.11.1) an der Ohrrückseite
- Blockaden: lokale Punkte der HWS (siehe oben); eine Blockade an einer Stelle der Wirbelsäule bedingt häufig Gegenblockaden in anderen Wirbelsäulenbereichen (durch Ausgleichsbestrebungen) und macht ein Stechen dieser Punkte sinnvoll, z.B. **BWK 4**, **BWK 10**, **LWK 2** (➡ 8.1.1)
- Punkte der **vegetativen Rinne** (➡ 8.9.1)
- Schmerzpunkte: **Valium** (➡ 8.7.3), **PE₁/Thymus** (➡ 8.7.6)

Chinesische Punkte
- Schmerzpunkt: **Thalamus (26a)** (➡ 8.7.4)

Behandlungsverlauf

- **akute** (nicht chronisch rezidivierende) **zervikale Migräne:** einmalige Behandlung meist ausreichend
- **chronische zervikale Migräne:** zunächst (je nach Anfallshäufigkeit) alle 2–7 Tage, später 2x/Mo. bis zur Beschwerdefreiheit

Prognose

Je länger die Erkrankungsdauer, desto länger die Therapiephase; Ersttherapie ca. 6 Monate. Besonders bei Therapiebeginn ist Compliance des Patienten wichtig: Auslöser, z.B. Rotwein, Zugluft, Streß, vermeiden!
- **kurzfristig:** Reduktion des Schmerzmittelverbrauchs
- **mittelfristig:** Verlängerung des beschwerdefreien Intervalls
- **langfristig:** Beschwerdefreiheit

6

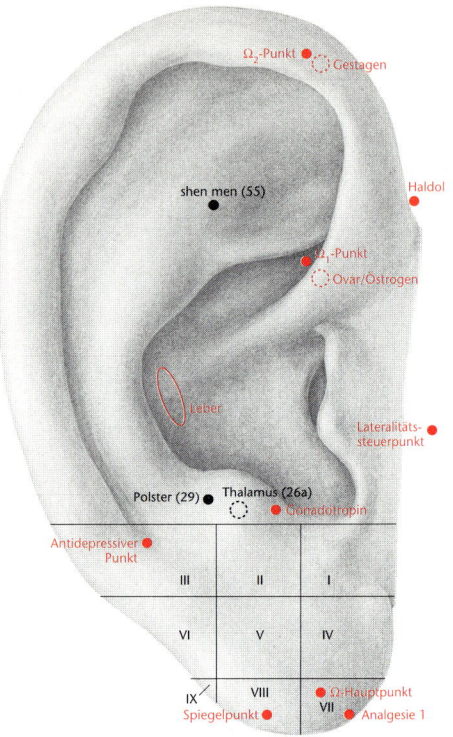

Abb. 6.4-2

6.4.2 Hormonelle Migräne

Charakteristika

- zyklusabhängiger (häufig zu Beginn der Periode), anfallsweiser, meist halbseitiger Kopfschmerz
- **Begleitsymptomatik:** u.a. Übelkeit, Erbrechen, Lichtempfindlichkeit und Sehstörungen
- **Auftreten:** selten erstmalig in Schwangerschaft und Wechseljahren, in dieser Zeit meist Beschwerdefreiheit
- **Dauer:** mehrere Stunden

Therapieschema

Französische Punkte

- hormonelle Punkte: **Gynäkologische Achse** (➡ 8.12.4), **Gestagen**, **Östrogen** (➡ 8.6.3) = **Ovar** (➡ 8.5.2), **Gonadotropin** (➡ 8.6.6)
- Schmerzpunkt: **Analgesie 1** (➡ 8.7.5)
- psychische Punkte: **Antidepressiver Punkt** (➡ 8.8.4) **Haldol** (➡ 8.8.5), **Omegaachse** (➡ 8.12.1)
- stabilisierende Punkte: **Leber** (➡ 8.4.1), **Lateralitätssteuerpunkt** (➡ 8.8.5)

Chinesische Punkte

- Schmerzpunkte: **shen men (55)** (➡ 8.7.2), **Polster (29)** (➡ 8.7.4), **Thalamus (26a)** (➡ 8.7.4)

> Die Einnahme von Hormonpräparaten, z.B. der Pille, kann die hormonell bedingte Migräne beseitigen, aber auch die Ursache dafür sein. Die Therapie mit Ohrakupunktur ist in jedem Fall der Hormontherapie vorzuziehen.

Behandlungsverlauf

Abhängig von der Migränehäufigkeit:

- 1x/Mo. Migräne: 2x/Mo., einmal davon 2–3 Tage vor der erwarteten Periode
- > 1x/Mo. Migräne: 1x/Wo., einmal davon 2–3 Tage vor der erwarteten Periode

Prognose

Je länger die Erkrankungsdauer, desto länger die Therapiephase; Ersttherapie ca. 6 Monate. Besonders bei Therapiebeginn ist Compliance des Patienten wichtig: Auslöser, z.B. Rotwein, Zugluft, Streß, vermeiden!

- **kurzfristig:** Reduktion des Schmerzmittelverbrauchs durch Verminderung der Schmerzintensität
- **mittelfristig:** Verlängerung des beschwerdefreien Intervalls
- **langfristig:** Beschwerdefreiheit

6

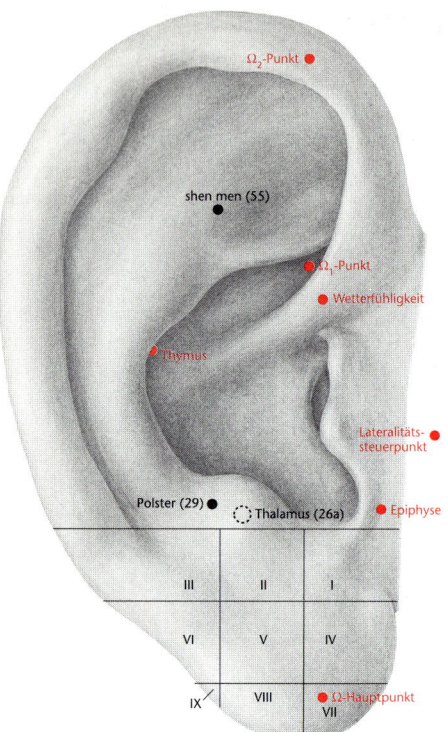

Ω₂-Punkt ●

shen men (55) ●

● Ω₁-Punkt

● Wetterfühligkeit

● Thymus

Lateralitäts- ●
steuerpunkt

Polster (29) ●   ⌜ ⌝ Thalamus (26a)   ● Epiphyse

III	II	I
VI	V	IV
IX	VIII	● Ω-Hauptpunkt
	VII	

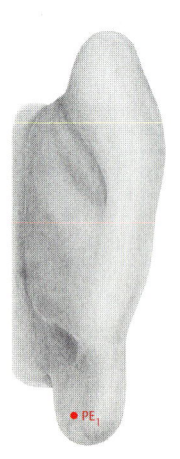

● PE₁

Abb. 6.4-3 a + b

118

6.4.3 „Wettermigräne"

Charakteristika

- durch Wetterwechsel oder bestimmte Wetterlagen ausgelöster, anfallsweiser, oft halbseitiger Kopfschmerz mit wechselnder Lokalisation
- **Begleitsymptomatik:** u.a. Übelkeit, Erbrechen, Lichtempfindlichkeit und Sehstörungen
- **Auftreten:** in unregelmäßigen Intervallen
- **Dauer:** mehrere Stunden

Therapieschema

Französische Punkte

- lokaler Punkt: **Wetterfühligkeit** (➡ 8.8.2)
- übergeordneter Punkt: **Lateralitätssteuerpunkt** (➡ 8.8.5)
- psychische Punkte: **Epiphyse** (➡ 8.8.3), **Omegaachse** (➡ 8.12.1)
- Schmerzpunkte: **PE₁/Thymus** (➡ 8.7.6)

Chinesische Punkte

- Schmerzpunkte: **shen men (55)** (➡ 8.7.2), **Polster (29)** (➡ 8.7.4), **Thalamus (26a)** (➡ 8.7.4)

Behandlungsverlauf

- zunächst (je nach Anfallshäufigkeit) alle 2–7 Tage, später 2x/Mo. bis zur Beschwerdefreiheit

Prognose

Je länger die Erkrankungsdauer, desto länger die Therapiephase; Ersttherapie ca. 6 Monate

- **kurzfristig:** Reduktion des Schmerzmittelverbrauchs durch Verminderung der Schmerzintensität
- **mittelfristig:** Verlängerung des beschwerdefreien Intervalls
- **langfristig:** Beschwerdefreiheit

6

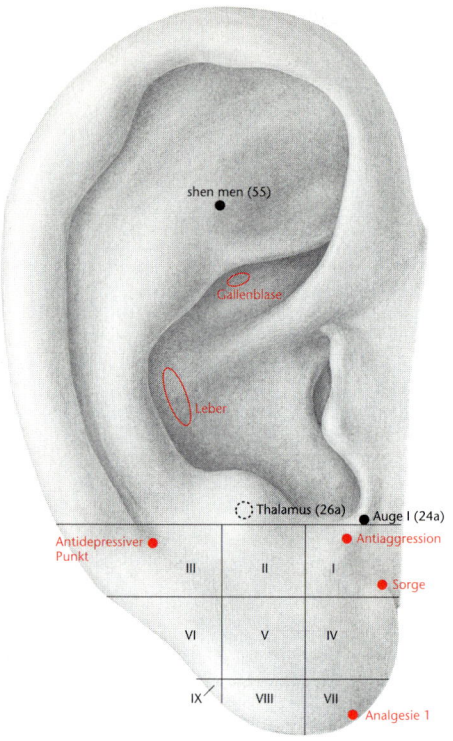

shen men (55)

Gallenblase

Leber

Thalamus (26a)

Auge I (24a)

Antidepressiver
Punkt

Antiaggression

III   II   I

Sorge

VI   V   IV

IX   VIII   VII

Analgesie 1

Abb. 6.4-4

6.4.4   „Gallenblasen"-Migräne

Charakteristika

- durch Streß und Emotionen (entsprechend dem Energiesystem der Gallenblase und Leber in der TCM) ausgelöster, anfallartiger, oft halbseitiger retroorbitaler Kopfschmerz
- **Begleitsymptomatik:** v. a. Lichtempfindlichkeit, Sehstörungen, Übelkeit und Erbrechen
- **Verstärker/Auslöser:** dynamisierende Stoffe wie Alkohol oder Kaffee verstärken die Beschwerden (lösen evtl. auch Anfall aus)
- **Auftreten:** häufig in den frühen Morgenstunden
- **Dauer:** mehrere Stunden

Therapieschema

Französische Punkte

- Schmerzpunkt: **Analgesie 1 (➡ 8.7.5)**
- stabilisierende Punkte: **Leber, Gallenblase (➡ 8.4.1)**
- psychische Punkte: **Antidepressiver Punkt (➡ 8.8.4)**, **Sorge, Antiaggression (➡ 8.8.4)**

Chinesische Punkte

- stabilisierender Punkt: **Auge I (24a) (➡ 8.3.4)**
- Schmerzpunkte: **shen men (55) (➡ 8.7.2), Thalamus (26a) (➡ 8.7.4)**

Behandlungsverlauf

- zunächst (je nach Anfallshäufigkeit) alle 2–7 Tage, später 2x/Mo. bis zur Beschwerdefreiheit

Prognose

Je länger die Erkrankungsdauer, desto länger die Therapiephase; Ersttherapie ca. 6 Monate. Besonders bei Therapiebeginn ist Compliance des Patienten wichtig: Auslöser, z. B. Streß, vermeiden!

- **kurzfristig:** Reduktion des Schmerzmittelverbrauchs durch Verminderung der Schmerzintensität
- **mittelfristig:** Verlängerung des beschwerdefreien Intervalls
- **langfristig:** Beschwerdefreiheit

6

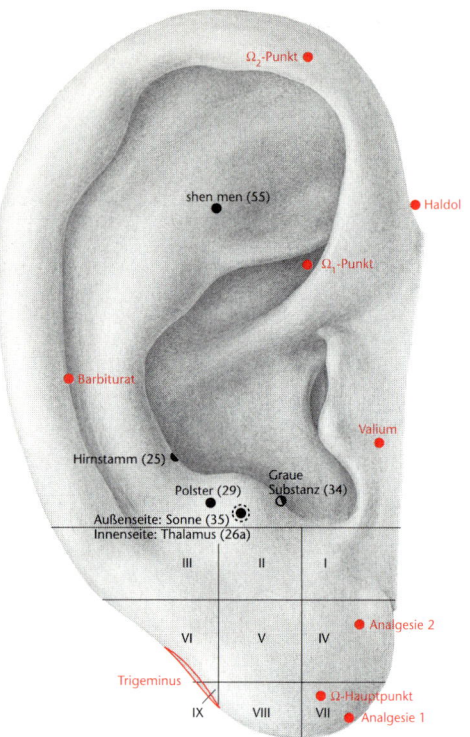

Ω₂-Punkt ●

shen men (55)

● Haldol

● Ω₁-Punkt

● Barbiturat

Valium ●

Hirnstamm (25)

Graue
Substanz (34)

Polster (29)

Außenseite: Sonne (35)
Innenseite: Thalamus (26a)

III	II	I
VI	V	IV

● Analgesie 2

Trigeminus

| IX | VIII | VII |

● Ω-Hauptpunkt
● Analgesie 1

Abb. 6.5-1

6.5 Neuralgien

6.5.1 Trigeminusneuralgie

Charakteristika

- rezidivierende, sekunden- bis minutenlange, anfallartige Schmerzen im Versorgungsgebiet des N. trigeminus
- typischerweise Frauen in der 2. Lebenshälfte
- **Ursachen:** idiopathisch; Augen- oder Zahnerkrankungen, Sinusitis; mechanische Nervenschädigung (z.B. durch Tumor, Fraktur); im Rahmen von vaskulären Erkrankungen, Stoffwechselkrankheiten, Infektionen, Intoxikationen oder einer MS
- **Auslöser:** Berührung bestimmter Hautareale (Triggerzonen), Temperaturwechsel, etc.

Therapieschema

Französische Punkte

- lokaler Punkt: **Trigeminus** (➡ 8.3.4)
- Schmerzpunkte: **Analgesie 1** und **2** (➡ 8.7.5)
- psychische Punkte: **Valium** (➡ 8.7.3), **Barbiturat** (➡ 8.7.1), **Haldol** (➡ 8.8.5), **Omegaachse** (➡ 8.12.1)

Chinesische Punkte

- Schmerzpunkte: **Sonne (35)**, **Polster (29)**, **Graue Substanz (34)** (➡ 8.7.4), **shen men (55)** (➡ 8.7.2), **Hirnstamm (25)** (➡ 8.10.4), **Thalamus (26a)** (➡ 8.7.4)

Behandlungsverlauf

- bei tägl. Schmerzattacken: zunächst 1x/Tag bis zur Ausdehnung des schmerzfreien Intervalls auf mehrere Tage und/oder Reduzierung der Schmerzintensität, danach 1x/Wo. bis zur Beschwerdefreiheit

Prognose

Je länger die Erkrankungsdauer, umso länger die Therapiephase. Häufig tritt ein:
- innerhalb Tagen: Reduktion des Schmerzmittelverbrauchs durch Verminderung der Schmerzintensität
- innerhalb Wochen: anhaltende Beschwerdefreiheit für Tage bzw. Wochen
- innerhalb Monaten: Rezidivfreiheit

6

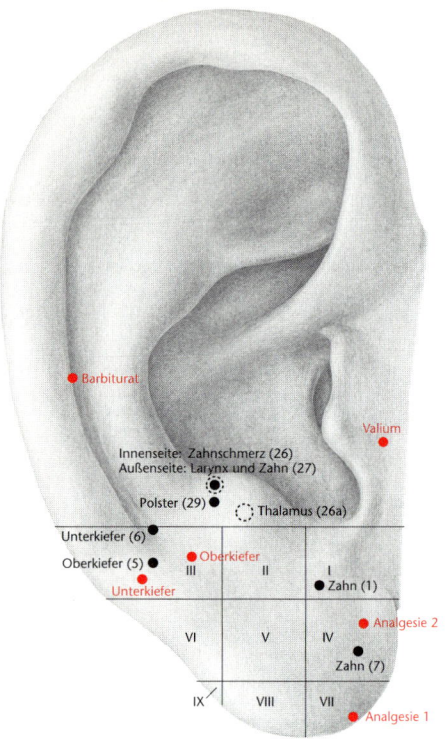

Barbiturat.

Valium

Innenseite: Zahnschmerz (26)
Außenseite: Larynx und Zahn (27)

Polster (29)

Thalamus (26a)

Unterkiefer (6)

Oberkiefer (5)

Oberkiefer

III

II

I

Zahn (1)

Unterkiefer

Analgesie 2

VI

V

IV

Zahn (7)

IX

VIII

VII

Analgesie 1

Abb. 6.5-2

6.5.2 Zahnschmerzen

Charakteristika

Zahnschmerzen erfordern immer eine Überweisung zum Zahnarzt. Eine Reduzierung der Schmerzen durch Ohrakupunktur ist jedoch bei folgenden Indikationen sinnvoll:

- „Erste Hilfe" bei akuten Zahnschmerzen bis zur zahnärztlichen Sanierung
- adjuvante Therapie zur zahnärztlichen Behandlung, um den Therapieverlauf abzukürzen
- chronische Schmerzzustände, wenn durch zahnärztliche Therapie keine weitere Verbesserung zu erzielen ist

Therapieschema

Französische Punkte

- lokale Punkte: je nach betroffenem Zahn **Oberkiefer** oder **Unterkiefer** (➡ 8.3.4)
- Schmerzpunkte: **Analgesie 1** und **2** (➡ 8.7.5)
- relaxierende Punkte: **Valium** (➡ 8.7.3), **Barbiturat** (➡ 8.7.1)

Chinesische Punkte

- lokale Punkte: **Zahn (1)**, **Zahn (7)**, **Oberkiefer (5)**, **Unterkiefer (6)** (➡ 8.3.4), **Larynx** und **Zahn (27)** (➡ 8.3.3)
- Schmerzpunkte: **Zahnschmerz (26)**, **Polster (29)** (➡ 8.7.4), **Thalamus (26a)** (➡ 8.7.4)

> Zahnärztliche Diagnostik und Behandlung ist unbedingt erforderlich und kann nicht durch die Ohrakupunktur ersetzt werden. Die Akupunktur kann jedoch als Begleittherapie die Schmerzintensität deutlich reduzieren.

Behandlungsverlauf

- **akute Symptomatik:** zunächst 1x/Tag – neben zahnärztlicher Behandlung – bis zur deutlichen Schmerzreduzierung
- danach 1x/Wo. bis zur Beschwerdefreiheit

Prognose

- **akute Schmerzen:** Verkürzung der Schmerzdauer und -intensität nach zahnärztlicher Sanierung
- **chronische Schmerzen** (trotz Zahnsanierung): Reduzierung der Schmerzintensität innerhalb Wochen, Beschwerdefreiheit innerhalb Monaten

6

Ohrakupunktur – Systematische Therapie

7

7

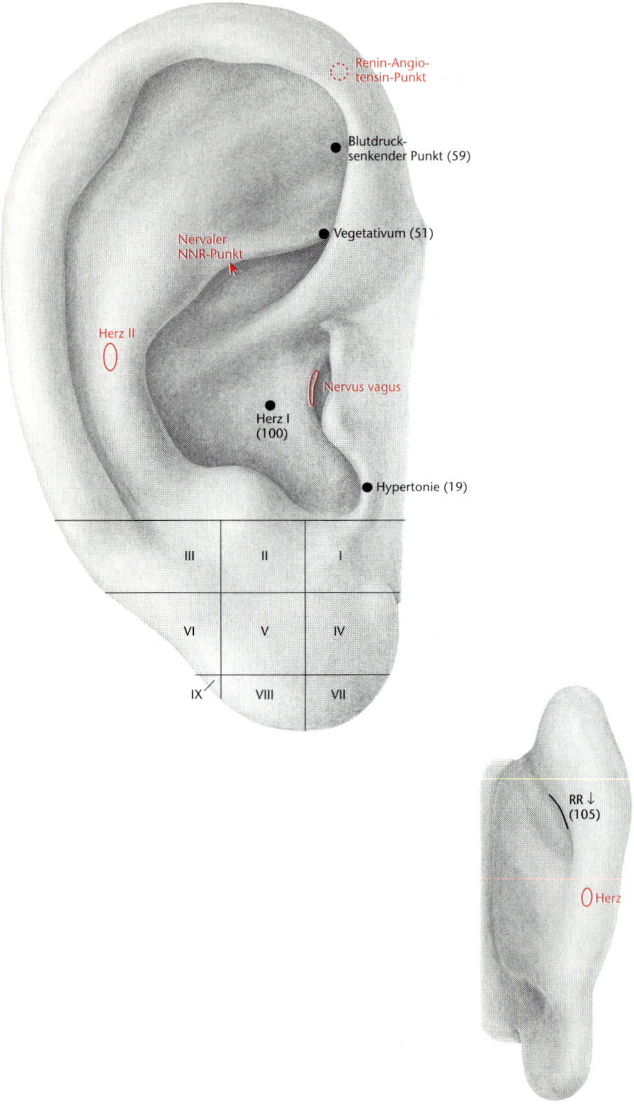

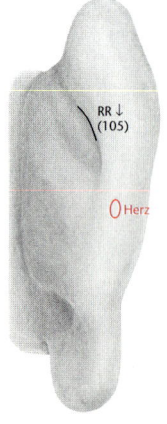

Renin-Angio-
tensin-Punkt

Blutdruck-
senkender Punkt (59)

Vegetativum (51)

Nervaler
NNR-Punkt

Herz II

Nervus vagus

Herz I
(100)

Hypertonie (19)

III II I

VI V IV

IX VIII VII

RR ↓
(105)

Herz

Abb. 7.1-1 a+b

128

Herz-Kreislauf-Erkrankungen

7.1.1 **Hypertonie**

- Blutdruckwerte > 140/90 mmHg bei wiederholten Messungen
- **prädisponierende Faktoren:** Übergewicht, Alkohol, psychische Belastung oder Streß
- **Einteilung** nach der Krankheitsentstehung:
  - **primäre (essentielle) Hypertonie:** keine Ursache nachweisbar
  - **sekundäre Hypertonie:** auf der Basis einer anderen Erkrankung bzw. durch Medikamenten- oder Alkoholabusus (z. B. endokrine, renale, pulmonale Hypertonie)
- **Komplikationen:** v. a. Arteriosklerose, Herzinsuffizienz, zerebrale Blutungen, Schwindel, Sehstörungen, Bewußtseinstrübung
- *Cave:* Eine sekundäre Hypertonie sollte von konventioneller Seite ausgeschlossen sein, da diese Formen mit Ohrakupunktur kaum therapiert werden können. Hier muß die Grunderkrankung behandelt, ggf. eine Operation erwägt werden.

Therapieschema

Französische Punkte

- lokale Punkte: **Herz II** (➡ 8.4.2), **Renin-Angiotensin** (➡ 8.6.3), **nervaler NNR-Punkt** (➡ 8.9.2), **Nervus vagus** (➡ 8.10.7) an der Ohrvorderseite; **Herz** (➡ 8.11.3) an der Ohrrückseite

Chinesische Punkte

- lokale Punkte: **Herz I (100)** (➡ 8.4.1), **Hypertonie (19)** (➡ 8.4.5), **Blutdrucksenkender Punkt (59)** (➡ 8.4.7) an der Ohrvorderseite; **RR ↓ (105)** (➡ 8.11.3) an der Ohrrückseite
- stabilisierender Punkt: **Vegetativum (51)** (➡ 8.6.4)

> Die primäre Hypertonie kann im Anfangsstadium oder im grenzwertigen Bereich sehr gut mit Ohrakupunktur therapiert werden. Bei schwererer Hypertonie ist jedoch nur eine Reduzierung der Blutdruckwerte zu erwarten. Ergänzend sollte chinesische Phytotherapie und Körperakupunktur eingesetzt werden.

Behandlungsverlauf

- Therapiebeginn: 2x/Wo. mit tägl. Blutdruckkontrolle
- Werte im Normbereich: Ausdehnung der Intervalle auf zunächst 1x/Wo., bei konstant normalen Werten auf 2x/Mo.
- konstant normale Blutdruckwerte über 2 Monate: keine weitere Therapie erforderlich
- konstante Reduzierung der Blutdruckwerte ohne Erreichen des Normbereichs: 1–2x/Mo., begleitend bzw. konventionelle medikamentöse Therapie

Prognose

Abhängig von Erkrankungsdauer und -schwere sowie bestehenden Risikofaktoren.

- **leichte Hypertonie:** bei Compliance des Patienten (Gewichtsreduktion, Streßvermeidung) ca. 6 Monate bis zur Beschwerdefreiheit
- **mittlere bis schwere Hypertonie:** wird innerhalb 3 Monaten keine Reduktion der RR-Werte erreicht, ist Kombination mit chinesischer Phytotherapie (evtl. Körperakupunktur) oder konventioneller Therapie erforderlich

> Akupunktur unterstützt auch Reduktion der Risikofaktoren (Alkohol, Streß etc.) durch Herstellung des energetischen Gleichgewichts.

7

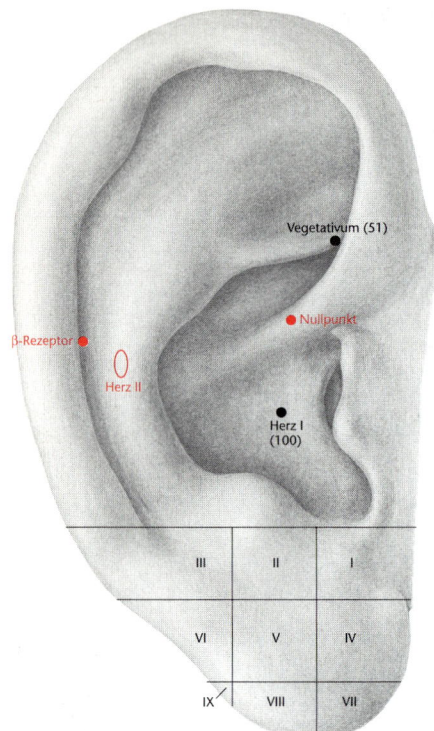

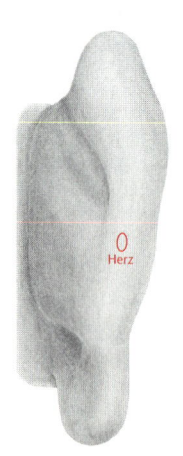

Abb. 7.1-2 a+b

130

7.1.2 Koronare Herzkrankheit

Charakteristika

- Durchblutungsstörung des Herzmuskels, meist auf der Grundlage degenerativer Veränderungen (Stenosen, Verschluß) der Herzkranzgefäße
- belastungsabhängiges, rezidivierendes thorakales Druckgefühl oder Schmerzen, z.B. Angina pectoris (➡ 7.1.3), aber auch beschwerdefreier Verlauf möglich

Therapieschema

Französische Punkte

- lokale Punkte: **Herz II** (➡ 8.4.2), **β-Rezeptor** (➡ 8.7.1) an der Ohrvorderseite; **Herz** (➡ 8.11.3) an der Ohrrückseite
- stabilisierender Punkt: **Nullpunkt** (➡ 8.10.3)

Chinesische Punkte

- lokaler Punkt: **Herz I (100)** (➡ 8.4.1)
- stabilisierender Punkt: **Vegetativum (51)** (➡ 8.6.4)

> Eine sorgfältige konventionelle Diagnostik ist Voraussetzung zur Einschätzung von Koronarstenosen und deren Risiko. Eine instabile Angina pectoris (➡ 7.1.3) im Rahmen der KHK ist eine absolute Indikation zur Krankenhauseinweisung.

Behandlungsverlauf

- bei Schmerzsymptomatik (➡ 7.1.3, Angina pectoris): 2x/Wo.
- nach Koronaroperation: 2–3x/Wo. adjuvant zur konservativen Therapie
- bei asymptomatischem Verlauf: 2x/Mo. zur Prophylaxe progredienter Arteriosklerose

> Ohrakupunktur kann die Schmerzsymptomatik im Rahmen einer Angina pectoris mildern bzw. verhindern. Eine Verbesserung der bestehenden Arteriosklerose und der damit verbundenen Herzmuskeldurchblutung ist nicht möglich. Eine Kombination mit konventioneller Medikation (z.B. Nitrospray) ist meist erforderlich.

Prognose

- **kurzfristig:** Milderung der Schmerzsymptomatik
- **mittelfristig:** keine kurative Therapie möglich, aber Progredienz der Erkrankung kann gebremst werden

> Voraussetzung für eine erfolgreiche Therapie ist die Reduzierung evtl. Risikofaktoren, wie z.B. Adipositas, Hypercholesterinämie, Streß, Nikotinabusus. Akupunktur bewirkt ein energetisches Gleichgewicht und psychische Stabilisierung und unterstützt die Compliance des Patienten. (➡ 7.7, Suchtbehandlung)

7

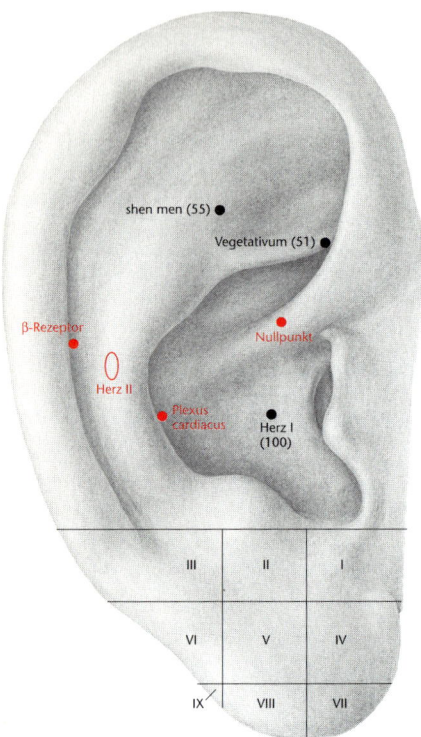

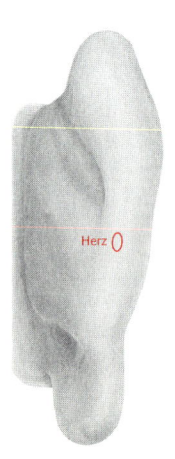

Abb. 7.1-3 a+b

132

7.1.3 Angina pectoris

Charakteristika

- retrothorakale Schmerzsymptomatik für Sekunden bis Minuten meist auf der Basis einer KHK (➡ 7.1.2); seltenere Ursachen: Koronarspasmus bei Prinzmetal-Angina, Roemheld-Syndrom (➡ 7.1.4, pektanginöse Beschwerden in zeitlichem Zusammenhang zu Mahlzeiten)
  - **stabile Angina pectoris:** rezidivierend auftretende retrothorakale Schmerzen, z. B. bei psychischer oder körperlicher Belastung; nitropositiv
  - **instabile Angina pectoris:** erstmalig oder auch in Ruhe auftretende retrothorakale Schmerzen; nitronegativ

Therapieschema

Französische Punkte

- lokale Punkte: **Herz II** (➡ 8.4.2), **Plexus cardiacus** (➡ 8.10.1), β-**Rezeptor** (➡ 8.7.1) an der Ohrvorderseite; **Herz** (➡ 8.11.3) an der Ohrrückseite
- stabilisierender Punkt: **Nullpunkt** (➡ 8.10.3)

Chinesische Punkte

- lokaler Punkt: **Herz I (100)** (➡ 8.4.1),
- stabilisierender Punkt: **Vegetativum (51)** (➡ 8.6.4), **shen men (55)** (➡ 8.7.2)

> Eine sorgfältige konventionelle Diagnostik ist Voraussetzung zur Erkennung von Koronarstenosen und zur Einschätzung des Herzinfarktrisikos. Eine instabile Angina pectoris ist eine absolute Indikation zur Krankenhauseinweisung.

Behandlungsverlauf

- bei Schmerzsymptomatik: zunächst 2x/Wo., danach Ausdehnung der Intervalle je nach Dauer der Beschwerdefreiheit
- bei operativer Therapie: postoperativ 2–3x/Wo. zur Unterstützung der Regeneration

> Kurative Therapie ist bei Prinzmetal-Angina möglich.

Prognose

Abhängig von der Form der Angina pectoris und dem Ausmaß der koronaren Schädigung:

- Prinzmetal-Angina und stabile Angina pectoris **ohne Stenosen:** Schmerzfreiheit in der Mehrzahl der Fälle innerhalb 3 Monaten möglich
- **bestehende Stenosen:** Eindämmung der Progredienz möglich, auch im beschwerdefreien Zustand 1x/Mo. behandeln

> Voraussetzung für eine erfolgreiche Therapie ist die Reduzierung evtl. Risikofaktoren, wie z.B. Adipositas, Hypercholesterinämie, Streß, Nikotinabusus. Akupunktur bewirkt ein energetisches Gleichgewicht und psychische Stabilisierung und unterstützt die Compliance des Patienten. (➡ 7.7, Suchtbehandlung)

7

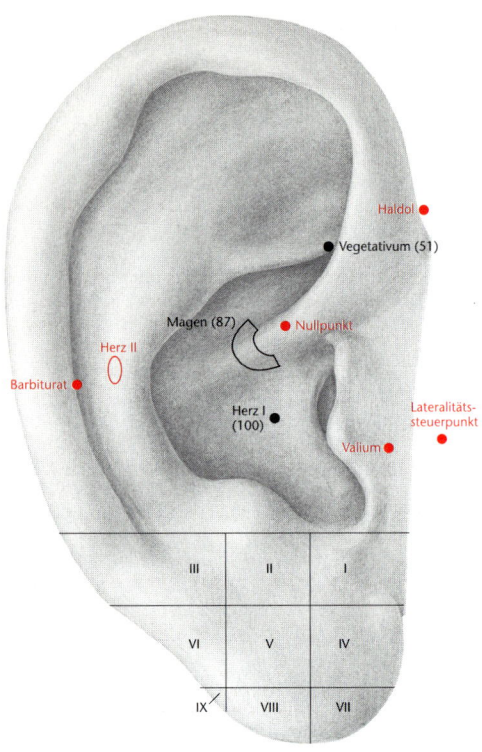

Haldol

Vegetativum (51)

Magen (87)

Nullpunkt

Herz II

Barbiturat

Herz I
(100)

Lateralitäts-
steuerpunkt

Valium

III	II	I
VI	V	IV
IX	VIII	VII

Abb. 7.1-4

134

7.1.4 Roemheld-Syndrom

Charakteristika

- Herzrhythmusstörungen und pektanginöse Beschwerden im Zusammenhang mit Mahlzeiten. Vermuteter Mechanismus: Druck auf das Herz bis Verschiebung des Herzens durch abdominelle Blähungen
- rezidivierendes Auftreten, evtl. in Kombination mit Magenschmerzen
- v. a. Männer betroffen

Therapieschema

Französische Punkte
- lokaler Punkt: **Herz II** (➡ 8.4.2)
- stabilisierende Punkte: **Nullpunkt** (➡ 8.10.3), **Lateralitätssteuerpunkt** (➡ 8.8.5)
- psychische Punkte: **Barbiturat** (➡ 8.7.1), **Haldol** (➡ 8.8.5), **Valium** (➡ 8.7.3)

Chinesische Punkte
- lokale Punkte: **Magen (87)**, **Herz I (100)** (➡ 8.4.1)
- stabilisierender Punkt: **Vegetativum (51)** (➡ 8.6.4)

Behandlungsverlauf

- tägl. Auftreten der Symptomatik: 2–3x/Wo. bis zum Nachlassen der Beschwerden, danach 1x/Wo. bis zur Beschwerdefreiheit
- sporadisches Auftreten der Symptomatik: 1x/Wo. bis zur Beschwerdefreiheit

Prognose

- neu aufgetretenes Roemheld-Syndrom: meist ca. 3–4 Wochen bis zur anhaltenden Beschwerdefreiheit
- **chronische Erkrankung** (> 4 Wochen): ca. 3 Monate bis zur anhaltenden Beschwerdefreiheit

Psychische Belastungen verstärken die Symptome; deshalb für Entspannung sorgen.

7

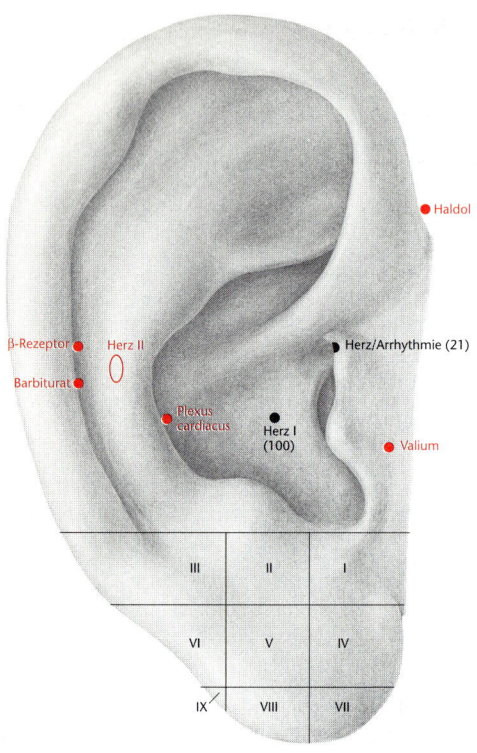

β-Rezeptor

Herz II

Barbiturat

Plexus cardiacus

Herz I (100)

Haldol

Herz/Arrhythmie (21)

Valium

III II I

VI V IV

IX VIII VII

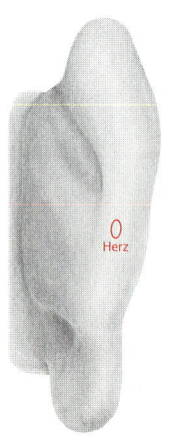

Herz

Abb. 7.1-5 a+b

136

7.1.5 Herzrhythmusstörungen

Charakteristika

Einteilung nach
- **Entstehung:** Reizbildungs- oder -leitungsstörung
- **Herzfrequenz:** bradykard oder tachykard
- **Lokalisation:** ventrikulär oder supraventrikulär

Ursachen:
- Irritationen oder pathologische Veränderungen im Bereich des Reizleitungssystems (KHK, Myokarditis)
- vegetative Störungen
  - **Auslöser:** psychische Belastungen
  - **Auftreten:** rezidivierend oder konstant

> Herzrhythmusstörungen müssen immer vor Ohrakupunktur konservativ abgeklärt und klassifiziert werden, da manche Formen, z.B. Interferenzdissoziation, Vorhofflattern oder Kammertachykardie, lebensbedrohlich sind und intensivmedizinisch therapiert werden müssen.

Therapieschema

Französische Punkte
- lokale Punkte: **Herz II** (➡ 8.4.2), β**-Rezeptor** (➡ 8.7.1), **Plexus cardiacus** (➡ 8.10.1) an der Ohrvorderseite; **Herz** (➡ 8.11.3) an der Ohrrückseite
- psychische Punkte: **Barbiturat** (➡ 8.7.1), **Haldol** (➡ 8.8.5), **Valium** (➡ 8.7.3)

Chinesische Punkte
- lokale Punkte: **Herz I (100)** (➡ 8.4.1), **Herz/Arrhythmie (21)** (➡ 8.4.5)

> Kurative Therapie ist bei vegetativ ausgelösten Herzrhythmusstörungen möglich. Bei Herzrhythmusstörungen durch pathologische Veränderungen, v. a. im fortgeschrittenen Stadium, ist nur Verbesserung zu erwarten; Ohrakupunktur dann begleitend zur konventionellen Therapie einsetzen.

Behandlungsverlauf

- tägl. auftretende Herzrhythmusstörungen: zunächst 2–3x/Wo. bis zum Nachlassen der Beschwerden, danach 1x/Wo. bis zur Beschwerdefreiheit
- sporadisch auftretende Herzrhythmusstörungen: 1x/Wo. bis zur Beschwerdefreiheit

Prognose

- neu aufgetretene Herzrhythmusstörungen: meist ca. 3–4 Wochen bis zur anhaltenden Beschwerdefreiheit
- **chronische Erkrankung** (> 4 Wo.): ca. 3 Monate bis zur Beschwerdefreiheit; Voraussetzung: keine irreparable Schädigung des Reizleitungssystems (z.B. nach Herzinfarkt)

7

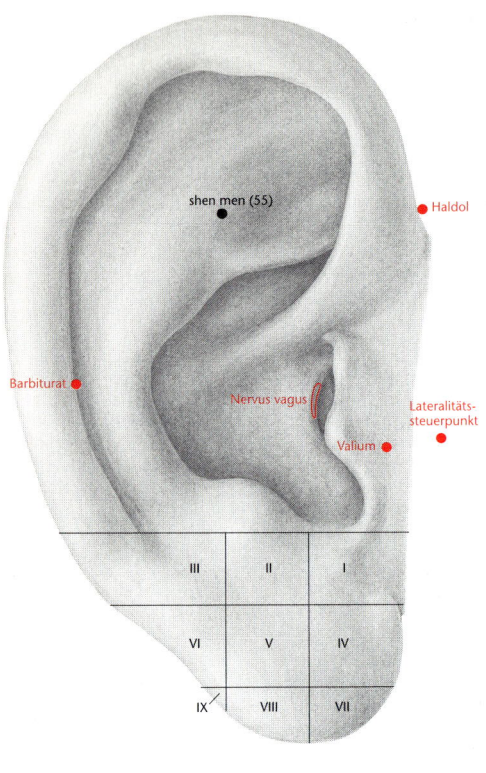

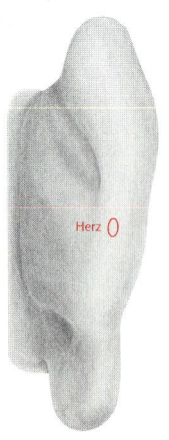

Abb. 7.1-6 a + b

7.1.6 Palpitationen

Charakteristika

- Empfinden des eigenen Herzschlags; wird vom Patienten als unangenehm bis bedrohlich empfunden
- **Ursachen:**
  - meist psychische: psychovegetative Labilität, Angstreaktionen; DD: Herzneurose (➡ 7.11.3)
  - selten organische: z.B. Herzerkrankungen, hormonelle Störungen, Anämie

> Organische Ursachen müssen vor der Therapie mit Ohrakupunktur ausgeschlossen sein (Überweisung zum Kardiologen).

Therapieschema

Französische Punkte

- lokale Punkte: **N. vagus** (➡ 8.10.7) an der Ohrvorderseite; **Herz** (➡ 8.11.3) an der Ohrrückseite
- psychische Punkte: **Barbiturat** (➡ 8.7.1), **Haldol** (➡ 8.8.5), **Valium** (➡ 8.7.3)
- stabilisierender Punkt: **Lateralitätssteuerpunkt** (➡ 8.8.5)

Chinesische Punkte

- stabilisierender Punkt: **shen men (55)** (➡ 8.7.2)

Behandlungsverlauf

- tägl. auftretende Palpitationen: zunächst 2–3x/Wo. bis zum Nachlassen der Symptomatik, danach 1x/Wo. bis zur Beschwerdefreiheit
- sporadisch auftretende Palpitationen: 1x/Wo. bis zur Beschwerdefreiheit

Prognose

- **Neuerkrankung:** ca. 3–4 Wochen bis zur anhaltenden Beschwerdefreiheit
- **chronische Erkrankung** (> 4 Wochen): ca. 3 Monate bis zur Beschwerdefreiheit

7

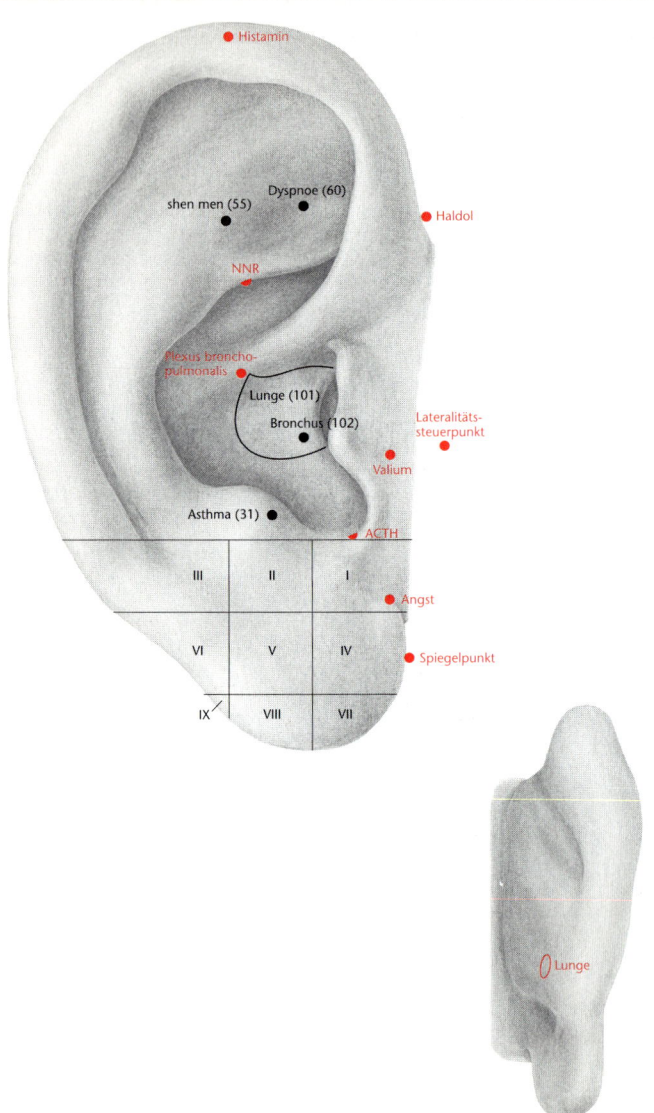

Histamin

Dyspnoe (60)

shen men (55)

Haldol

NNR

Plexus broncho-
pulmonalis

Lunge (101)

Bronchus (102)

Lateralitäts-
steuerpunkt

Valium

Asthma (31)

ACTH

III   II   I

Angst

VI   V   IV

Spiegelpunkt

IX   VIII   VII

Lunge

Abb. 7.2-1 a+b

140

7.2   Atemwegserkrankungen

7.2.1   Asthma bronchiale

Charakteristika

- vorwiegend anfallsweise auftretende, ganz- oder teilreversible Bronchialverengung auf dem Boden eines hyperreaktiven Bronchialsystems
- **Auslöser:** verschiedene exogene und endogene Reize, z.B. Allergene, chemisch-physikalische Inhalationsreize
- psychische Komponente wichtig

Therapieschema

Grundlage für die Punktauswahl ist nicht die jeweilige Asthmaform, sondern die RAC-Tastung (➡ 3.1.4). Therapieschema gilt sowohl für die Akutbehandlung als auch für die Behandlung im Intervall.

Französische Punkte

- lokaler Punkt: **Lunge** (➡ 8.11.3) an der Ohrrückseite
- stabilisierende Punkte: **Lateralitätssteuerpunkt** (➡ 8.8.5), **Plexus bronchopulmonalis** (➡ 8.10.1)
- psychische Punkte: **Angst** (➡ 8.8.4), **Haldol** (➡ 8.8.5), **Valium** (➡ 8.7.3)
- antiallergische Punkte: **Histamin** (➡ 8.6.3), **ACTH** (➡ 8.6.5), **Nebennierenrinde (NNR)** (➡ 8.6.1) oder **Immunachse** (➡ 8.12.2)

Chinesische Punkte

- lokale Punkte: **Lunge (101), Bronchus (102)** (➡ 8.4.1), **Dyspnoe (60)** (➡ 8.4.7), **Asthma (31)** (➡ 8.4.6)
- stabilisierender Punkt: **shen men (55)** (➡ 8.7.2)

> Die Akutbehandlung mit Ohrakupunktur erfordert eine sorgfältige Überwachung des Patienten. Bei Therapieresistenz über 30 Minuten muß in jedem Fall medikamentös behandelt werden. Der Status asthmaticus wird zunächst immer medikamentös behandelt.

Behandlungsverlauf

- täglich Asthmaanfälle: 1x/Tag bis alle 2 Tage
- Asthmaanfälle mehrmals pro Woche: 2–3x/Wo.
- leichtere Formen: 1x/Wo. bis zur Beschwerdefreiheit

Prognose

- neu aufgetretenes Asthma bronchiale oder bei allergischem Asthma: ca. 3 Monate Behandlung bis zur Beschwerdefreiheit erforderlich
- schweres chron. Asthma bronchiale evtl. mit Thoraxemphysem: ca. 6 Monate bis zur deutlichen Besserung; dann zur Sicherung des Therapieerfolgs bis zu 2 Jahre ca. alle 4 Wochen Behandlung wiederholen

> Bei überwiegend allergischem Asthma bronchiale ist eine Heilung durchaus möglich. Bei starker psychischer Komponente oder bei langjähriger Erkrankung ist zumindest eine Reduzierung der Asthmamedikation und der Verzicht auf Kortison-haltige Medikamente zu erreichen.

7

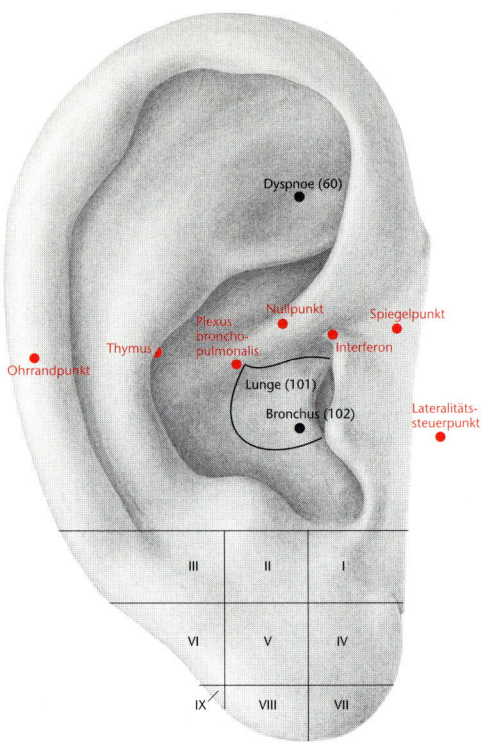

Abb. 7.2-2

7.2.2 Bronchitis

Charakteristika

Entzündung der Bronchialschleimhaut, überwiegend der größeren Bronchien, mit Husten und Auswurf

- **akute Bronchitis:** meist aufgrund eines viralen Infekts
- **chronische Bronchitis:** Husten und Auswurf über mindestens je drei Monate innerhalb von 2 aufeinanderfolgenden Jahren
  - primär durch Nikotinabusus, Luftverschmutzung oder Infektion
  - sekundär nach Asthma bronchiale, Emphysem, Lungenfibrosen, Tbc, etc.
- **chronische Bronchitis mit obstruktiver Ventilationsstörung** (COLD)

Therapieschema

Grundlage für die Punktauswahl ist nicht die Bronchitisform, sondern die RAC-Tastung (➡ 3.1.4).

Französische Punkte

- stabilisierende Punkte: **Lateralitätssteuerpunkt** (➡ 8.8.5), **Plexus bronchopulmonalis** (➡ 8.10.1), **Nullpunkt** (➡ 8.10.3)
- Infektabwehr: **Infektachse** (➡ 8.12.3)

Chinesische Punkte

- lokale Punkte: **Dyspnoe (60)** (➡ 8.4.7), **Lunge (101)**, **Bronchus (102)** (➡ 8.4.1)

Behandlungsverlauf

- **akute Bronchitis:**
  - zunächst alle 2–3 Tage bis zur Besserung von Husten und Auswurf
  - dann 1x/Wo. bis zur Beschwerdefreiheit
- **chronische Bronchitis:**
  - anfangs 2x/Wo.
  - bei rückläufigem Auswurf und Husten (nach ca. 4 Wo.) 1x/Wo.
- **chronische Bronchitis mit obstruktiver Ventilationsstörung (COLD):**
  - zunächst 1x/Wo. bis zur Besserung der Atemnot und Reduzierung des Auswurfes, danach 1–2x/Mo.

Prognose

- **akute Bronchitis:** ca. 2–4 Wochen bis zur Beschwerdefreiheit
- **chronische Bronchitis:** ca. 6 Monate, geringe Restbeschwerden können verbleiben
- **chronische Bronchitis mit obstruktiver Ventilationsstörung (COLD):** eine Heilung ist aufgrund der bestehenden Lungengewebsschäden nicht mehr möglich; Verbesserung der Atemnot ist nur durch eine Dauertherapie erreichbar.

Bei Nikotinabusus kann auch Ohrakupunktur keine wesentliche Besserung der Beschwerden erzielen. Aufklärung des Patienten und anschließender Entzug sind Voraussetzung für Therapieerfolg.

7

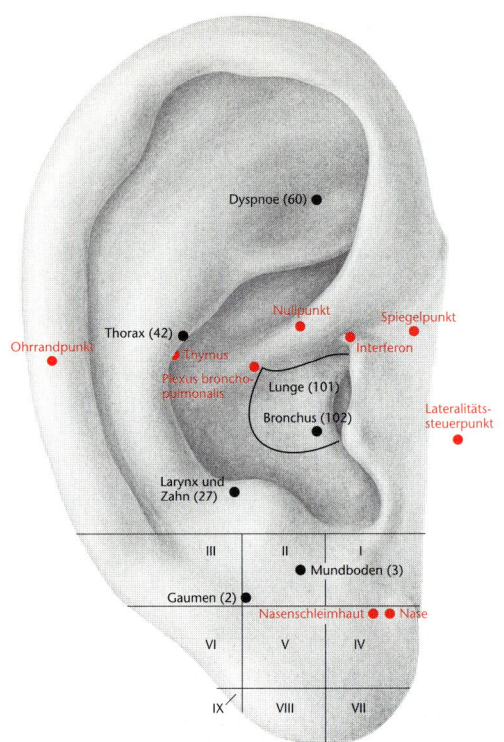

Dyspnoe (60) ●

Nullpunkt

Spiegelpunkt

Thorax (42) ●

Ohrrandpunkt

Thymus

Interferon

Plexus broncho-
pulmonalis

Lunge (101)

Lateralitäts-
steuerpunkt

Bronchus (102)

Larynx und
Zahn (27) ●

III   II   I

● Mundboden (3)

Gaumen (2) ●

Nasenschleimhaut ● ● Nase

VI   V   IV

IX   VIII   VII

Abb. 7.2-3

7.2.3 Bronchopulmonaler Infekt

Charakteristika

- Atemwegsinfekt meist viraler, seltener bakterieller Genese
- je nach Organbeteiligung unterschiedliche Symptomatik
  - **Nase** und **Nasennebenhöhlen:** Schnupfen, evtl. Kopfschmerzen
  - **Rachenraum:** Halsschmerzen, Stimmverlust
  - **Lunge:** Husten, trocken oder mit Auswurf

Therapieschema

Punkteauswahl in Abhängigkeit der beteiligten Organe und der RAC-Tastung (➡ 3.1.4).

Französische Punkte

- lokale Punkte: evtl. **Nase**, **Nasenschleimhaut** (➡ 8.3.4)
- stabilisierende Punkte: **Lateralitätssteuerpunkt** (➡ 8.8.5), **Plexus bronchopulmonalis** (➡ 8.10.1), **Nullpunkt** (➡ 8.10.3)
- Infektabwehr: **Thymus** (➡ 8.6.1), **Interferon** (➡ 8.7.3), **Infektachse** (➡ 8.12.3)

Chinesische Punkte

- lokale Punkte: **Thorax (42)** (➡ 8.4.4), **Lunge (101)**, **Bronchus (102)** (➡ 8.4.1), **Dyspnoe (60)** (➡ 8.4.7), evtl. **Larynx** und **Zahn (27)** (➡ 8.3.3), **Gaumen (2)**, **Mundboden (3)** (➡ 8.3.4)

Behandlungsverlauf

- **akutes Stadium:** zunächst 1x/Tag bis alle 2 Tage, danach 2–3x/Wo. bis zur Beschwerdefreiheit
- Behandlungsbeginn **nach akutem Stadium:** 2–3x/Wo. bis zur Beschwerdefreiheit

Die Akupunktur verkürzt den Heilungsverlauf einer viralen Infektion deutlich. Bei V. a. beginnende Pneumonie (typischer Auskultationsbefund mit Rasselgeräuschen und verschärftem Atemgeräusch) sollte immer eine fachärztliche Abklärung erfolgen.
Unter Antibiose kann die Ohrakupunktur unterstützend fortgeführt werden (Verbesserung der pulmonalen Situation und Abmilderung der Antibiotikanebenwirkungen).

7

Prognose

- Beschwerdefreiheit in der Regel nach einem bis wenigen Tagen, je nach Schweregrad und Ausmaß der Organbeteiligung
- bei schwacher Konstitution oder hartnäckigem Infekt evtl. 2–4 Wochen bis zur Beschwerdefreiheit

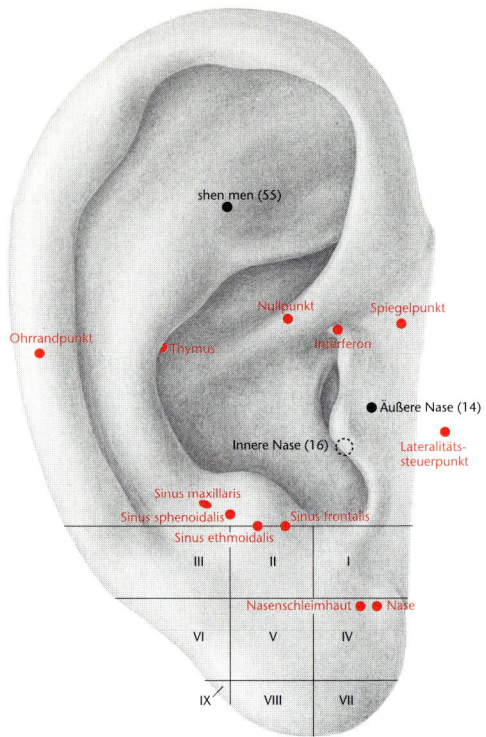

shen men (55)

Nullpunkt

Spiegelpunkt

Ohrrandpunkt

Thymus

Interferon

Äußere Nase (14)

Innere Nase (16)

Lateralitäts-
steuerpunkt

Sinus maxillaris

Sinus sphenoidalis

Sinus frontalis

Sinus ethmoidalis

III

II

I

Nasenschleimhaut ● ● Nase

VI

V

IV

IX

VIII

VII

Abb. 7.2-4

7.2.4 Sinusitis

Charakteristika

- Entzündung der Nasennebenhöhlen; meist als Folge einer akuten Rhinitis mit Blockierung der Nasenatmung bzw. im Rahmen eines bronchopulmonalen Infektes (➡ 7.2.3)
- Chronifizierung möglich, häufig mit allergischer Komponente; typische Symptome sind dann: Müdigkeit, Kopfschmerzen, Krankheitsgefühl, reduzierte Leistungsfähigkeit und rezidivierendem, als unangenehm empfundenem Schleimabgang über den Rachen
- bei chronischem Verlauf oft Störfeldcharakter (➡ 5.7)

> Eine chronische Sinusitis wird manchmal vom Patienten aufgrund einer Gewöhnung kaum mehr wahrgenommen und deshalb in der Anamnese nicht erwähnt. Sie kann jedoch aufgrund ihres Störfeldcharakters von der Sinusitis unabhängige Erkrankungen auslösen oder verstärken und muß deshalb unbedingt mitbehandelt werden.

Therapieschema

Französische Punkte

- lokale Punkte: **Nase, Nasenschleimhaut** (➡ 8.3.4), **Sinus maxillaris, Sinus frontalis, Sinus ethmoidalis, Sinus sphenoidalis** (geordnet in abnehmender Häufigkeit) (➡ 8.3.3)
- Infektabwehr: **Thymus** (➡ 8.6.1), **Interferon** (➡ 8.7.3), **Infektachse** (➡ 8.12.3)
- stabilisierende Punkte: **Nullpunkt** (➡ 8.10.3), **Lateralitätssteuerpunkt** (➡ 8.8.5)

Chinesische Punkte

- lokale Punkte: **äußere Nase (14), innere Nase (16)** (➡ 8.3.2), **shen men (55)** (➡ 8.7.2)

Behandlungsverlauf

- **akutes Stadium:** 2x/Wo.
- bei zunehmend freier Nasenatmung: 1x/Wo. bis 2x/Mo. bis zur Beschwerdefreiheit

Prognose

- sehr unterschiedliche Verläufe, oft sofort erleichterte Nasenatmung
- Beschwerdefreiheit innerhalb weniger Wochen bis mehreren Monaten

> Nasenpolypen sind für die Ohrakupunktur kein Therapiehindernis. Sie können sich während der Therapie zurückbilden. Manchmal kann somit eine geplante Operation vermieden werden.

7

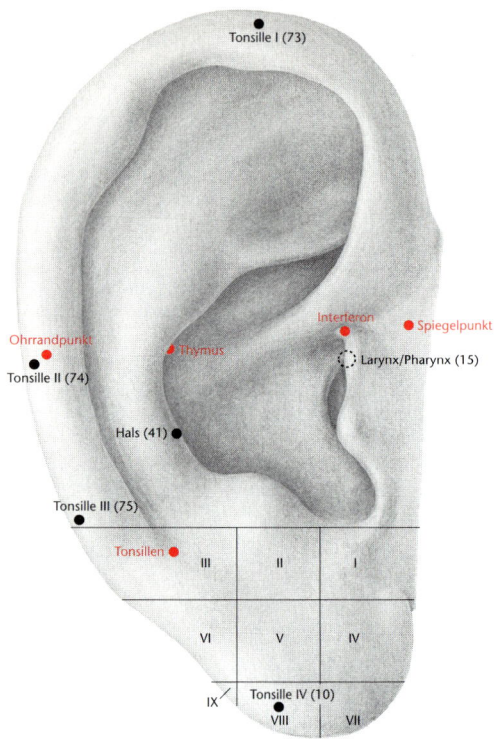

Tonsille I (73)

Interferon

Spiegelpunkt

Ohrrandpunkt

Thymus

Larynx/Pharynx (15)

Tonsille II (74)

Hals (41)

Tonsille III (75)

Tonsillen

III

II

I

VI

V

IV

IX

Tonsille IV (10)

VIII

VII

Abb. 7.2-5

7.2.5 Tonsillitis

Charakteristika

- bakterielle oder virale Entzündung der Rachen- und Gaumenmandeln mit Schluckbeschwerden
- typischerweise Rötung und Schwellung der Tonsillen
- häufig chronisch rezidivierend
- sowohl die chronische Tonsillitis als auch die Narbe nach Tonsillektomie haben oft Störfeldcharakter (➡ 5.7)

Therapieschema

Französische Punkte

- lokaler Punkt: **Tonsillen** (➡ 8.3.4)
- Infektabwehr: **Thymus** (➡ 8.6.1), **Interferon** (➡ 8.7.3), **Infektachse** (➡ 8.12.3)

Chinesische Punkte

- lokale Punkte: **Tonsille I (73)**, **Tonsille II (74)**, **Tonsille III (75)** (➡ 8.3.1) und **Tonsille IV (10)** (➡ 8.3.4), **Hals (41)** (➡ 8.4.4), **Larynx/Pharynx (15)** (➡ 8.4.5)

Zum Ausschluß einer Streptokokkenbesiedlung sollte immer ein Abstrich durchgeführt werden. Bei positivem Befund ist unbedingt eine Antibiose erforderlich. Die Ohrakupunktur kann dann unterstützend fortgeführt werden (Beschleunigung des Heilungsprozesses, Abmilderung der Antibiotikanebenwirkungen).
Ein Peritonsillarabszeß (einseitige Rötung und Vorwölbung des betroffenen Gaumenbogens, hohes Fieber) muß chirurgisch saniert werden. Die Operationsindikation sollte sehr eng gestellt werden, da Narben im Tonsillenbereich als Störfelder (➡ 5.7.1) wirken können.

Behandlungsverlauf

- **akute Tonsillitis:** zunächst 1x/Tag bis alle 2 Tage bis zur deutlichen Reduzierung der Rötung und Schluckbeschwerden, dann 1–2x/Wo. bis zur Beschwerdefreiheit
- **chronisch rezidivierende Tonsillitis:** 1–2x/Wo. bis zur Beschwerdefreiheit
- **Tonsillektomienarbe als Störfeld:** Mitbehandlung der am Ohr abgebildeten (projizierten) Tonsillektomienarbe in den Intervallen der primären Erkrankung

Wichtige Indikation der Ohrakupunktur: Selbst bei chronisch rezidivierender Tonsillitis kann dauerhafte Beschwerdefreiheit erzielt werden!

Prognose

- **akute Tonsillitis:** in der Regel 2–3 Wochen bis zur Beschwerdefreiheit
- **chronisch rezidivierende Tonsillitis:** meist 2–6 Wochen bis zur Beschwerdefreiheit

7

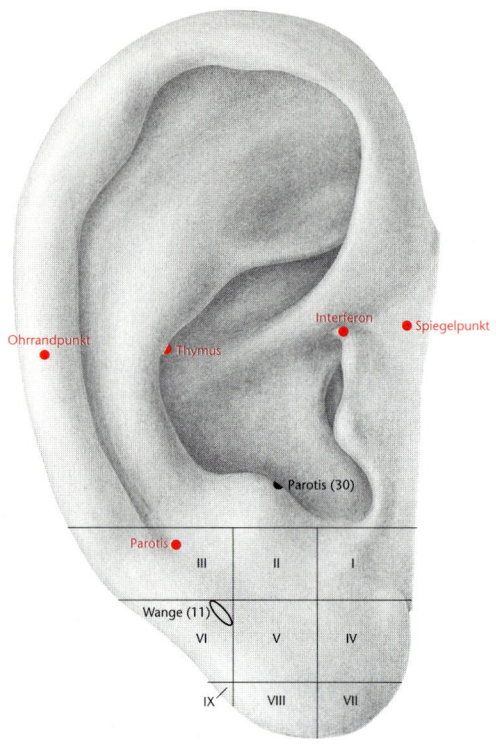

Abb. 7.2-6

7.2.6 Parotitis

Charakteristika

akute oder chronisch rezidivierende Entzündung der Ohrspeicheldrüse mit schmerzhafter Schwellung und Rötung

- **Ursachen:**
  - virale Infektionskrankheit (Mumps)
  - bakterielle Infektion, z. B. bei Abwehrschwäche nach einer schweren Operationen
  - reaktiv bei Verschluß des Ausführungsganges durch einen Stein (sehr selten)

Therapieschema

Therapieschema bei den verschiedenen Parotitisformen ähnlich. Beim Verschlußstein entfallen die Punkte der Infektabwehr. Entscheidend ist die RAC-Tastung (➡ 3.1.4).

Französische Punkte

- lokaler Punkt: **Parotis** (➡ 8.3.4)
- Infektabwehr: **Thymus** (➡ 8.6.1), **Interferon** (➡ 8.7.3), **Infektachse** (➡ 8.12.3)

Chinesische Punkte

- lokale Punkte: **Parotis (30)** (➡ 8.3.3), **Wange (11)** (➡ 8.3.4)

> Bei Abszedierung ist eine chirurgische Intervention und evtl. Antibiose indiziert. Im seltenen Falle eines Parotisverschlußsteines muß eine Steinentfernung durch einen Facharzt durchgeführt werden.

Behandlungsverlauf

- **akute Parotitis:** zunächst 1x/Tag bis alle 2 Tage bis zur deutlichen Reduzierung der Schmerzen und Schwellung, dann 1–2x/Wo. bis zur Beschwerdefreiheit
- **chronisch rezidivierende Parotitis:** 1–2x/Wo. bis zur Beschwerdefreiheit

Prognose

- **akute Parotitis:** meist 2–3 Wochen bis zur Beschwerdefreiheit; die virale Parotitis (Mumps) kann in ihrem Verlauf abgeschwächt und auf wenige Tage verkürzt werden
- **chronisch rezidivierende Parotitis:** in der Regel 2–3 Monate bis zur Beschwerdefreiheit
- **reaktive, steinbedingte Parotitis:** im Anschluß an die Steinentfernung 1x Akupunktur zur Stützung, dann Beschwerdefreiheit

7

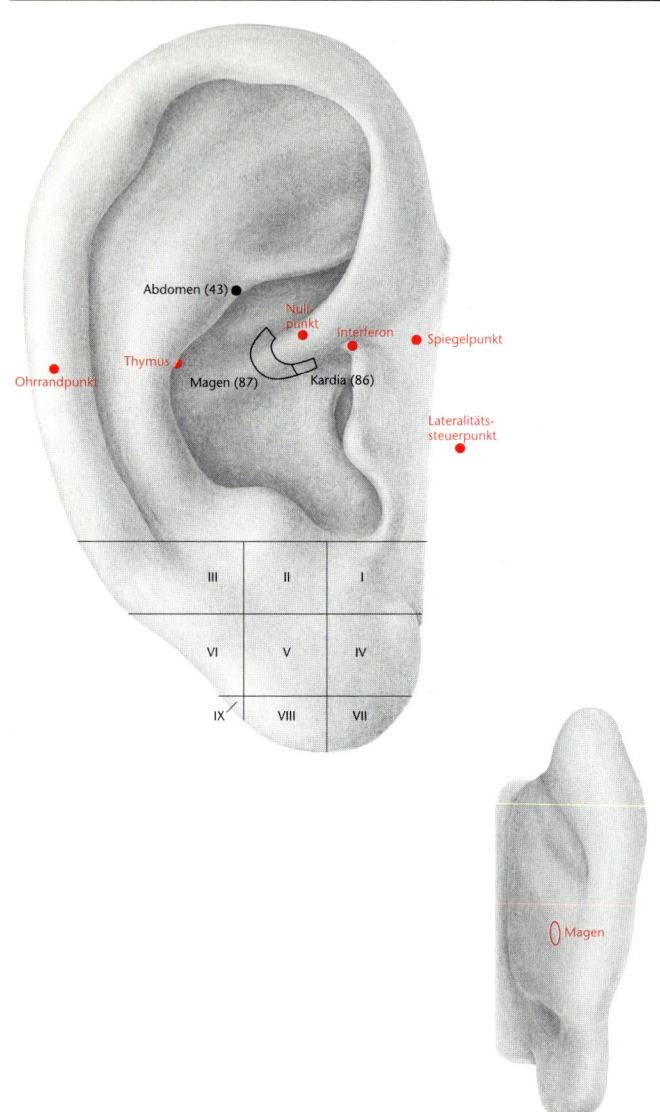

Abdomen (43)

Null-
punkt

Interferon

Spiegelpunkt

Thymus

Magen (87)

Kardia (86)

Ohrrandpunkt

Lateralitäts-
steuerpunkt

III   II   I

VI   V   IV

IX   VIII   VII

Magen

Abb. 7.3-1 a+b

7.3 Gastrointestinale Erkrankungen

7.3.1 Übelkeit

Charakteristika

- akute Übelkeit als Begleiterscheinung z. B. bei
  - gastrointestinalem Infekt
  - Migräne
  - Reisekrankheit
- chronische Übelkeit z. B. bei
  - schweren Erkrankungen wie Tumoren oder nach Chemotherapie
  - Gleichgewichtsstörungen, z. B. Morbus Menière

Therapieschema

Französische Punkte

- lokaler Punkt: **Magen** (➡ 8.11.3) an der Ohrrückseite
- stabilisierende Punkte: **Nullpunkt** (➡ 8.10.3), **Lateralitätssteuerpunkt** (➡ 8.8.5)
- evtl. Infektabwehr: **Thymus** (➡ 8.6.1), **Interferon** (➡ 8.7.3), **Infektachse** (➡ 8.12.3)

Chinesische Punkte

- lokale Punkte: **Magen (87)** (➡ 8.4.1), **Kardia (86)** (➡ 8.4.1), **Abdomen (43)** (➡ 8.4.4)

> Bei rezidivierender Übelkeit muß eine organische Ursache, die eine schulmedizinische Therapie erfordert (z. B. Operation bei Tumor) mittels konventioneller Diagnostik ausgeschlossen werden.

Behandlungsverlauf

- **akute Übelkeit:** 1x/Tag bis alle 2 Tage
- **chronische Übelkeit**, auch bei Übelkeit unter Chemotherapie: 2–3x/Wo.

Prognose

- **akute Übelkeit:** in der Regel nach einem bis wenigen Tagen Beschwerdefreiheit
- **chronische Übelkeit:** 2–4 Wochen bis zur Beschwerdefreiheit
- **Übelkeit bei maligner Grunderkrankung oder unter Chemotherapie:** in der Regel deutliche Verbesserung der Übelkeit nach wenigen Tagen

7

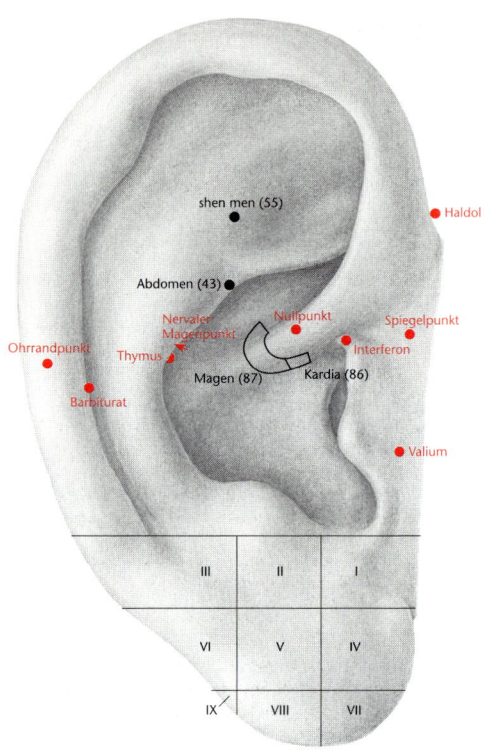

shen men (55)

Haldol

Abdomen (43)

Nullpunkt

Nervaler
Magenpunkt

Spiegelpunkt

Interferon

Ohrrandpunkt

Thymus

Magen (87)

Kardia (86)

Barbiturat

Valium

III

II

I

VI

V

IV

IX

VIII

VII

Abb. 7.3-2

7.3.2   Gastritis

Charakteristika

- Entzündung der Magenschleimhaut, die meist mit rezidivierenden, epigastrischen Schmerzen einhergeht; akute und chronische Formen
- **Ursachen:** z.B. Helicobacter pylori-Infektion, Alkohol, NSAR, Gallenreflux, Magensäureüberproduktion und Autoimmunprozeß
- **Auslöser/Verstärker:** Nikotin, Koffein, Streß
- **Komplikation:** Ulkus (➡ 7.3.3)

Therapieschema

Französische Punkte

- lokaler Punkt: **nervaler Magenpunkt** (➡ 8.9.2)
- evtl. Infektabwehr: **Thymus** (➡ 8.6.1), **Interferon** (➡ 8.7.3), **Infektachse** (➡ 8.12.3)
- psychische Punkte: **Haldol** (➡ 8.8.5), **Barbiturat** (➡ 8.7.1), **Valium** (➡ 8.7.3)
- stabilisierende Punkte: **Nullpunkt** (➡ 8.10.3)

Chinesische Punkte

- lokale Punkte: **Magen (87)**, **Kardia (86)** (➡ 8.4.1), **Abdomen (43)** (➡ 8.4.4)
- stabilisierender Punkt: **shen men (55)** (➡ 8.7.2)

> Bei epigastrischen Beschwerden im Sinne einer Gastritis sollte vor Beginn der Ohrakupunktur eine Gastroskopie zum Ausschluß eines Ulkus oder Karzinoms durchgeführt werden.
>
> Bei Nachweis von Helicobacter pylori: Eradikationstherapie (kombinierte Medikation von Antibiotika und Magensäuresekretionshemmer).

Behandlungsverlauf

- **akute Gastritis:** alle 2 Tage bis zur Beschwerdefreiheit
- **chronische Gastritis:** zunächst 2x/Wo.; bei rückläufigen Beschwerden oder Schmerzintervallen von > 1 Wo. (nach ca. 4 Wo.) 1x/Wo. bis zur anhaltenden Beschwerdefreiheit

Prognose

- **akute Gastritis:** ca. 2 Wochen bis zur Beschwerdefreiheit
- **chronische Gastritis:** ca. 6 Monate bis zur Beschwerdefreiheit

7

> Chronischer Nikotin- oder Koffeinabusus bzw. anhaltender Streß verhindern eine Ausheilung. Restbeschwerden müssen dann akzeptiert werden, auch ist regelmäßige Akupunktur (z.B. 1x/Mo.) zur Sicherung des Therapieergebnisses erforderlich.
>
> Begrenzte Therapiemöglichkeiten auch bei chronisch atrophischer Gastritis (Sonderform bei alten Patienten mit Schleimhautatrophie).

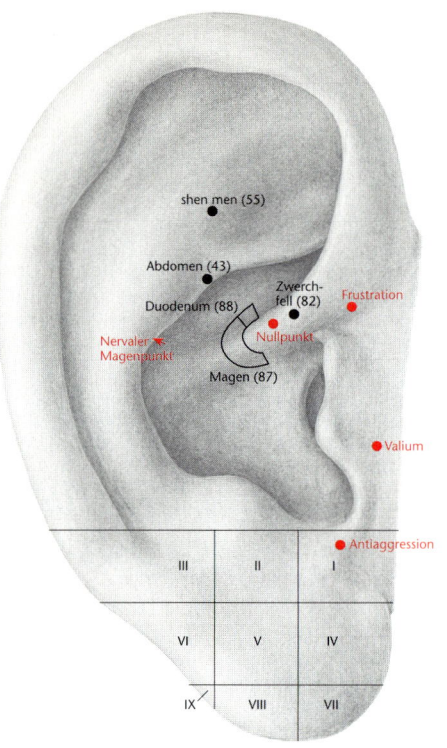

shen men (55)

Abdomen (43)

Zwerch-
fell (82)

Frustration

Duodenum (88)

Nervaler
Magenpunkt

Nullpunkt

Magen (87)

Valium

Antiaggression

III   II   I

VI   V   IV

IX   VIII   VII

Abb. 7.3-3

7.3.3 Ulcus ventriculi et duodeni

Charakteristika

- meist rezidivierende Entzündung und Ulzeration der Magen- bzw. Zwölffingerdarm-schleimhaut
- epigastrische Schmerzen v. a. postprandial oder Nüchternschmerz (Ulcus duodeni)
- **Ursachen:** Helicobacter pylori (fast 100 % bei Ulcus duodeni, ca. 80 % bei Ulcus ventriculi), NSAR, ASS, seltener Glukokortikoide, Zollinger-Ellison-Syndrom
- **verstärkende Faktoren:** Nikotin, Koffein, Streß

Therapieschema

Französische Punkte

- lokaler Punkt: **nervaler Magenpunkt** (➡ 8.9.2)
- psychische Punkte: **Valium** (➡ 8.7.3), **Antiaggression** (➡ 8.8.4), **Frustration** (➡ 8.8.2)
- stabilisierende Punkte: **Nullpunkt** (➡ 8.10.3)

Chinesische Punkte

- lokale Punkte: **Magen (87)** (➡ 8.4.1), **Duodenum (88)** (➡ 8.4.1), **Abdomen (43)** (➡ 8.4.4)
- stabilisierender Punkt: **shen men (55)** (➡ 8.7.2), **Zwerchfell (82)** (➡ 8.4.3)

> Bei epigastrischen Beschwerden im Sinne eines Ulkus sollte vor der Ohrakupunktur immer eine Gastroskopie zum Ausschluß eines Karzinoms durchgeführt werden.
> Bei einem floriden Ulkus ist aufgrund der Perforationsgefahr eine konservative Therapie mit Protonenhemmern (z. B. Omeprazol) voranzustellen.

Behandlungsverlauf

Bei floridem Ulkus sollte in der Regel nach schulmedizinischen Prinzipien behandelt werden. Ohrakupunktur ist dann therapiebegleitend einzusetzen (beschleunigt Abheilungsprozeß). Alleinige Ohrakupunktur nur in leichten Fällen anwenden.

- **akute Phase:** 1x/Tag bis alle 2 Tage
- **chronische Phase** (Schmerzen > 1 Monat): 1–2x/Wo. bis zur Schmerzfreiheit

> Bei Ulzera in Folge von NSAR- oder Glukokortikoid-Therapie sollten diese Medikamente soweit möglich ausgeschlichen oder abgesetzt und wenn möglich durch Ohrakupunktur ersetzt werden. Die Punktauswahl richtet sich dann nach der jeweiligen Indikation.

Prognose

- **akutes und chronisches Stadium:** deutliche Reduzierung der Beschwerden innerhalb 1–2 Wochen
- Behandlungsbeginn im **akuten Stadium:** meist Beschwerdefreiheit nach bis zu 4 Wochen

> Ein chronischer Nikotin- oder Koffeinabusus bzw. anhaltender Streß oder Medikamenteneinnahme (z. B. NSAR, Glukokortikoide, ASS) kann eine Abheilung des Ulkus verhindern bzw. ein erneutes Auftreten verursachen.

7

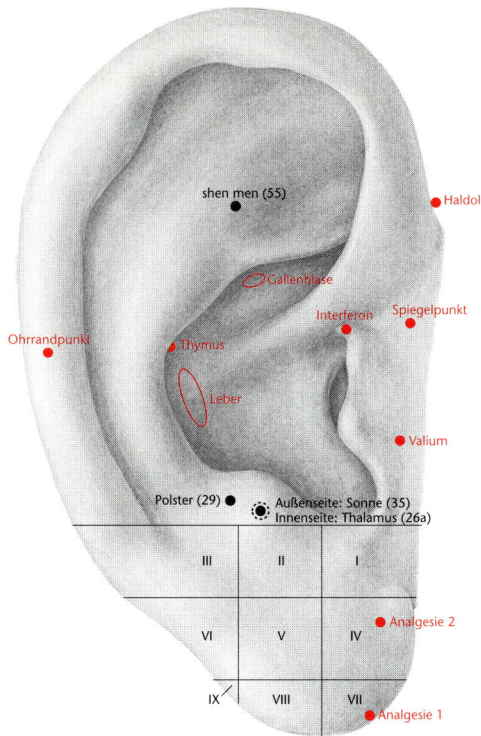

shen men (55)

Haldol

Gallenblase

Interferon

Spiegelpunkt

Ohrrandpunkt

Thymus

Leber

Valium

Polster (29)

Außenseite: Sonne (35)
Innenseite: Thalamus (26a)

III	II	I
VI	V	IV
IX	VIII	VII

Analgesie 2

Analgesie 1

Abb. 7.3-4

7.3.4 Cholelithiasis und Cholecystitis

Charakteristika

- **Cholelithiasis:** Gallensteinleiden; in 50 % „stumme" Steine (sonographischer Zufallsbefund); ansonsten rezidivierende, oft diffuse Oberbauchschmerzen (v. a. nach fettem Essen, Alkohol und Kaffee) oder aber Gallenkolik
- **Cholecystitis:** Gallenblasenentzündung; in über 90 % ist Gallensteinleiden Ursache

Therapieschema

Französische Punkte

- lokale Punkte: **Gallenblase**, evtl. **Leber** (➡ 8.4.1)
- Schmerzpunkte: **Analgesie 1** und **2** (➡ 8.7.5)
- Infektabwehr: **Thymus** (➡ 8.6.1), **Interferon** (➡ 8.7.3), **Infektachse** (➡ 8.12.3)
- relaxierende Punkte: **Valium** (➡ 8.7.3), **Haldol** (➡ 8.8.5)

Chinesische Punkte

- Schmerzpunkte: **Sonne (35)**, **Thalamus (26a)**, **Polster (29)** (➡ 8.7.4),
  shen men (55) (➡ 8.7.2)

> Kurative Therapie mit Ohrakupunktur nur bei Gallenblasengries möglich.
> Bei Gallenblasensteinen kann die Ohrakupunktur eine Kolik auslösen, deshalb ist eine endoskopisch-operative Therapie vorzuziehen.
> Bei akuter Cholecystitis sofortige Klinikeinweisung!

Behandlungsverlauf

- **asymptomatische Cholecystolithiasis:** nicht therapiebedürftig; Ohrakupunktur kann Kolik auslösen
- **Gallenblasengries:** 1x/Wo. bis zur Restitutio ad integrum (sonographische Kontrolle)
- **akute Schmerzsymptomatik:** 1x/Tag bis zur anhaltenden Schmerzreduzierung, evtl. bis zum Steinabgang bei Cholecystolithiasis oder Operation

Prognose

- **Cholecystitis:** ca. 2–3 Wochen bis zur Beschwerdefreiheit
- **Gallenblasengries:** Behandlung bis zu 3 Monate notwendig

7

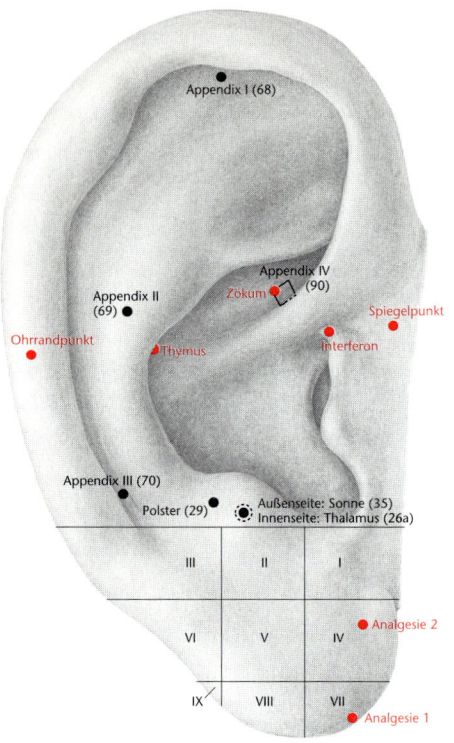

Abb. 7.3-5

7.3.5 Appendizitis

Charakteristika

- **akute Appendizitis:**
  - rechtsseitige Unterbauchschmerzen, häufig verbunden mit Appetitlosigkeit, Übelkeit und Erbrechen
  - kurze Anamnese, häufig wenige Stunden
- **chronisch rezidivierende Appendixreizung:** schubweise Schmerzen im rechten Unterbauch, evtl. Obstipation, Untergewicht

Therapieschema

Französische Punkte

- lokaler Punkt: **Zökum** (➡ 8.4.1)
- Schmerzpunkte: **Analgesie 1** und **2** (➡ 8.7.5)
- Infektabwehr: **Thymus** (➡ 8.6.1), **Interferon** (➡ 8.7.3), **Infektachse** (➡ 8.12.3)

Chinesische Punkte

- lokale Punkte: **Appendix IV (90)** (➡ 8.4.1), **Appendix I (68)**, **Appendix II (69)**, **Appendix III (70)** (➡ 8.4.2)
- Schmerzpunkte: **Sonne (35)**, **Thalamus (26a)**, **Polster (29)** (➡ 8.7.4)

> Bei Therapieresistenz über (wenige) Stunden ist bei einer akuten Appendizits eine Operation durchzuführen (Perforationsgefahr!). Im Zweifelsfall ist die Operation der Ohrakupunktur immer vorzuziehen.

> Bei Patientinnen ist manchmal die Unterscheidung einer Appendizitis von einer Adnexitis durch die RAC-Tastung möglich. Oft führt jedoch eine Appendizitis zu einer Begleitreaktion der Adnexe und umgekehrt. In diesem Falle findet man Punkte für beide Erkrankungen.

Behandlungsverlauf

- **akute Appendizitis:** Operation ist Therapie der Wahl; Versuch (über wenige Stunden): im Abstand von 1–2 Stunden Akupunktur bis zur deutlichen Schmerzreduzierung, bei Therapieresistenz Klinikeinweisung
- **chronisch rezidivierende Appendixreizung:**
  - zunächst 1x/Tag bis zur deutlichen Schmerzreduzierung
  - danach 1x/Wo. bis zur Beschwerdefreiheit

Prognose

- **akute Appendizitis:** Beschwerdebesserung innerhalb Stunden möglich
- **chronisch rezidivierende Appendixreizung:** in der Regel bis zu 3 Monate bis zur Beschwerdefreiheit

7

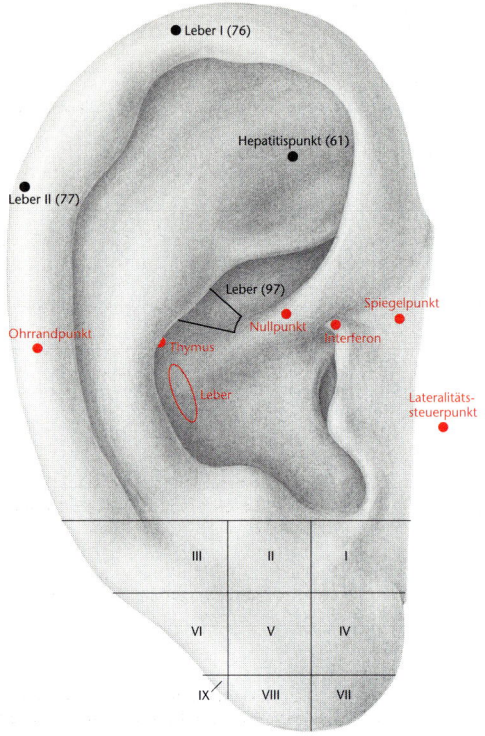

Leber I (76)

Hepatitispunkt (61)

Leber II (77)

Leber (97)

Spiegelpunkt

Ohrrandpunkt

Nullpunkt

Interferon

Thymus

Leber

Lateralitäts-
steuerpunkt

III II I

VI V IV

IX VIII VII

Abb. 7.3-6

7.3.6   Hepatitis

Charakteristika

- **serologisch positive Hepatitis A:**
  - Ansteckung durch Schmierinfektion (sexuelle Kontakte, unsaubere Nahrungsmittel)
  - Inkubationszeit: ca. 15–20 Tage
  - Symptome und Verlauf: v. a. Schwäche und unspezifische Infektsymptomatik; heilt in der Regel folgenlos ab; nur sehr selten chronische Verläufe; Seropositivität bleibt; Impfung möglich
- **serologisch positive Hepatitis B:**
  - Ansteckung meist parenteral, z. B. Bluttransfusion, gebrauchte Kanülen; aber auch über Schmierinfektion, z. B. sexuelle Kontakte
  - Inkubationszeit: ca. 50–180 Tage
  - Symptome und Verlauf: im akuten Stadium v. a. Schwäche und unspezifische Infektsymptomatik, selten Ikterus; Impfung möglich
  - Krankheitsdauer: ca. 2 Wochen und dann meist Abheilung, aber auch letaler Verlauf (1 %). Übergang in chronisches Stadium (Leberzirrhose) möglich
- **serologisch positive Hepatitis C:**
  - Ansteckung meist parenteral, z. B. Bluttransfusion, gebrauchte Kanülen, aber auch über Schmierinfektion, z. B. sexuelle Kontakte
  - Inkubationszeit: ca. 40–85 Tage
  - Symptome und Verlauf: im akuten Stadium v. a. Schwäche und unspezifische Infektsymptomatik, selten Ikterus. Übergang ins chronische Stadium (Leberzirrhose) häufig; derzeit kein Impfstoff verfügbar

Therapieschema

Gleiches Therapieschema für alle Hepatitisformen, Ergänzung mit TCM bei aggressiver Hepatitis B und C sinnvoll.

Französische Punkte

- lokaler Punkt: **Leber** (➡ 8.4.1)
- Infektabwehr: **Thymus** (➡ 8.6.1), **Interferon** (➡ 8.7.3), **Infektachse** (➡ 8.12.3)
- stabilisierende Punkte: **Nullpunkt** (➡ 8.10.3), **Lateralitätssteuerpunkt** (➡ 8.8.5)

Chinesische Punkte

- lokale Punkte: **Hepatitispunkt (61)** (➡ 8.4.7), **Leber I (76)**, **Leber II (77)** (➡ 8.4.3), **Leber (97)** (➡ 8.4.1)

> Die Akupunktur stärkt zwar die Immunabwehr, hat aber keinen Einfluß auf die Infektiosität. Patientenaufklärung ist dringend erforderlich (Übertragung der Erkrankung, z. B. beim Geschlechtsverkehr!).

Behandlungsverlauf

- **Hepatitis A, B und C:** im akuten Stadium 2–3x/Wo. bis zur Beschwerdefreiheit
- **Hepatitis B und C:** im chronischen Stadium 2–4x/Mo. meist über mehrere Jahre

Prognose

- **akutes Stadium:** Dauer ca. 2–4 Wochen; Krankheitsverlauf v. a. bei Hepatitis A wird abgekürzt und Gefahr einer Chronifizierung bei Hepatitis B vermindert
- **chronisches Stadium** (bei Hepatitis B und C):
  - Entwicklung einer Leberzirrhose kann verzögert werden
  - Krankheitsgefühl (z. B. Müdigkeit, Schwäche) verschwindet meist

7

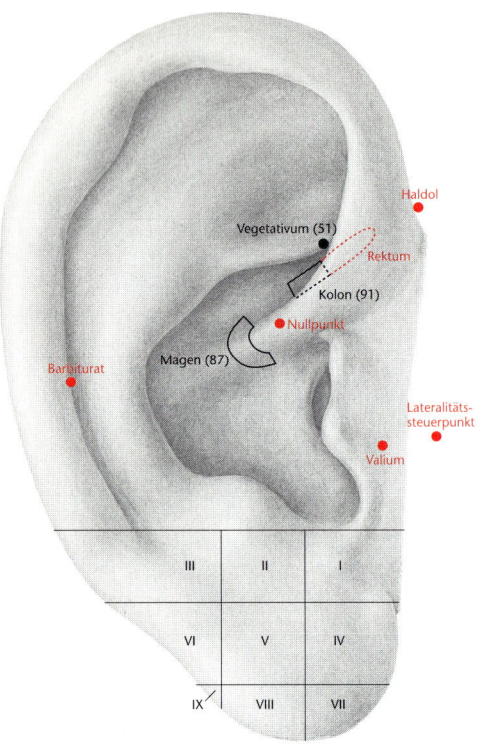

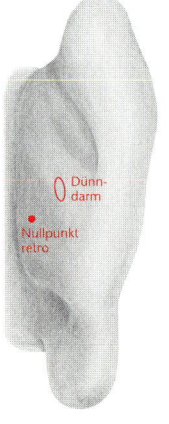

Abb. 7.3-7 a+b

164

7.3.7   Meteorismus

Charakteristika

- Luft- bzw. Gasansammlung im Darm oder in der freien Bauchhöhle, evtl. mit diffusen Bauchschmerzen
- häufig gekoppelt mit Reizmagen oder anderen nervösen Beschwerden, z.B. Aerophagie
- **Auslöser:** blähende Nahrungsmittel wie z.B. Kohl, Nahrungsmittelunverträglichkeit, Streß, Candidose

> Schwere gastrointestinale Erkrankungen, wie Tumoren (z.B. Kolonkarzinom), müssen vor der Akupunktur sorgfältig durch die entsprechende internistische Diagnostik abgeklärt und evtl. auch operativ saniert werden.

Therapieschema

Unabhängig von der Ursache sind folgende Punkte gemäß RAC-Tastung (➠ 3.1.4) zu therapieren:

Französische Punkte

- lokale Punkte: **Rektum** (➠ 8.4.1) an der Ohrvorderseite; **Dünndarm, Nullpunkt retro** (➠ 8.11.3) an der Ohrrückseite
- stabilisierende Punkte: **Nullpunkt** (➠ 8.10.3), **Lateralitätssteuerpunkt** (➠ 8.8.5)
- psychische Punkte: **Barbiturat** (➠ 8.7.1), **Haldol** (➠ 8.8.5), **Valium** (➠ 8.7.3)

Chinesische Punkte

- lokaler Punkt: **Kolon (91)** (➠ 8.4.1), evtl. **Magen (87)** (➠ 8.4.1)
- stabilisierender Punkt: **Vegetativum (51)** (➠ 8.6.4)

> Eine bestehende Candidose kann sich unter Ohrakupunktur auch ohne systemische Therapie (z.B. Nystatin) wieder zurückbilden. Vermuteter Mechanismus: Stärkung des Immunsystems führt zur Regeneration der Darmflora. Die Übersiedlung durch Candidapilze wird dadurch zurückgedrängt.

Behandlungsverlauf

- tägl. Auftreten des Meteorismus: 2–3x/Wo. bis zur Beschwerdebesserung, danach 1x/Wo. bis zur Beschwerdefreiheit
- sporadisches Auftreten des Meteorismus: 1x/Wo. bis zur Beschwerdefreiheit

Prognose

- neu aufgetretener, **akuter Meteorismus:** meist ca. 3–4 Wochen bis zur anhaltenden Beschwerdefreiheit
- **chronischer Meteorismus** (> 4 Wochen): ca. 3 Monate bis zur anhaltenden Beschwerdefreiheit

> Das Erlernen von Entspannungstechniken, z.B. Qi Gong, Yoga, autogenes Training, kann den Behandlungserfolg beschleunigen.

7

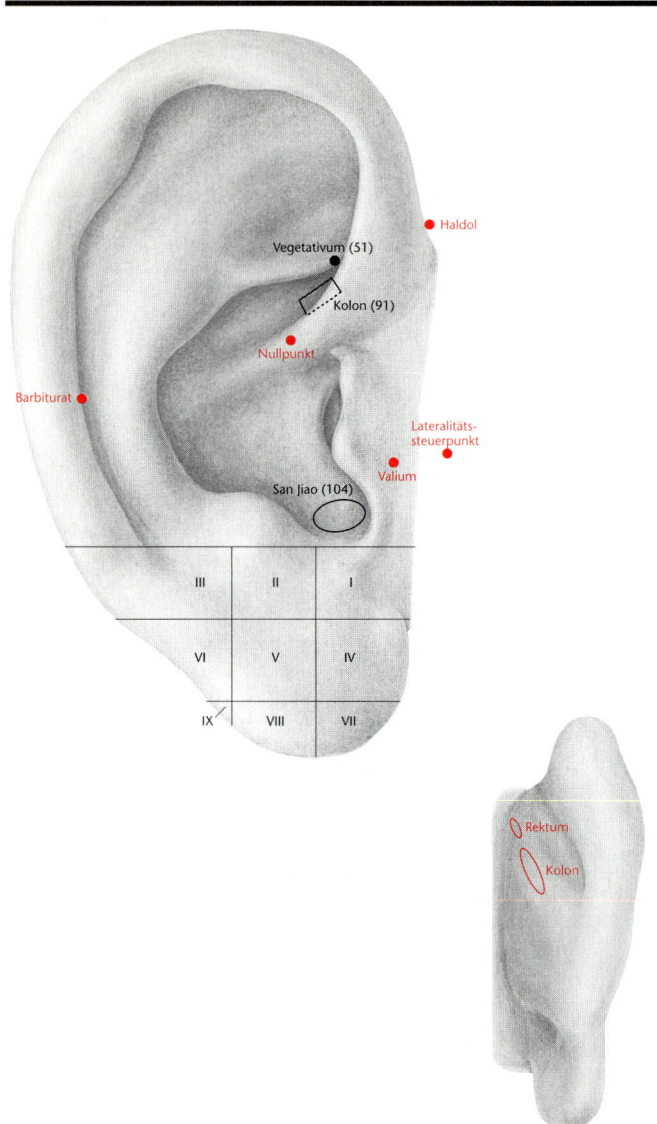

Haldol

Vegetativum (51)

Kolon (91)

Nullpunkt

Barbiturat

Lateralitäts-
steuerpunkt

Valium

San Jiao (104)

III

II

I

VI

V

IV

IX

VIII

VII

Rektum

Kolon

Abb. 7.3-8 a+b

7.3.8 Obstipation

Charakteristika

vergrößertes Defäkationsintervall (individuelle Schwankungen, etwa > 3 Tage) kombiniert mit hartem Stuhl

- meist chronische, habituelle Obstipation, jedoch auch Begleitsymptom anderer Erkrankungen oder Arzneimittelnebenwirkung
- Obstipation führt oft zu Laxanzienabusus, der wiederum Obstipation verstärkt (Circulus vitiosus)
- **begünstigende Faktoren:** ballaststoffarme Ernährung, Bewegungsmangel und verminderte Flüssigkeitszufuhr

> Stenosierende Prozesse wie z.B. Tumoren müssen vor der Ohrakupunktur durch internistische Diagnostik ausgeschlossen werden.

Therapieschema

Französische Punkte

- lokale Punkte: **Kolon**, **Rektum** (➡ 8.11.3) an der Ohrrückseite
- stabilisierende Punkte: **Nullpunkt** (➡ 8.10.3), **Lateralitätssteuerpunkt** (➡ 8.8.5)
- psychische Punkte: **Barbiturat** (➡ 8.7.1), **Haldol** (➡ 8.8.5), **Valium** (➡ 8.7.3)

Chinesische Punkte

- lokaler Punkt: **Kolon (91)** (➡ 8.4.1)
- stabilisierende Punkte: **San Jiao (104)** (➡ 8.10.2), **Vegetativum (51)** (➡ 8.6.4)

Behandlungsverlauf

- zunächst (ca. 4 Wochen) 2–3x/Wo.
- dann 1x/Wo. (bei anhaltender Obstipation)

Prognose

- **kurzzeitig bestehende Obstipation** (bis zu einigen Monaten): meist ca. 4 Wochen bis zur Beschwerdefreiheit
- **chronische Obstipation** (mehrere Monate bis Jahre, z.T. Jahrzehnte): ca. 3–6 Monate bis zur Beschwerdefreiheit

> Compliance des Patienten ist für Therapieerfolg Voraussetzung. Das bedeutet ausreichende Zufuhr von Ballaststoffen und Flüssigkeit und ggf. das Absetzen von Laxanzien. Langjähriger Laxanzienabusus kann den Darm so schädigen, daß eine Restitutio ad integrum nicht mehr möglich ist.

7

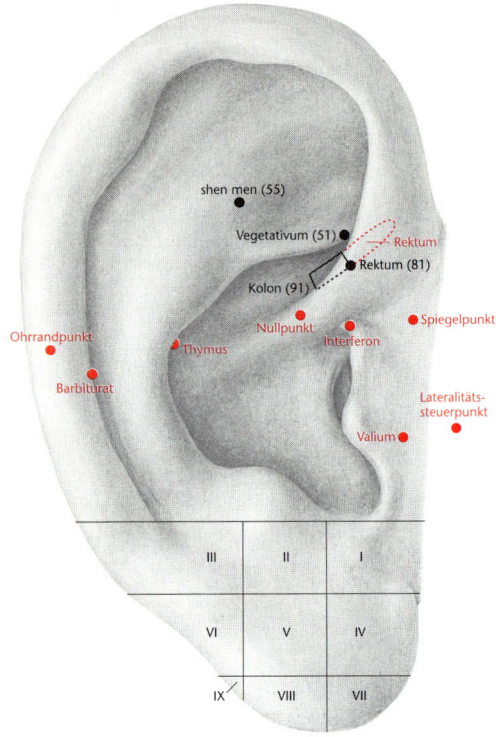

shen men (55)

Vegetativum (51)

Rektum

Rektum (81)

Kolon (91)

Ohrrandpunkt

Thymus

Nullpunkt

Interferon

Spiegelpunkt

Barbiturat

Lateralitäts-
steuerpunkt

Valium

III

II

I

VI

V

IV

IX

VIII

VII

Abb. 7.3-9

7.3.9 Diarrhoe

Charakteristika

- mehr als drei nicht geformte Stühle an einem Tag
- **Ursachen:**
  - gastrointestinaler Infekt, z.B. durch Salmonellen, Shigellen, enterotoxische E. coli-Stämme
  - Nahrungsmittelallergie bzw. -unverträglichkeit (z.B. Milchprodukte)
  - Arzneimittelnebenwirkung, z.B. Antibiotika, NSAR, Digitalis, Magentherapeutika
  - Streß oder psychische Belastung (besonders bei vegetativ labilen Patienten)
  - chronisch entzündliche Darmerkrankungen, z.B. Colitis ulcerosa (➡ 7.3.10), M. Crohn (➡ 7.3.11)

Therapieschema

Französische Punkte

- lokaler Punkt: **Rektum** (➡ 8.4.1)
- stabilisierende Punkte: **Nullpunkt** (➡ 8.10.3), **Lateralitätssteuerpunkt** (➡ 8.8.5)
- psychische Punkte: **Barbiturat** (➡ 8.7.1), **Valium** (➡ 8.7.3)
- evtl. Infektabwehr: **Thymus** (➡ 8.6.1), **Interferon** (➡ 8.7.3), **Infektachse** (➡ 8.12.3)

Chinesische Punkte

- lokale Punkte: **Kolon (91)** (➡ 8.4.1), **Rektum (81)** (➡ 8.4.3)
- stabilisierende Punkte: **shen men (55)** (➡ 8.7.2), **Vegetativum (51)** (➡ 8.6.4)

> Schwere Erkrankungen des Gastrointestinaltrakts, z.B. Kolonkarzinom, müssen vor der Ohrakupunktur durch die entsprechende internistische Diagnostik abgeklärt werden. Wichtig ist auch die Stuhluntersuchung zur Erkennung von Infektionen (z.B. Salmonellose).

Behandlungsverlauf

- **akuter einfacher gastrointestinaler Infekt:**
  - 2–3x/Wo. bis zur Beschwerdefreiheit
- **akuter schwerer gastrointestinaler Infekt** (z.B. Salmonellose, Ruhr):
Ohrakupunktur adjuvant zur konservativen Therapie
  - zunächst 3–4x/Wo. bis zur Beschwerdebesserung
  - dann 1x/Wo. bis zur Beschwerdefreiheit
- **nichtinfektiöse Diarrhoe** (z.B. bei psychovegetativer Labilität):
  - zunächst 2x/Wo. bis zur Beschwerdebesserung
  - dann 1x/Wo. bis zur Beschwerdefreiheit

Prognose

- **akuter einfacher gastrointestinaler Infekt:**
  - je nach Grundkonstitution 2–10 Tage bis zur Beschwerdefreiheit
- **akuter schwerer gastrointestinaler Infekt** (z.B. Salmonellose, Ruhr):
  - 1–4 Tage bis zur Beschwerdebesserung
  - 1–3 Wochen bis zur Beschwerdefreiheit
- **nichtinfektiöse Diarrhoe** (z.B. bei psychovegetativer Labilität):
  - 1–2 Wochen bis zur Beschwerdebesserung
  - ca. 3 Monate bis zur Beschwerdefreiheit

7

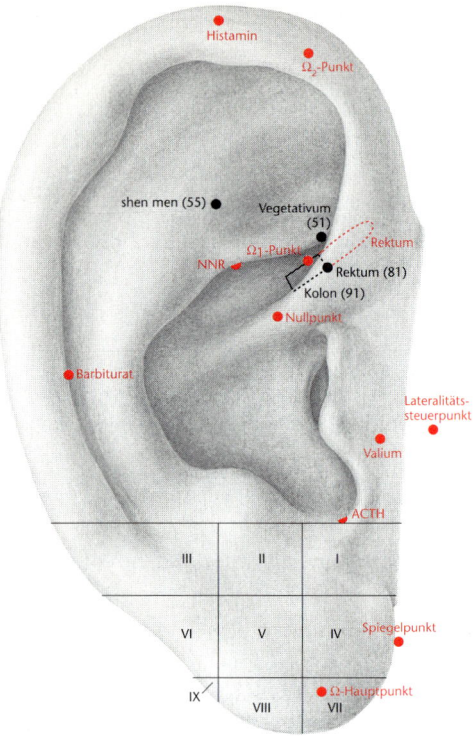

Abb. 7.3-10

170

7.3.10 Colitis ulcerosa

Charakteristika

chronisch entzündliche, rezidivierende Dickdarmerkrankung mit Beginn im Rektum und Ausbreitung nach proximal

- diffuse abdominelle Schmerzen mit teils schleimig-blutigen Durchfällen
- psychische Komponente, z.B. kann Streß einen Schub auslösen
- je nach Dauer und Ausdehnung der Colitis ulcerosa erhöhtes Risiko der malignen Entartung

Regelmäßige Koloskopie zum Ausschluß einer malignen Entartung!

Therapieschema

Französische Punkte

- lokaler Punkt: **Rektum** (➡ 8.4.1)
- stabilisierende Punkte: **Nullpunkt** (➡ 8.10.3), **Lateralitätssteuerpunkt** (➡ 8.8.5)
- psychische Punkte: **Barbiturat** (➡ 8.7.1), **Valium** (➡ 8.7.3), **Omegaachse** (➡ 8.12.1)
- immunologische Punkte: **Immunachse** (➡ 8.12.2), **ACTH** (➡ 8.6.5), **NNR** (➡ 8.6.1)

Chinesische Punkte

- lokale Punkte: **Kolon (91)** (➡ 8.4.1), **Rektum (81)** (➡ 8.4.3)
- stabilisierende Punkte: **shen men (55)** (➡ 8.7.2), **Vegetativum (51)** (➡ 8.6.4)

Behandlungsverlauf

- **akuter Schub:** 1x/Tag bis alle 2 Tage bis zur Beschwerdebesserung; dann 2x/Wo., bei schmerzfreien Intervallen von > 1 Wo. (nach ca. 4 Wo.) 1x/Wo. bis zur anhaltenden Beschwerdefreiheit
- **Prophylaxe** im beschwerdefreien Intervall: etwa 1x/Mo. über ca. 6 Monate

Prognose

- je nach Schweregrad 4–8 Wochen bis zum Aufhören der Durchfälle im akuten Schub
- lange beschwerdefreie Intervalle nach ca. 6 Monaten
- dauernde Beschwerdefreiheit nach mehreren Jahren möglich

Ohrakupunktur bewirkt psychische Stabilisierung und Stützung des Immunsystems des Patienten. Beide Komponenten sind für eine erfolgreiche Therapie der Colitis ulcerosa wichtig.

7

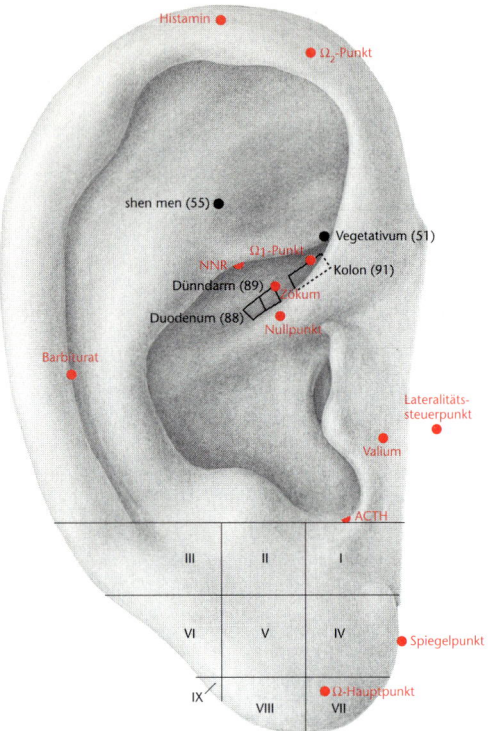

Histamin
Ω₂-Punkt
shen men (55)
Vegetativum (51)
Ω₁-Punkt
NNR
Kolon (91)
Dünndarm (89)
Zökum
Duodenum (88)
Nullpunkt
Barbiturat
Lateralitäts-
steuerpunkt
Valium
ACTH
III   II   I
VI   V   IV   Spiegelpunkt
IX   VIII   VII   Ω-Hauptpunkt

Abb. 7.3-11

7.3.11 Morbus Crohn

Charakteristika

chronisch entzündliche, granulomatöse Erkrankung v. a. des terminalen Ileum (in 40 % der Fälle ausschließlich) und des Kolon
- kolikartige abdominelle Schmerzen mit Durchfällen (selten blutig)
- **verstärkender Faktor:** psychischer Streß
- **Komplikationen:** u. a. Ulzerationen und Fisteln, Stenosen, Ileus

Therapieschema

Französische Punkte
- lokaler Punkt: **Zökum (➡ 8.4.1)**
- stabilisierende Punkte: **Nullpunkt (➡ 8.10.3), Lateralitätssteuerpunkt (➡ 8.8.5)**
- psychische Punkte: **Barbiturat (➡ 8.7.1), Valium (➡ 8.7.3), Omegaachse (➡ 8.12.1)**
- immunologische Punkte: **Immunachse (➡ 8.12.2), ACTH (➡ 8.6.5), NNR (➡ 8.6.1)**

Chinesische Punkte
- lokale Punkte: **Duodenum (88), Dünndarm (89), Kolon (91) (➡ 8.4.1),**
- stabilisierende Punkte: **shen men (55) (➡ 8.7.2), Vegetativum (51) (➡ 8.6.4)**

Behandlungsverlauf

- **akuter Schub:** zunächst alle 2 Tage bis zur Beendigung der Durchfälle, danach 1x/Wo. bis zur anhaltenden Beschwerdefreiheit
- **Prophylaxe** im beschwerdefreien Intervall: etwa 1x/Mo. bis die Beschwerdefreiheit über 6 Monate anhält

Prognose

- 2–4 Wochen bis zur Beendigung der Diarrhoe im akuten Schub
- lange beschwerdefreie Intervalle nach 3–6 Monaten (je nach Schweregrad der Erkrankung)
- dauernde Beschwerdefreiheit nach mehreren Jahren möglich, sofern noch keine Spätfolgen (z. B. Fisteln) vorliegen

7

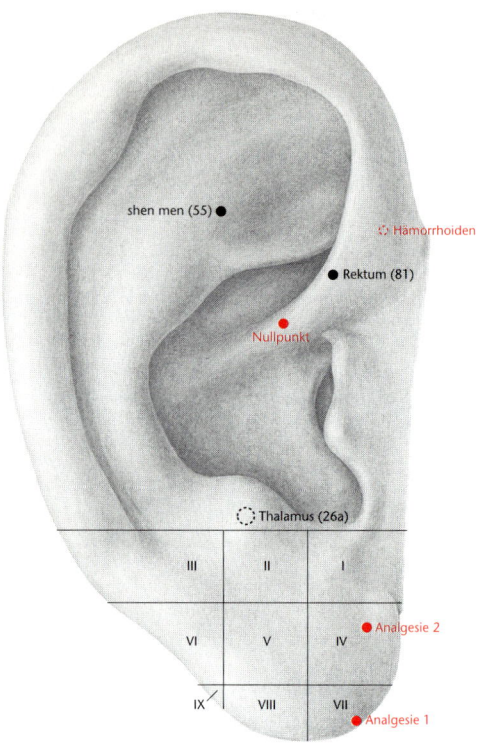

shen men (55) ●

○ Hämorrhoiden

● Rektum (81)

● Nullpunkt

○ Thalamus (26a)

III	II	I
VI	V	IV
IX	VIII	VII

● Analgesie 2

● Analgesie 1

Abb. 7.3-12

7.3.12 Hämorrhoiden

Charakteristika

- Erweiterung des arteriovenösen Plexus hämorrhoidalis superior
  - **Grad 1:** leichtes Vorwölben der Hämorrhoiden in den Analkanal
  - **Grad 2:** prolabieren der Hämorrhoiden beim Pressen mit spontaner Reposition
  - **Grad 3:** nur noch digitale Repositon des Prolapses möglich
  - **Grad 4:** nicht mehr digital reponierbare Knoten
- Juckreiz und Auflagerungen von hellem Blut auf dem Stuhl
- teils schmerzhafte Defäkation

> Immer Tumorausschluß bei analen Blutungen durch enterologische Diagnostik (Rektoskopie, Koloskopie)!

Therapieschema

Französische Punkte

- lokaler Punkt: **Hämorrhoiden** (➡ 8.4.1)
- stabilisierender Punkt: **Nullpunkt** (➡ 8.10.3)
- evtl. Schmerzpunkte: **Analgesie 1** und **2** (➡ 8.7.5)

Chinesische Punkte

- lokaler Punkt: **Rektum (81)** (➡ 8.4.3)
- stabilisierender Punkt: **shen men (55)** (➡ 8.7.2)
- evtl. Schmerzpunkt: **Thalamus (26a)** (➡ 8.7.4)

> Zur Therapie des Grades 1 und 2 ist Ohrakupunktur angezeigt. Grad 3 und 4 erfordern in der Regel operative Therapie; postoperativ kann dann Ohrakupunktur die Wundheilung beschleunigen.

Behandlungsverlauf

- Schmerzen und Blutungen bei Grad 1 und 2: 1x/Tag bis alle 2 Tage bis zur Schmerzfreiheit
- Grad 3 und 4: kurzzeitig zur Schmerzreduzierung Akupunktur bis zur Operation; postoperativ 2x/Wo. bis zur Beschwerdefreiheit
- chronisch rezidivierende Hämorrhoiden des Grades 1 oder 2: 1x/Wo.

Prognose

- **Grad 1 und 2:** Rückbildung der Hämorrhoiden und Beschwerdefreiheit je nach Erkrankungsdauer meist innerhalb 1–3 Monaten
- **Grad 3 und 4:** nach erfolgter chirurgischer Sanierung Beschwerdefreiheit innerhalb 2 Wochen unter postoperativer Akupunktur

7

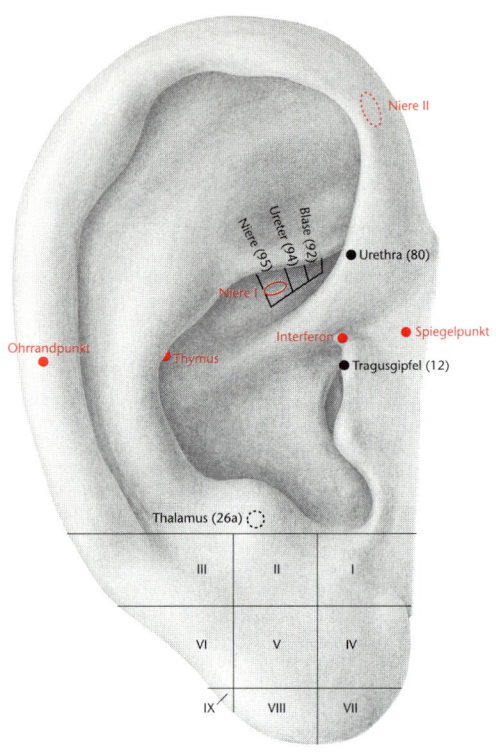

Niere II

Blase (92)
Ureter (94)
Niere (95)

● Urethra (80)

Niere I

Interferon ●   ● Spiegelpunkt

Ohrrandpunkt
●

▲ Thymus

● Tragusgipfel (12)

Thalamus (26a) ⟨⁚⟩

III	II	I
VI	V	IV
IX	VIII	VII

Abb. 7.4-1

7.4 Urogenitale Erkrankungen

7.4.1 Harnwegsinfekt

Charakteristika

- entzündliche Erkrankung der unteren (Harnblase, -röhre) und/oder oberen (Nierenbekken) Harnwege, meist bakterielle Infektion; typischerweise Dysurie aber auch asymptomatisch
- **Auslöser:** Kälte (Wetter, kalte Sitzgelegenheit, kalter Schweiß), Schwimmbadaufenthalt und Geschlechtsverkehr
- meist Frauen betroffen; bei Männern oft in Verbindung mit organischen Erkrankungen im Urogenitalsystem (z.B. Prostataadenom)

> Vor allem bei Kindern, Männern und Schwangeren sowie bei Frauen mit chronisch rezidivierenden Harnwegsinfekten ist vor der Ohrakupunktur eine urologische Abklärung notwendig.

Therapieschema

Französische Punkte

- lokale Punkte: **Niere I** (➡ 8.5.1), **Niere II** (➡ 8.5.4)
- Infektabwehr: **Infektachse** (➡ 8.12.3), **Interferon** (➡ 8.7.3), **Thymus** (➡ 8.6.1)

Chinesische Punkte

- lokale Punkte: **Blase (92)** (➡ 8.5.1), **Urethra (80)** (➡ 8.5.2), **Ureter (94)** (➡ 8.5.1), **Niere (95)** (➡ 8.5.1)
- evtl. Schmerztherapie: **Tragusgipfel (12)** (➡ 8.7.3), **Thalamus (26a)** (➡ 8.7.4)

> Patienten viel trinken lassen! Täglich 3 l Flüssigkeitszufuhr.

Behandlungsverlauf

- **akuter Harnwegsinfekt:** 2–3x/Wo. bis zur Beschwerdefreiheit
- **chronisch rezidivierender Harnwegsinfekt:** 1x/Wo. bis zur Beschwerdefreiheit (ca. 3–4 Wo.)

Prognose

- **akuter Harnwegsinfekt:** 1–2 Wochen bis zur Beschwerdefreiheit; Ohrakupunktur verkürzt den Krankheitsverlauf und ermöglicht in der Regel den Verzicht auf Antibiotika
- **chronisch rezidivierender Harnwegsinfekt:** je nach Erkrankungsdauer 1–3 Monate bis zur anhaltenden Beschwerdefreiheit

7

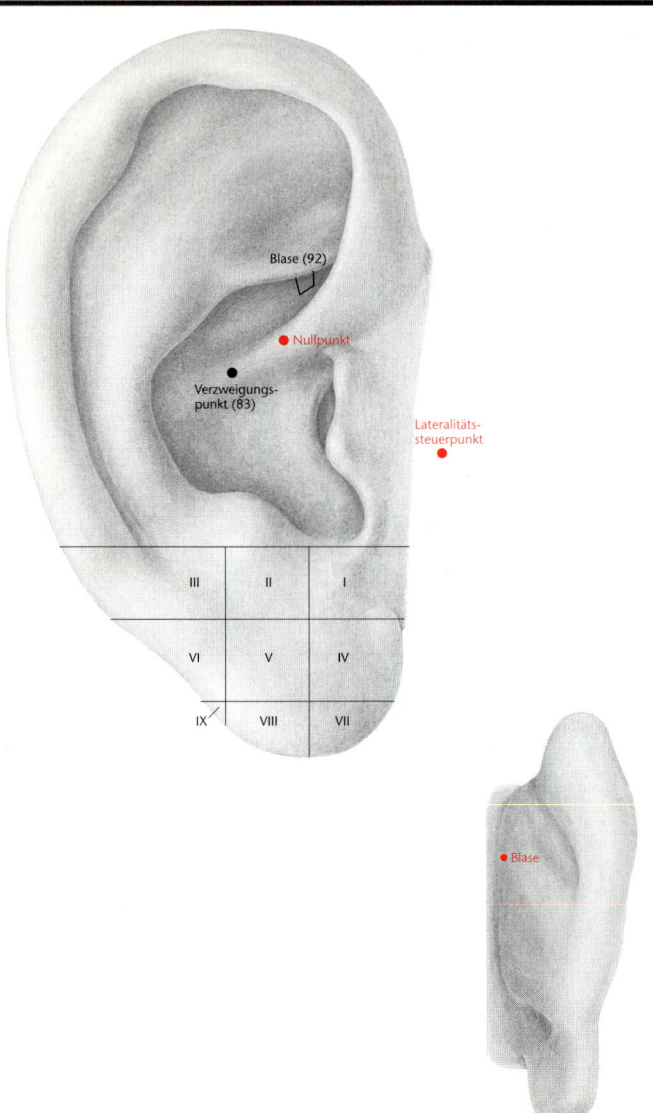

Blase (92)

Nullpunkt

Verzweigungs-
punkt (83)

Lateralitäts-
steuerpunkt

III | II | I

VI | V | IV

IX | VIII | VII

Blase

Abb. 7.4-2 a+b

178

7.4.2 Harninkontinenz

Charakteristika

unwillkürlicher Harnabgang; v. a. bei Frauen
- **vier Hauptformen:**
  - **Streßinkontinenz:** Druckerhöhung im Bauchraum führt zu Urinverlust
  - **Überlaufinkontinenz:** Harnträufeln z. B. bei Obstruktionen (z. B. Prostatahyperplasie)
  - **Reflexinkontinenz:** neurogene Blasenstörung z. B. bei Querschnitt-Syndrom
  - **Urge-Inkontinenz:** unwiderstehlicher Harndrang mit Harnabgang z. B. bei Harnwegsinfektionen

Therapieschema

Französische Punkte
- lokaler Punkt: **Blase** (➡ 8.11.3) an der Ohrrückseite
- stabilisierende Punkte: **Lateralitätssteuerpunkt** (➡ 8.8.5), **Nullpunkt** (➡ 8.10.3)

Chinesische Punkte
- lokaler Punkt: **Blase (92)** (➡ 8.5.1),
- stabilisierender Punkt: **Verzweigungspunkt (83)** (➡ 8.10.1)

Behandlungsverlauf

- **Streßinkontinenz:** 1x/Wo. bis zur anhaltenden Beschwerdefreiheit
- **Reflexinkontinenz** ohne irreversible Nervenschädigung:
  - neu aufgetretene Erkrankung: 2–3x/Wo.
  - chronische Erkrankung (> 4 Wo.): zunächst 1x/Wo. bis zur deutlichen Beschwerdebesserung; dann 2x/Mo. bis zur Beschwerdefreiheit

Prognose

- **Streßinkontinenz:**
  - häufig innerhalb 3 Monaten Beschwerdefreiheit
  - bei Versagen der Akupunkturtherapie: operative Therapie erwägen
- **Reflexinkontinenz** ohne irreversible Nervenschädigung:
  - innerhalb 4–8 Wochen Beschwerdebesserung
  - innerhalb 6 Monaten Beschwerdefreiheit möglich; ob Beschwerdefreiheit erreicht wird, ist abhängig von Inkontinenzursache

Bei Harninkontinenz aufgrund anatomischer Defekte, z. B. Rückenmarksschäden, kann Ohrakupunktur zu keiner wesentlichen Verbesserung führen.

7

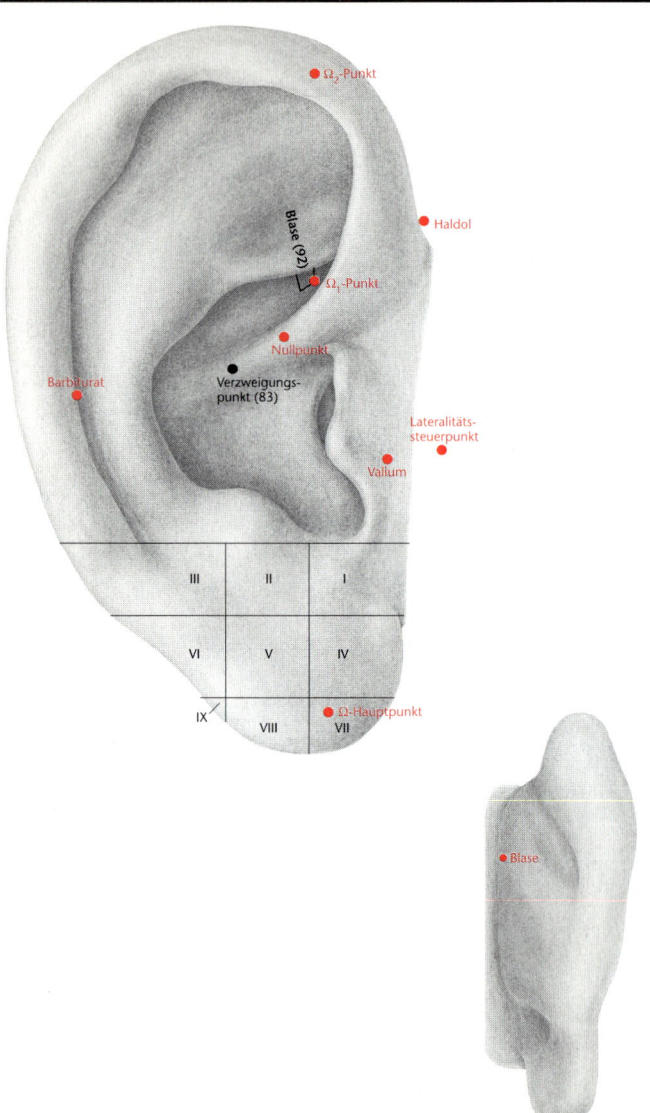

Abb. 7.4-3 a+b

7.4.3 Retentionsblase

Charakteristika

- nach Miktion verbleibt Harn in der Blase zurück (Restharn); häufige Entleerungen der Blase mit kleiner Harnmenge
- **Ursachen:**
  - Operationen z.B. zur Behandlung einer Harninkontinenz oder im Bereich der Geschlechtsorgane
  - Prostataadenom, Sphinktersklerose und Harnröhrenstriktur
  - neurogene Blasenstörung
  - Medikamentennebenwirkungen (z.B. Antihistaminika, Anticholinergika)
  - psychogen

> Fachärztliche Abklärung der Ursache ist vor der Akupunkturbehandlung unbedingt erforderlich. Anatomische Schädigungen wie z.B. Narbenbildung, Sphinktersklerose, Prostataadenom oder Tumoren müssen „schulmedizinisch" therapiert werden.

Therapieschema

Französische Punkte

- lokaler Punkt: **Blase** (➥ 8.11.3) an der Ohrrückseite
- stabilisierende Punkte: **Lateralitätssteuerpunkt** (➥ 8.8.5), **Nullpunkt** (➥ 8.10.3)
- psychische Punkte: **Valium** (➥ 8.7.3), **Barbiturat** (➥ 8.7.1), **Haldol** (➥ 8.8.5), **Omegaachse** (➥ 8.12.1)

Chinesische Punkte

- lokaler Punkt: **Blase (92)** (➥ 8.5.1)
- stabilisierender Punkt: **Verzweigungspunkt (83)** (➥ 8.10.1)

Behandlungsverlauf

- 1x/Wo. bis zur Beschwerdefreiheit

Prognose

- **Restharnbildung aufgrund neurogener Blasenstörung:**
  - je nach Ursache innerhalb 3–6 Monaten Beschwerdefreiheit
  - wird innerhalb eines Jahres keine Beschwerdefreiheit erreicht, ist über die Besserung der Beschwerden hinaus kein weiterer Erfolg mehr zu erwarten
- **Restharnbildung aufgrund Medikamentennebenwirkung:**
  - innerhalb 2–4 Wochen Verbesserung der Beschwerden
  - für anhaltende Beschwerdefreiheit ist Absetzen des Medikaments in der Regel Voraussetzung
- **Restharnbildung aufgrund psychischer Störung:**
  - innerhalb 1–3 Monaten Verbesserung der Beschwerden
  - in der Regel innerhalb 3–6 Monaten Beschwerdefreiheit

7

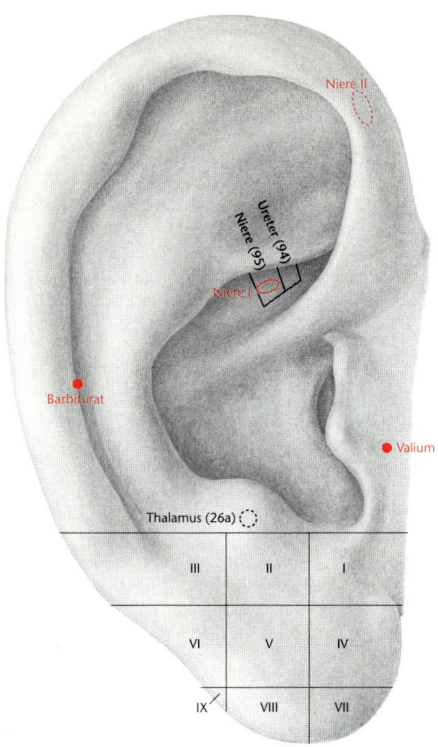

Niere II

Ureter (94)
Niere (95)

Niere I

Barbiturat

Valium

Thalamus (26a)

III	II	I
VI	V	IV
IX	VIII	VII

Abb. 7.4-4

7.4.4 Nephrolithiasis

Charakteristika

meist rezidivierende Steinbildung unterschiedlicher Größe und Zusammensetzung in Niere, Nierenbecken und ableitenden Harnwegen

- **chronisches Steinleiden:** häufig symptomlos; bei größeren Steinen Auftreten von dumpfen rez. Schmerzen in der Lendengegend oder im Ureterverlauf (wegen der Größe des Steins keine Bewegung und Einklemmung)
- **Mobilisation des Steins** (bzw. Steinabgang): akute, kolikartige Schmerzen im Unterbauch (Verlauf der Ureteren); je nach Steinlokalisation Ausstrahlung in die Lendengegend, Leisten oder Genitalien; Mikro- oder auch Makrohämaturie
- **begünstigende Faktoren:**
  - eiweißreiche Ernährung; erhöhter Flüssigkeitsverlust (heiße und trockene Wetterzonen, ungenügendes Trinken)
  - endokrine Störungen des Kalkstoffwechsels wie z.B. Hyperparathyreoidismus
  - Störungen des Harnsäurestoffwechsels

Therapieschema

Therapieschema nach RAC-Tastung (➥ 3.1.4):

Französische Punkte

- lokale Punkte: **Niere I** (➥ 8.5.1), **Niere II** (➥ 8.5.4)
- relaxierende Punkte: **Valium** (➥ 8.7.3), **Barbiturat** (➥ 8.7.1)

Chinesische Punkte

- lokale Punkte: **Niere (95)**, **Ureter (94)** (➥ 8.5.1)
- Schmerzpunkt: **Thalamus (26a)** (➥ 8.7.4)

> Akupunktur ist kontraindiziert, wenn Steinabgang auf natürlichem Weg nicht möglich ist (z.B. große Konkremente, Komplikationsgefahr). In diesem Fall z.B. operativ-zystoskopische Therapie oder Stoßwellenlithotripsie.

Behandlungsverlauf

- **akute Kolik:** 1–2x/Tag bis zum Steinabgang
- **im schmerzfreien Intervall:** 3x/Wo. bis zum Steinabgang; *Cave:* Akupunktur kann akute Kolik auslösen
- Akupunktur begleitend zur Schulmedizin (z.B. Lithotripsie): 2x/Wo. bis zum Abgang der Steintrümmer bzw. postoperativ zur Beschleunigung der Heilung

> Bei akuter Kolik zunächst konventionelle Spasmolyse und Analgetikamedikation. Nach Linderung der akuten Kolik Ohrakupunktur, um die Steinaustreibung zu fördern. Zusätzlich zur Akupunktur ist auf ausreichende Flüssigkeitszufuhr zu achten!

Prognose

- **akute Kolik:** ein bis mehrere Tage bis zur Beschwerdefreiheit, v. a. bei kleineren Konkrementen
- **Prophylaxe** nach Steinentfernung: 3 Monate bis zur anhaltenden Beschwerdefreiheit

> Prophylaxe und kurative Therapie mit Ohrakupunktur nur nach erfolgreicher Therapie der Grunderkrankung (z.B. Hyperparathyreoidismus) möglich. Ansonsten symptomatische Therapie bei Schmerzzuständen.

7

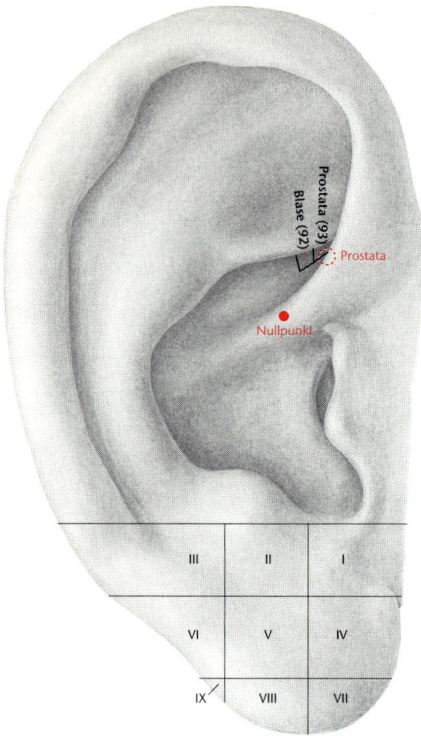

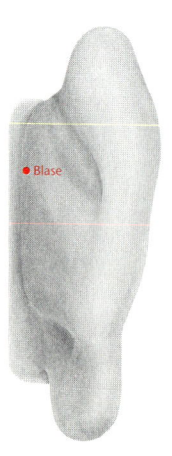

Abb. 7.4-5 a+b

184

7.4.5 Prostatahyperplasie (Prostataadenom)

Charakteristika

- gutartige Vergrößerung der Prostata; 60 % aller Männer >50 Jahre betroffen
- **Symptome:** verzögerter Miktionsbeginn und abgeschwächter Harnstrahl; evtl. Pollakisurie, Dysurie und Nykturie; im fortgeschrittenen Stadium Restharnbildung

> Eine urologische Diagnostik zum Ausschluß eines Prostatakarzinoms ist vor der Akupunkturbehandlung unbedingt erforderlich.

Therapieschema

Französische Punkte

- lokale Punkte: **Prostata** (➡ 8.5.2) an der Ohrvorderseite; evtl. **Blase** (➡ 8.11.3) an der Ohrrückseite
- stabilisierender Punkt: **Nullpunkt** (➡ 8.10.3)

Chinesische Punkte

- lokale Punkte: **Prostata (93)** (➡ 8.5.1), evtl. **Blase (92)** (➡ 8.5.1)

Behandlungsverlauf

- zunächst 1x/Wo. bis zur Verbesserung der Miktionsbeschwerden (nach ca. 4 Wo.)
- dann 2–3x/Mo. bis keine Verbesserung der Beschwerden mehr eintritt

Prognose

- Verbesserung der Dysurie und Nykturie nach ca. 1–3 Monaten durch veränderte Adenomdurchblutung
- Rückbildung der Prostatahyperplasie nur begrenzt möglich

7

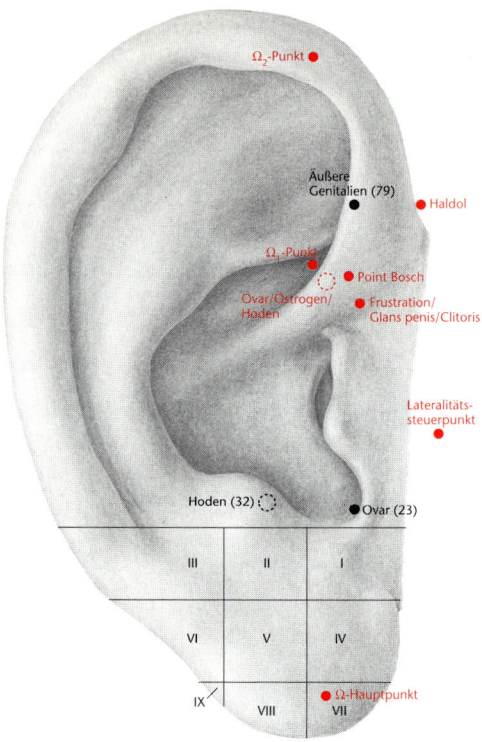

Ω$_2$-Punkt

Äußere
Genitalien (79)

Haldol

Ω$_1$-Punkt

Point Bosch

Ovar/Östrogen/
Hoden

Frustration/
Glans penis/Clitoris

Lateralitäts-
steuerpunkt

Hoden (32)

Ovar (23)

III	II	I
VI	V	IV
IX	VIII	VII

Ω-Hauptpunkt

Abb. 7.4-6

7.4.6　Potenz- und Sexualfunktionsstörungen

Charakteristika

- **Formen:** erektile Dysfunktion, ejakulative Dysfunktion, z.B. Ejaculatio praecox; Zeugungsunvermögen durch verminderte oder fehlende Spermien (Oligospermie, Azoospermie)
- **Ursachen:**
  - psychische, z.B. Streß, Überforderung, Erschöpfung
  - organische, z.B. Induratio penis plastica, Hydrozele, Hernie, Anomalie der Vorhaut; Diabetes mellitus, Adipositas, M. Basedow; Z.n. Operationen im kleinen Becken oder an der Wirbelsäule
  - toxische, z.B. Alkoholabusus, Drogen, manche Medikamente (z.B. β-Blocker, Psychopharmaka)

> Vor der Akupunkturbehandlung müssen organische Ursachen für die Sexualfunktionsstörung abgeklärt und ggf. behandelt werden (OP-Indikation?).

Therapieschema

Französische Punkte
- hormoneller Punkt: **Hoden/Ovar** (➡ 8.5.2)
- stabilisierende Punkte: **Point Bosch** (➡ 8.5.2), **Lateralitätssteuerpunkt** (➡ 8.8.5)
- psychische Punkte: **Haldol** (➡ 8.8.5), **Frustration** (➡ 8.8.2), **Omegaachse** (➡ 8.12.1)

Chinesische Punkte
- lokale Punkte: **Hoden (32)** (➡ 8.5.3), **äußere Genitalien (79)** (➡ 8.5.2), **Ovar (23)** (➡ 8.5.1)

Behandlungsverlauf

- zunächst 1x/Wo. über ca. 4 Wochen
- danach 2–3x/Mo.

Prognose

- **psychische Ursache:** je nach vorangegangener Erkrankungsdauer ca. 3–6 Monate bis zum befriedigenden Geschlechtsverkehr oder Anstieg der Spermienzahl
- **toxische Ursache:** kurative Therapie nur möglich, wenn Noxe abgesetzt wird bzw. betroffene Medikamente ersetzt werden, ansonsten Dauerbehandlung zur Unterstützung notwendig
- **organische Ursache:** Behebung der sexuellen Beschwerden nur nach Therapie der zugrundeliegenden Störung möglich
- **bei allen Ursachen:** nach 6 Monaten Therapieresistenz unter Akupunktur, evtl. unterstützt durch Körperakupunktur und chinesischer Phytotherapie, ist in der Regel mit Akupunktur keine Verbesserung mehr zu erwarten

7

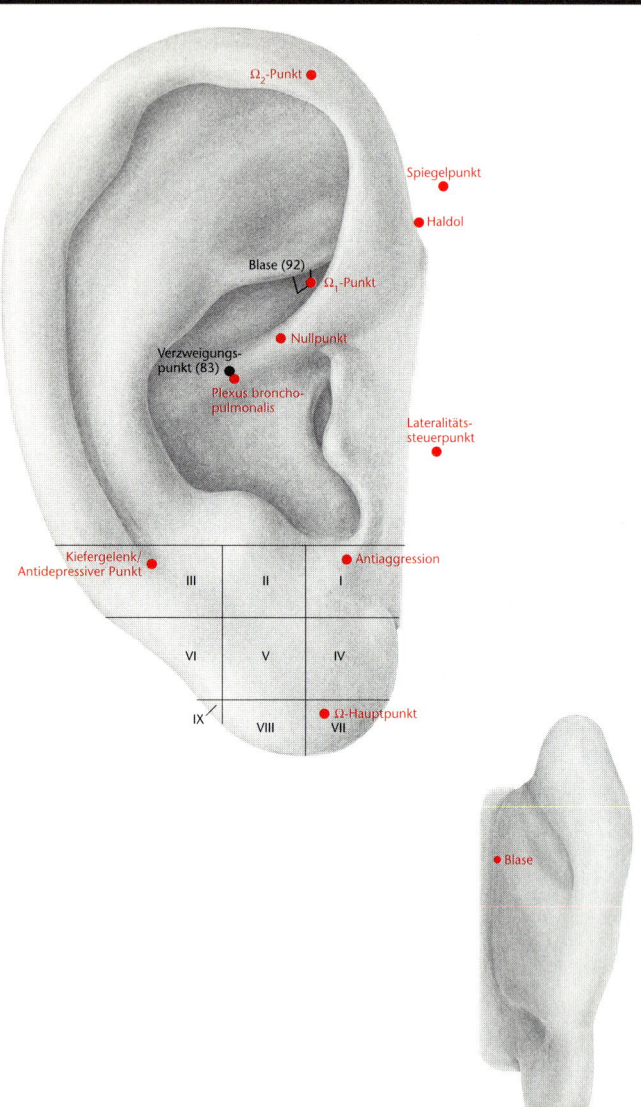

Ω₂-Punkt

Spiegelpunkt

Haldol

Blase (92)

Ω₁-Punkt

Nullpunkt

Verzweigungs-
punkt (83)

Plexus broncho-
pulmonalis

Lateralitäts-
steuerpunkt

Kiefergelenk/
Antidepressiver Punkt

III   II   I

Antiaggression

VI   V   IV

IX   VIII   VII

Ω-Hauptpunkt

Blase

Abb. 7.4-7 a+b

7.4.7 Enuresis

Charakteristika

- unbeabsichtigtes Harnlassen nach dem vollendeten 4. Lebensjahr
- meist nur nachts (Enuresis nocturna); selten Einnässen nur am Tag; in 25 % der Fälle sowohl tags wie nachts
- **Ursachen:**
  - oft psychische Belastungen, z.B. bei Vernachlässigung, Liebesentzug
  - organische Ursachen: z.B. Zystitis, Spina bifida, Mißbildungen des Urogenital-systems

Therapieschema

Französische Punkte

- lokaler Punkt: **Blase** (➡ 8.11.3) an der Ohrrückseite
- stabilisierende Punkte: **Lateralitätssteuerpunkt** (➡ 8.8.5), **Nullpunkt** (➡ 8.10.3)
- psychische Punkte: **Omegaachse** (➡ 8.12.1), **Antidepressive Achse** (➡ 8.12.5), **Haldol** (➡ 8.8.5), **Antiaggression** (➡ 8.8.4)

Chinesische Punkte

- lokaler Punkt: **Blase (92)** (➡ 8.5.1)
- stabilisierender Punkt: **Verzweigungspunkt (83)** (➡ 8.10.1)

Bei organischer Ursache, z.B. Harnwegsinfekt (➡ 7.4.1), muß die Akupunkturbehandlung entsprechend modifiziert bzw. durch konservative oder operative Therapie (bei Mißbildungen des Urogenitalsystems) ergänzt bzw. ersetzt werden.

Behandlungsverlauf

- zunächst 1x/Wo. bis zur deutlichen Reduzierung der Häufigkeit des Einnässens, am besten nachmittags oder abends akupunktieren bzw. lasern (➡ 4.2)
- dann 2x/Mo. bis zur Beschwerdefreiheit

Bei Kindern sollte die Behandlung mit einem Laser (➡ 4.2) – nicht mit Nadeln – durchgeführt werden.

Prognose

- bei psychischer Ursache der Enuresis meist 3–6 Monate bis zur Beschwerdefreiheit

7

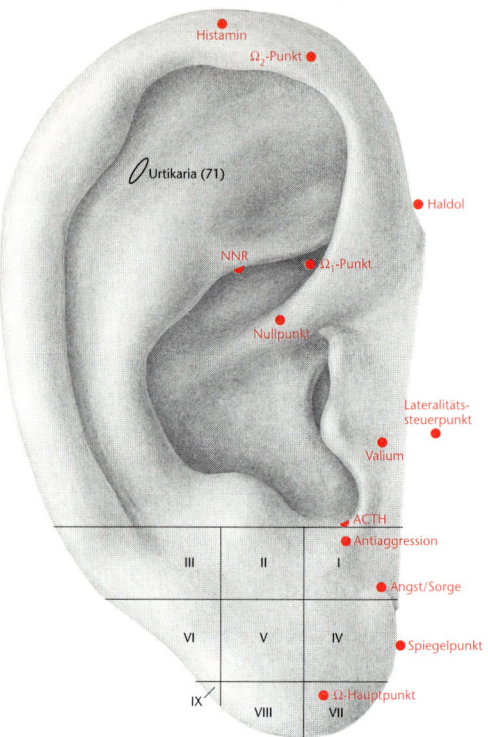

Histamin

Ω_2-Punkt

Urtikaria (71)

Haldol

NNR

Ω_1-Punkt

Nullpunkt

Lateralitäts-
steuerpunkt

Valium

ACTH

Antiaggression

III II I

Angst/Sorge

VI V IV

Spiegelpunkt

IX VIII VII

Ω-Hauptpunkt

Abb. 7.5-1

7.5 Hauterkrankungen

7.5.1 Neurodermitis (atopisches Ekzem)

Charakteristika

chronisches oder chronisch rezidivierendes, juckendes Ekzem (v. a. nächtliche Juckkrisen) im Rahmen des atopischen Formenkreises (ebenso Heuschnupfen ➡ 7.6.1 oder Asthma bronchiale ➡ 7.2.1)

- **Prädilektionsstellen:** Kniekehlen, Ellenbeugen, Gesicht, Hals
- **Ätiologie:** Disposition wird polygen vererbt; erhöhte allergische Neigung; Verstärkung durch psychische Belastung und Kratzen
- **Folgen/Begleiterkrankungen:** z.B. Lichenifikation (vergröbertes Oberflächenrelief) der Haut, Candidose, Pyodermie bei Sekundärinfektion

Therapieschema

Französische Punkte

- immunologische Punkte: **Immunachse** (➡ 8.12.2), **NNR** (➡ 8.6.1), **ACTH** (➡ 8.6.5), **Histamin** (➡ 8.6.3)
- stabilisierende Punkte: **Lateralitätssteuerpunkt** (➡ 8.8.5), **Nullpunkt** (➡ 8.10.3)
- psychische Punkte: **Omegaachse** (➡ 8.12.1), **Angst**, **Sorge** (➡ 8.8.4), **Haldol** (➡ 8.8.5), **Valium** (➡ 8.7.3), **Antiaggression** (➡ 8.8.4)

Chinesische Punkte

- stabilisierender Punkt: **Urtikariazone (71)** (➡ 8.10.2)

> Unter oder nach Kortisonbehandlung sollten die immunologischen Punkte zu Behandlungsbeginn zurückhaltend verwendet werden: Gefahr einer Erstverschlechterung! Dem zunehmenden Ansprechen auf die Ohrakupunktur angepaßt, langsam die Kortison-haltigen Präparate reduzieren.

Behandlungsverlauf

- **akuter Schub:** 2–3x/Wo.
- nach Abklingen des akuten Schubs: 2–4x/Mo.

> Zusätzliches Bestrahlen der betroffenen Hautareale mit Laser (➡ 4.2.3), z.B. Nogierfrequenz A, 50 mW, 785 nm, beschleunigt die Abheilung des Exanthems.

Prognose

- im akuten Schub Abschwächung des Exanthems und Juckreizes innerhalb weniger Tage
- anhaltende Beschwerdearmut (selten -freiheit) nach ca. 1–2 Jahren; fast immer kann auf Kortison verzichtet werden

7

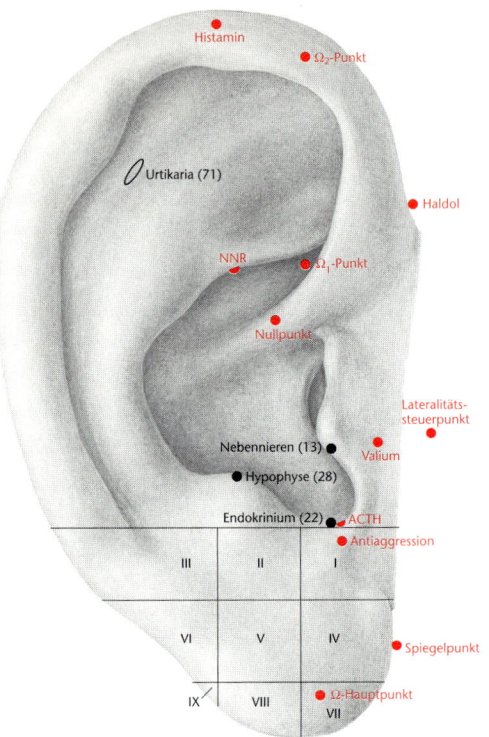

Histamin
Ω_2-Punkt
Urtikaria (71)
Haldol
NNR
Ω_1-Punkt
Nullpunkt
Lateralitäts-
steuerpunkt
Nebennieren (13)
Valium
Hypophyse (28)
Endokrinium (22)
ACTH
Antiaggression
Spiegelpunkt
Ω-Hauptpunkt

III   II   I
VI   V   IV
IX   VIII   VII

Abb. 7.5-2

7.5.2 Psoriasis

Charakteristika

chronisches, häufig in Schüben auftretendes Exanthem; zuweilen juckende, scharf begrenzte, mit silberweißen Schuppen bedeckte Herde

- **Prädilektionsstellen:** behaarter Kopf, Streckseite von Knie und Ellbogen, Kreuzbeinregion
- **Auslöser/Verstärker:** psychische Belastung, Streß, Schwangerschaft, Infektionen, Alkohol, Medikamente (z.B. NSAR, β-Blocker)
- **Begleitsymptome:** evtl. Gelenkschmerzen (Arthritis psoriatica)

Therapieschema

Französische Punkte

- immunologische Punkte: **Immunachse** (➡ 8.12.2), **NNR** (➡ 8.6.1), **ACTH** (➡ 8.6.5)
- stabilisierende Punkte: **Lateralitätssteuerpunkt** (➡ 8.8.5), **Nullpunkt** (➡ 8.10.3)
- psychische Punkte: **Omegaachse** (➡ 8.12.1), **Haldol** (➡ 8.8.5), **Valium** (➡ 8.7.3), **Antiaggression** (➡ 8.8.4)

Chinesische Punkte

- stabilisierender Punkt: **Urtikariazone (71)** (➡ 8.10.2)
- immunologische Punkte: **Endokrinium (22)** (➡ 8.6.2), **Nebennieren (13)** (➡ 8.6.5), **Hypophyse (28)** (➡ 8.6.6)

> Unter oder nach Kortisonbehandlung sollten die immunologischen Punkte zu Behandlungsbeginn zurückhaltend verwendet werden: Gefahr einer Erstverschlechterung! Dem zunehmenden Ansprechen auf die Ohrakupunktur angepaßt, langsam die Kortison-haltigen Präparate reduzieren.

Behandlungsverlauf

- **akuter Schub:** 2–3x/Wo.
- nach Abklingen des akuten Schubs: 2–4x/Mo.

> Ein flächenhaftes Bestrahlen der betroffenen Hautareale mit Laser (z.B. Nogierfrequenz A, 50 mW, 785 nm, ➡ 4.2.3) kann die Abheilung des Exanthems zusätzlich beschleunigen. Ebenso kann die Psoralene plus UV-A-Therapie (PUVA) kombiniert werden. Kortison jedoch vermeiden.

Prognose

- im akuten Schub Abklingen des Exanthems und Nachlassen des Juckreizes sowie der Hyperkeratose innerhalb Tagen möglich
- anhaltende Beschwerdearmut (selten -freiheit) durch Monotherapie mit Ohrakupunktur nach 1–2 Jahren; in Kombination mit Körperakupunktur und chinesischer Arzneimitteltherapie ist in diesem Zeitraum anhaltende Beschwerdefreiheit zu erreichen

7

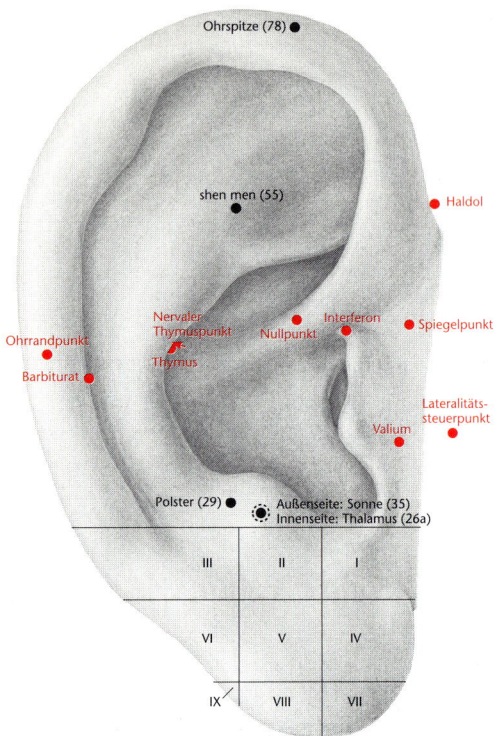

Ohrspitze (78) ●

shen men (55) ●

● Haldol

Nervaler
Thymuspunkt
Ohrrandpunkt ●
Thymus

● Interferon
Nullpunkt ●
● Spiegelpunkt

Barbiturat ●

Lateralitäts-
steuerpunkt
Valium ●
●

Polster (29) ● ● Außenseite: Sonne (35)
Innenseite: Thalamus (26a)

III	II	I
VI	V	IV
IX	VIII	VII

Abb. 7.5-3

7.5.3 Herpes zoster

Charakteristika

neurotrope Viruserkrankung aufgrund Reaktivierung des Varizella-Zoster-Virus, lange nach (Windpocken-)Erstinfektion

- in der Regel einseitiges, segmentales Exanthem; heftige Schmerzen können dem Exanthem vorausgehen, es begleiten oder lange überdauern
- meist ein oder mehrere thorakale Segmente (Versorgungsgebiet eines Spinalnervs) betroffen; seltener Gesichtsbefall mit Beteiligung des N. oculomotorius (Zoster ophtalmicus), N. facialis oder N. trigeminus
- Gefahr einer Postzoster-Neuralgie: Schmerzen im betroffenen Segment, die nach Abheilung des Exanthems bestehenbleiben

Therapieschema

Französische Punkte

- Infektabwehr: **Thymus** (➡ 8.6.1), **Interferon** (➡ 8.7.3), **Infektachse** (➡ 8.12.3), **nervaler Thymuspunkt** (➡ 8.9.2)
- stabilisierende Punkte: **Nullpunkt** (➡ 8.10.3), **Lateralitätssteuerpunkt** (➡ 8.8.5)
- psychische Punkte: **Valium** (➡ 8.7.3), **Barbiturat** (➡ 8.7.1), **Haldol** (➡ 8.8.5)

Chinesische Punkte

- Schmerzpunkte: **Sonne (35)** (➡ 8.7.4), **Thalamus (26a)** (➡ 8.7.4), **Polster (29)** (➡ 8.7.4)
- stabilisierende Punkte: **shen men (55)** (➡ 8.7.2), **Ohrspitze (78)** (➡ 8.10.3)

Behandlungsverlauf

- zur Abheilung des Exanthems und Reduzierung der Schmerzen je nach Schwere des Befalls 2–3x/Wo.
- bei rückläufiger Schmerzsymptomatik und abgeklungenem Exanthem 1x/Wo.
- bei > 8 Wo. bestehenden Neuralgien 2–3x/Mo.

> Ein flächenhaftes Bestrahlen der betroffenen Hautareale mit Laser (z. B. Nogier-frequenz A, B oder F, 50 mW, 785 nm, ➡ 4.2.3) kann die Abheilung des Exanthems zusätzlich beschleunigen.

Prognose

- je nach Alter des Patienten und Schweregrad der Erkrankung Beschwerdefreiheit nach 1–3 Monaten

> Ohrakupunktur verkürzt deutlich die Erkrankungsdauer, senkt das Risiko der Entstehung einer Postzoster-Neuralgie und reduziert den Analgetikaverbrauch.

7

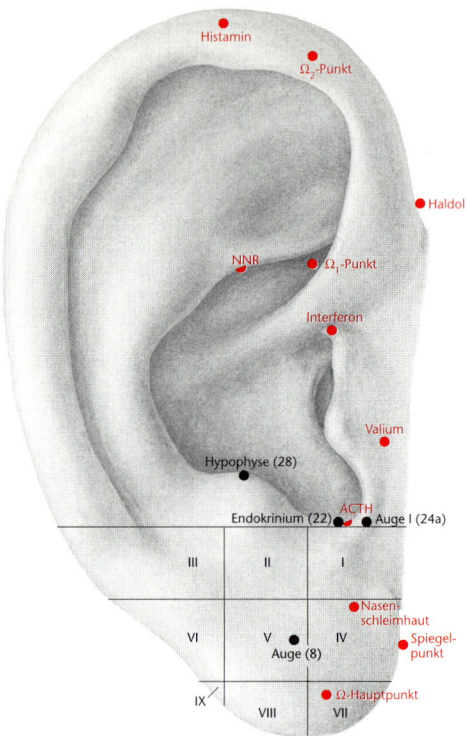

Histamin

Ω_2-Punkt

Haldol

NNR

Ω_1-Punkt

Interferon

Valium

Hypophyse (28)

ACTH

Endokrinium (22)

Auge I (24a)

III

II

I

Nasen-
schleimhaut

Spiegel-
punkt

VI

V

Auge (8)

IV

IX

VIII

VII

Ω-Hauptpunkt

Abb. 7.6-1

7.6 Allergische Erkrankungen

7.6.1 Heuschnupfen

Charakteristika

allergische Reaktion der Schleimhäute der oberen Atemwege und evtl. der Augenbindehaut auf Blüten- und Gräserpollen; Pollenflug v. a. im Frühjahr und Sommer

- **Symptome:**
  - Jucken bzw. Brennen der Nase, Augen und des Gaumens
  - Niesanfälle, bei klarem Sekret
  - periorbitale Schwellung
- aus dem atopischen Formenkreis wie z.B. Neurodermitis (➡ 7.5.1), Asthma bronchiale (➡ 7.2.1)

Therapieschema

Französische Punkte

- lokaler Punkt: **Nasenschleimhaut** (➡ 8.3.4)
- immunologische Punkte: **Interferon** (➡ 8.7.3), **Histamin** (➡ 8.6.3), **ACTH** (➡ 8.6.5), **NNR** (➡ 8.6.1) oder **Immunachse** (➡ 8.12.2)
- psychische Punkte: **Haldol** (➡ 8.8.5), **Valium** (➡ 8.7.3), **Omegaachse** (➡ 8.12.1)

Chinesische Punkte

- lokale Punkte: **Auge (8)** (➡ 8.3.4), **Auge I (24a)** (➡ 8.3.4)
- immunologische Punkte: **Endokrinium (22)** (➡ 8.6.2), **Hypophyse (28)** (➡ 8.6.6)

Behandlungsverlauf

- **Prophylaxe:** 1x/Wo. über 6 Wo.; Start der Prophylaxe: 2–3 Wo. vor erwartetem Beginn des Heuschnupfens
- Therapiebeginn im **akuten Stadium:** zunächst 2–3x/Wo., dann bei abklingenden Beschwerden 2–4x/Mo. bis zur Beschwerdefreiheit

Prognose

- erfolgreiche Prophylaxe durch Ohrakupunktur möglich
- bei Therapiebeginn im akuten Stadium meist 2–4 Wochen bis zum Verschwinden der Symptomatik
- in der Regel 1–3 Monate (je nach Schweregrad) bis zur anhaltenden Beschwerdefreiheit

7

Häufig ist ein Heuschnupfen mit einer chronischen Sinusitis kombiniert. Nach erfolgreicher Behandlung des Heuschnupfens kann deshalb das Symptom Schnupfen (v. a. morgens) bestehenbleiben. In diesem Fall muß die Akupunkturbehandlung der chronischen Sinusitis (➡ 7.2.4) angeschlossen werden.

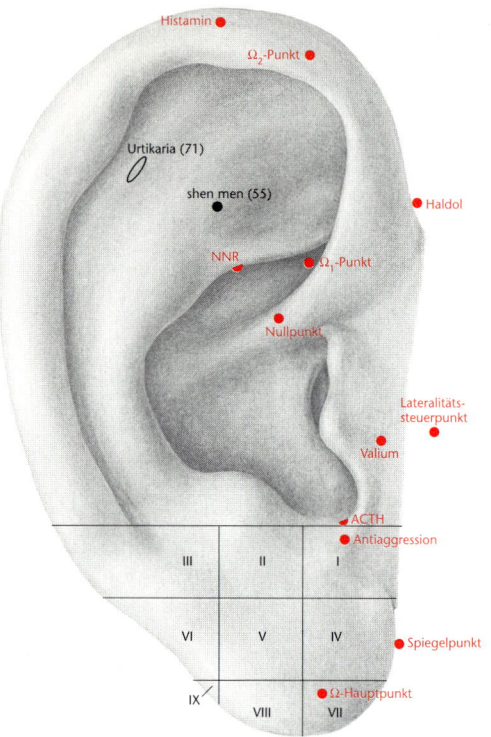

Histamin

Ω_2-Punkt

Urtikaria (71)

shen men (55)

Haldol

NNR

Ω_1-Punkt

Nullpunkt

Lateralitäts-
steuerpunkt

Valium

ACTH

Antiaggression

III

II

I

VI

V

IV

Spiegelpunkt

IX

VIII

VII

Ω-Hauptpunkt

Abb. 7.6-2

7.6.2   Allergisches Exanthem

Charakteristika

- entzündliche Hautreaktion auf ein Allergen mit unterschiedlichen Effloreszenzen und Juckreiz
  - **lokal:** z.B. Kontaktallergie
  - **generalisiert:** bei endogenem Reiz, z.B. Medikamenten-Allergie
- auslösendes Agens auch durch Allergietest oft nicht erkennbar

Therapieschema

Französische Punkte

- immunologische Punkte: **Immunachse** (➡ 8.12.2), **NNR** (➡ 8.6.1), **ACTH** (➡ 8.6.5), **Histamin** (➡ 8.6.3)
- stabilisierende Punkte: **Lateralitätssteuerpunkt** (➡ 8.8.5), **Nullpunkt** (➡ 8.10.3)
- psychische Punkte: **Omegaachse** (➡ 8.12.1), **Haldol** (➡ 8.8.5), **Valium** (➡ 8.7.3), **Antiaggression** (➡ 8.8.4)

Chinesische Punkte

- stabilisierende Punkte: **Urtikariazone (71)** (➡ 8.10.2), **shen men (55)** (➡ 8.7.2)

> Unter oder nach Kortisonbehandlung sollten die immunologischen Punkte zu Behandlungsbeginn zurückhaltend verwendet werden: Gefahr einer Erstverschlechterung!

Behandlungsverlauf

- **akutes Stadium:** 2–3x/Wo. über ca. 1–4 Wo.
- bei > 4 Wo. anhaltenden Beschwerden: 1x/Wo.

Prognose

- bei Vermeidung des auslösenden Allergens: Beseitigung des Exanthems und Juckreizes innerhalb Tagen
- bei unbekanntem Allergen: mehrere Monate bis zur Beschwerdefreiheit erforderlich; vermuteter Wirkmechanismus: immunologische Stabilisierung verhindert Reaktion auf Allergen

7

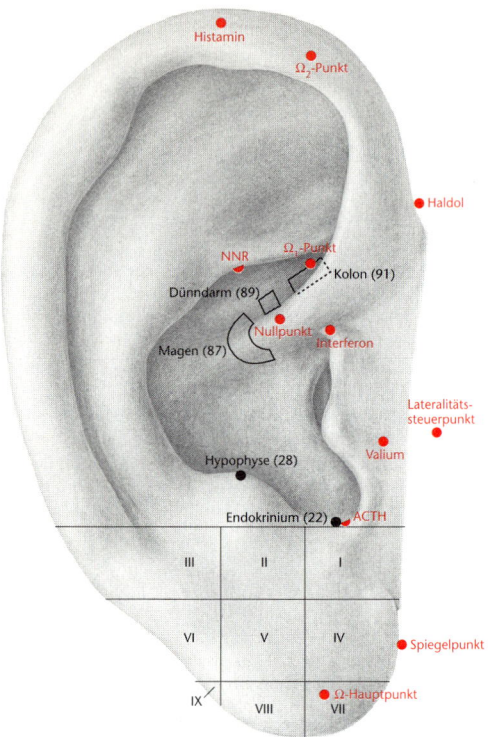

Histamin

Ω_2-Punkt

Haldol

NNR Ω_1-Punkt

Kolon (91)

Dünndarm (89)

Nullpunkt

Magen (87)   Interferon

Lateralitäts-
steuerpunkt

Hypophyse (28)   Valium

Endokrinium (22)   ACTH

III	II	I

VI	V	IV

Spiegelpunkt

Ω-Hauptpunkt

IX   VIII   VII

Abb. 7.6-3

7.6.3 Nahrungsmittelallergie

Charakteristika

- Allergie vom Soforttyp nach Aufnahme bestimmter Nahrungsmittel: z.B. Kuhmilch, Tomaten, Zitrusfrüchte, Erdbeeren, Nüsse, Fische, Schalentiere
- **Symptome:**
  - vorwiegend gastrointestinale Reaktionen wie Diarrhoe, Meteorismus, Bauchschmerzen
  - auch kutane (Exanthem) oder respiratorische Reaktionen

Therapieschema

Französische Punkte

- immunologische Punkte: **Interferon** (➡ 8.7.3), **Histamin** (➡ 8.6.3), **ACTH** (➡ 8.6.5), **NNR** (➡ 8.6.1), **Immunachse** (➡ 8.12.2)
- psychische Punkte: **Haldol** (➡ 8.8.5), **Valium** (➡ 8.7.3), **Omegaachse** (➡ 8.12.1)
- stabilisierende Punkte: **Nullpunkt** (➡ 8.10.3), **Lateralitätssteuerpunkt** (➡ 8.8.5)

Chinesische Punkte

- lokale Punkte: **Magen (87), Dünndarm (89), Kolon (91)** (➡ 8.4.1)
- immunologische Punkte: **Endokrinium (22)** (➡ 8.6.2), **Hypophyse (28)** (➡ 8.6.6)

Behandlungsverlauf

- **akutes Stadium:** 2–3x/Wo.
- bei abklingenden Beschwerden: 1x/Wo. bis zur Beschwerdefreiheit

Prognose

- bei Behandlungsbeginn im akuten Stadium meist 2–4 Wochen bis zum Abklingen der Symptome; Allergie-auslösendes Nahrungsmittel muß zunächst weggelassen werden
- Beseitigung der Nahrungsmittelallergie nach 2–3 Monaten möglich; Vermeidung des betreffenden Nahrungsmittels dann nicht mehr notwendig (vermutlich durch immunologische Stabilisierung)

7

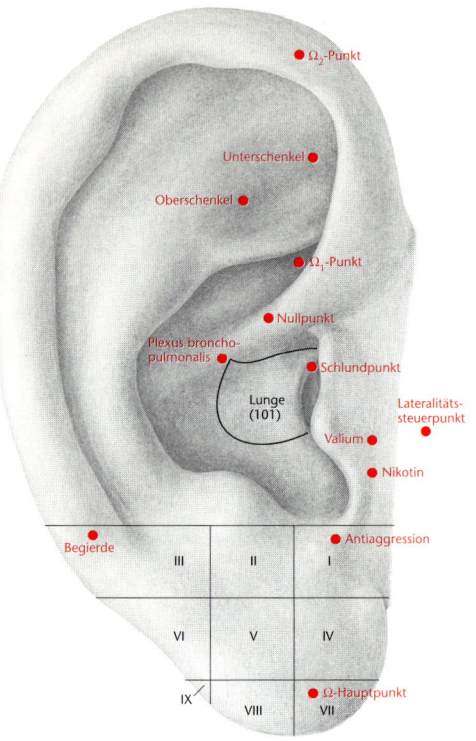

Abb. 7.7-1

7.7 Suchterkrankungen

7.7.1 Nikotinabusus

Charakteristika

- **Psychodynamik:** orale Bedürfnisbefriedigung, z.B. bei Streß, Frustration; Gruppenzwang
- **Begleiterkrankungen** (nach langjährigem Rauchen): z.B. chronische Bronchitis, periphere arterielle Verschlußkrankheit

> Im Entzug kann Akupunktur Symptome wie Nervosität, Aggressivität oder kompensatorische „Freßattacken" gut eindämmen. Ein Bewußtmachen der Rauchgewohnheiten, z.B. Rauchen in Gesellschaft, ist für erfolgreichen Entzug wichtig. Gewohnheit des Rauchens an sich ist stärkstes Therapiehindernis.

Therapieschema

Nikotinverzicht über Tage vor Therapiebeginn zur präzisen RAC-Tastung hilfreich.

Französische Punkte

- lokale Punkte: **Nikotin** (➡ 8.8.3), **Schlundpunkt** (➡ 8.4.1)
- psychische Punkte: **Antiaggression** (➡ 8.8.4), **Ω-Hauptpunkt** (➡ 8.8.4), **Valium** (➡ 8.7.3), **Omegaachse** (➡ 8.12.1)
- stabilisierende Punkte: **Nullpunkt** (➡ 8.10.3), **Lateralitätssteuerpunkt** (➡ 8.8.5), **Begierde** (➡ 8.8.2)
- Punkte bei evtl. Begleiterkrankungen: **Plexus brochopulmonalis** (➡ 8.10.1), **Lunge (101)** (➡ 8.4.1), **Oberschenkel**, **Unterschenkel** (➡ 8.2.3)

> Unterstützend können 1–3 Dauernadeln gesetzt werden, v.a. in den Punkt Nikotin und Schlundpunkt. Patient sollte wiederholt (besonders bei Bedürfnis zu rauchen) durch Drehbewegungen des Magneten im Führungsröhrchen (➡ 3.2.2) die Dauernadeln stimulieren. Die Lust auf eine Zigarette kann dadurch kompensiert werden.

Zusätzlich evtl. Homöopathie, z.B. Nikotinum D4, oder Nikotinpflaster zu Therapiebeginn.

Behandlungsverlauf

- **1. Woche:** 3x Akupunktur
- **2. Woche:** 2x Akupunktur
- **ab 3. Woche:** 1x/Wo. bis kein Bedürfnis nach Nikotin mehr besteht

Prognose

- meist 1–2 Monate bis der Nikotinverzicht dem Patienten leichtfällt
- schlechte Prognose, falls nach 2 Monaten keine Entwöhnung erfolgte

> Der Patient, der seine letzte Zigarette vor der Praxistür ausdrückt, hat eine schlechte Prognose.

7

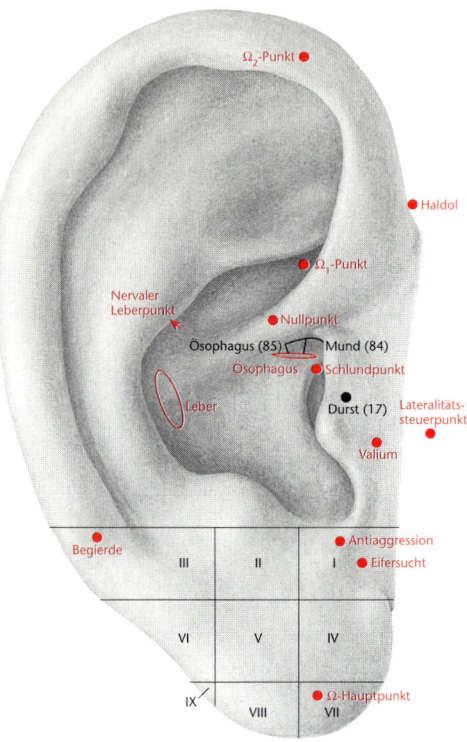

Abb. 7.7-2

7.7.2 Alkoholabusus

Charakteristika

- **Einteilung des Trinkverhaltens nach Jellinek:**
  - **Alphatrinker:** kein Kontrollverlust, Konflikttrinker
  - **Betatrinker:** Alkoholkonsum aus Gewohnheit und Anpassung; evtl. körperliche Folgen
  - **Gammatrinker:** Kontrollverlust; Abhängigkeit mit körperlichen und sozialen Folgen
  - **Deltatrinker:** Alkoholkrankheit mit Abhängigkeit und Abstinenzunfähigkeit
  - **Epsilontrinker:** exzessiver Alkoholkonsum mit Kontrollverlust („Quartals-säufer");
- **körperliche Folgen:** z.B. Fettleber, Leberzirrhose, Gastritis, Pankreatitis, Kardio-myopathie

Therapieschema

Französische Punkte

- lokale Punkte: **Leber, Schlundpunkt** (➥ 8.4.1)
- psychische Punkte: **Antiaggression, Eifersucht** (➥ 8.8.4), **Nervaler Leberpunkt** (➥ 8.8.1), **Valium** (➥ 8.7.3),. **Haldol** (➥ 8.8.5), **Omegaachse** (➥ 8.12.1)
- stabilisierende Punkte: **Nullpunkt** (➥ 8.10.3), **Lateralitätssteuerpunkt** (➥ 8.8.5), **Begierde** (➥ 8.8.2)
- evtl. Punkte bei Begleiterkrankungen: z.B. **Ösophagus** (➥ 8.4.1)

Chinesische Punkte

- lokale Punkte: **Mund (84), Ösophagus (85)** (➥ 8.4.1)
- stabilisierender Punkt: **Durst (17)** (➥ 8.10.5)

> Unterstützend können 2 Dauernadeln, z.B. in Leber- und Schlundpunkt, gesetzt werden. Verbleib: ca. 1 Woche, nach einigen Tagen Karenz können die Dauernadeln erneut gesetzt werden. Patient sollte wiederholt durch Drehbewegungen des Magneten im Führungsröhrchen (➥ 3.2.2) die Dauernadeln stimulieren.

Behandlungsverlauf

- **1. Woche:** 3–7x zur Abschwächung der Entzugssymptomatik und psychischen Stabilisierung
- **2. Woche:** 2–3x
- **ab 3. Woche:** 1–2x/Wo. bis der Alkoholverzicht dem Patienten leichtfällt

> Bei schwerer Alkoholkrankheit muß der Entzug wegen der zu erwartenden starken physische Symptome in einer Klinik erfolgen. Ohrakupunktur kann dann adjuvant zur Eindämmung der psychischen Entzugssymptome eingesetzt werden.

Prognose

- meist 2–3 Monate bis der Alkoholverzicht dem Patienten leicht fällt
- schlechte Prognose, falls innerhalb 6–9 Monaten keine Entwöhnung erfolgte; vgl. Drogenabusus (➥ 7.7.3)

7

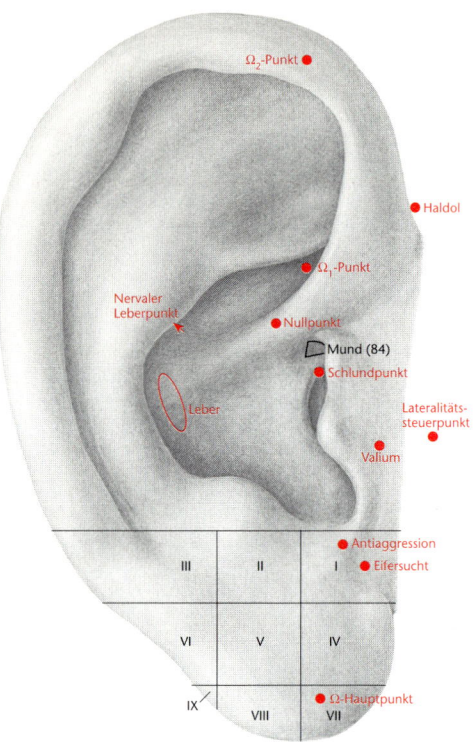

Ω_2-Punkt ●

● Haldol

● Ω_1-Punkt

Nervaler
Leberpunkt

● Nullpunkt

◻ Mund (84)

● Schlundpunkt

Lateralitäts-
steuerpunkt
●

Leber

● Valium

● Antiaggression
● Eifersucht

III   II   I

VI   V   IV

IX   VIII   VII

● Ω-Hauptpunkt

Abb. 7.7-3

7.7.3 Drogenabusus

Charakteristika

- je nach Droge, z.B. Heroin, Kokain, Haschisch, LSD, Ecstasy, große Unterschiede bezüglich körperlicher und psychischer Abhängigkeit
- **Psychodynamik:** Drogenabusus häufig als Flucht vor unbewältigten Problemen, Belastungen, Streß; oft ist auch ein Gruppenzwang beteiligt

> Ohrakupunktur kann adjuvant zur stationären Entzugsbehandlung eingesetzt werden, ersetzt den notwendigen Willen zum Entzug und eine psychotherapeutische Betreuung des Patienten aber nicht.

Therapieschema

Französische Punkte

- lokale Punkte: **Leber**, **Schlundpunkt** (➡ 8.4.1)
- psychische Punkte: **Antiaggression**, **Eifersucht** (➡ 8.8.4), **Nervaler Leberpunkt** (➡ 8.8.1), **Valium** (➡ 8.7.3), **Haldol** (➡ 8.8.5), **Omegaachse** (➡ 8.12.1)
- stabilisierende Punkte: **Nullpunkt** (➡ 8.10.3), **Lateralitätssteuerpunkt** (➡ 8.8.5)

Chinesische Punkte

- lokale Punkte: **Mund (84)** (➡ 8.4.1), **Ösophagus (85)** (➡ 8.4.1)

> Zusätzlich sollten Dauernadeln, v. a. in den Punkt Leber und Schlundpunkt, gesetzt werden.

Behandlungsverlauf

- während **stationärem Entzug:** zunächst 3–7x/Wo. bis zum Abschluß des körperlichen Entzugs; danach 2–3x/Wo.
- **ambulant** zur weiteren physischen und psychischen Stabilisierung: 1–2x/Wo. bis der Drogenverzicht dem Patienten leichtfällt

Prognose

- allgemeingültige Richtlinien können nicht gegeben werden; Prognose sehr abhängig von der Art der Droge und der Compliance des Patienten
- aktuelle Studie (März 1999) des Akupunkturprojekts der „Palette 4" in Hamburg von Uwe Verthein zeigt vor allem beim Kokain und Alkoholkonsum einen deutlichen Rückgang des Konsums neben allgmeiner Befindlichkeitsverbesserung

7

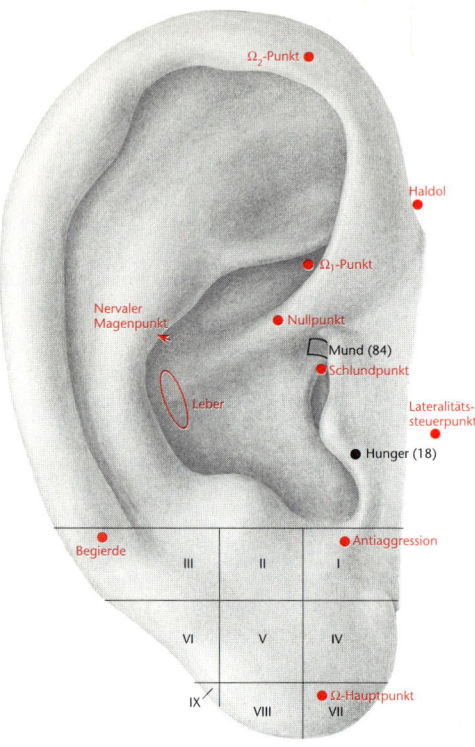

Ω_2-Punkt

Haldol

Ω_1-Punkt

Nervaler
Magenpunkt

Nullpunkt

Mund (84)

Schlundpunkt

Leber

Lateralitäts-
steuerpunkt

Hunger (18)

Begierde

Antiaggression

III   II   I

VI   V   IV

IX

VIII   VII

Ω-Hauptpunkt

Abb. 7.7-4

7.7.4 Adipositas

Charakteristika

- **Adipositas:** 20 % über dem Sollgewicht nach Broca (Körpergröße minus 100)
- **Übergewicht:** 10 % über dem Sollgewicht nach Broca (Körpergröße minus 100)
- **Psychodynamik:** u.a. orale Verwöhnung (Süßigkeiten) nach Verlusterlebnissen, Belastungen, Streß; Trost nach Kränkung oder bei Angst
- oft familiäre Vorbelastung
- **mögliche Folgen:** z.B. Gelenkbeschwerden, Herz-Kreislauf-Erkrankungen, Dyspnoe, Fettleber, Hauterkrankungen

> Bei psychischem Hintergrund ist das Erkennen der Psychogenese und ggf. eine Verhaltenstherapie notwendig. Ein psychisches Gleichgewicht ist für eine anhaltende Gewichtsabnahme Voraussetzung. Die Ohrakupunktur unterstützt das Abnehmen durch Eindämmen des Hungergefühls und zusätzliche psychische Stabilisierung.

Therapieschema

Französische Punkte

- lokale Punkte: **Schlundpunkt** (➡ 8.4.1), **nervaler Magenpunkt** (➡ 8.9.2), **Leber** (➡ 8.4.1)
- psychische Punkte: **Antiaggression** (➡ 8.8.4), **Haldol** (➡ 8.8.5), **Omegaachse** (➡ 8.12.1)
- stabilisierende Punkte: **Nullpunkt** (➡ 8.10.3), **Lateralitätssteuerpunkt** (➡ 8.8.5), **Begierde** (➡ 8.2.2)

Chinesische Punkte

- lokaler Punkt: **Mund (84)** (➡ 8.4.1)
- stabilisierender Punkt: **Hunger (18)** (➡ 8.10.5)

> Unterstützend können Dauernadeln, v. a. in die Punkte nervaler Magenpunkt und Schlundpunkt, gesetzt werden. Die Dauernadeln sollen vom Patienten durch Drehbewegungen des Magneten im Führungsröhrchen (➡ 3.2.2) mehrmals am Tag stimuliert werden.

Behandlungsverlauf

- zunächst 1x/Wo. bis Gewicht ohne Anstrengung verloren wird
- dann 2–3x/Mo. bis zum Erreichen des angestrebten Gewichtes

Prognose

- nach 1–2 Monaten Reduzierung des Hungergefühls und Gewichtsabnahme bis ca. 1 kg/Woche (je nach Ausgangsgewicht); Behandlungsdauer bis zu 6 Monate, dann Therapiepause

7

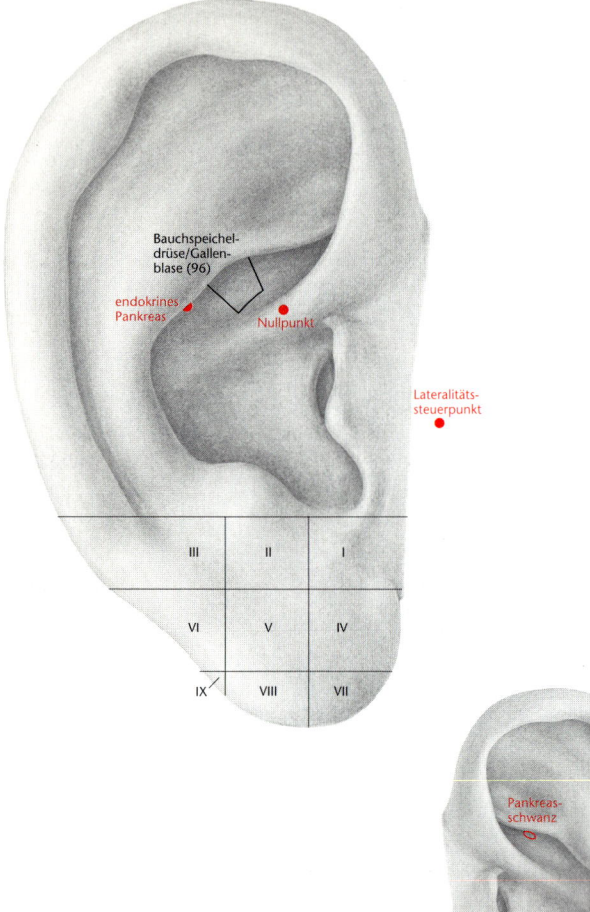

Bauchspeichel-
drüse/Gallen-
blase (96)

endokrines
Pankreas

Nullpunkt

Lateralitäts-
steuerpunkt

III II I

VI V IV

IX VIII VII

Pankreas-
schwanz

I II III

IV V VI

VII VIII IX

Abb. 7.8-1 a+b

7.8 Stoffwechselerkrankungen

7.8.1 Diabetes mellitus

Charakteristika

mit absolutem oder relativem Insulinmangel einhergehende Glukosestoffwechselstörung

- **Haupttypen:**
  - **Diabetes Typ I:** im Kindes- oder jungen Erwachsenenalter, entwickelt sich schnell bis zum absoluten Insulinmangel
  - **Diabetes Typ II:** sog. Altersdiabetes; Fähigkeit Insulin zu bilden ist erhalten, relativer Insulinmangel; meist mit Adipositas (Typ II a)
- **Symptome:** im Anfangsstadium vermehrter Durst, ansonsten unspezifische Symptome wie z. B. Hautinfektionen, Potenz- und Menstruationsstörungen, Müdigkeit
- **Spätkomplikationen:** u. a. Polyneuropathie, Augen- und Nierenaffektionen

Therapieschema

Französische Punkte

- lokale Punkte: **Pankreasschwanz (➡ 8.4.1)**, **endokrines Pankreas (➡ 8.6.1)**
- stabilisierende Punkte: **Nullpunkt (➡ 8.10.3)**, **Lateralitätssteuerpunkt (➡ 8.8.5)**
- siehe auch unter Adipositas (➡ 7.7.4)

Chinesische Punkte

- lokaler Punkt: **Bauchspeicheldrüse/Gallenblase (96) (➡ 8.4.1)**

Akupunkturbehandlung ist nur bei einem (noch) nicht insulinpflichtigen Diabetes Typ II sinnvoll. Die Schädigung der Inselzellen beim insulinpflichtigen Diabetes mellitus kann durch Ohrakupunktur nicht ausgeglichen werden.

Behandlungsverlauf

- 1x/Wo. bis zur Einsparung oraler Diabetesmedikation; langsame Reduktion der Diabetesmedikation unter engmaschiger Blutzuckerkontrolle (tägl. bis alle 2 Tage)
- danach 2–3x/Mo. bis zum Erreichen stabiler Blutzuckerwerte im Norm- bis Grenzbereich
- dann evtl. 1x/Mo., um die Blutzuckerwerte stabil zu halten

Prognose

- ca. 6 Monate bis zur Stabilisierung der Blutzuckerwerte im Norm- bis Grenzbereich; abhängig von der Compliance des Patienten

Gewichtsreduktion und zuckerarme Diät verbessern die Prognose!

7

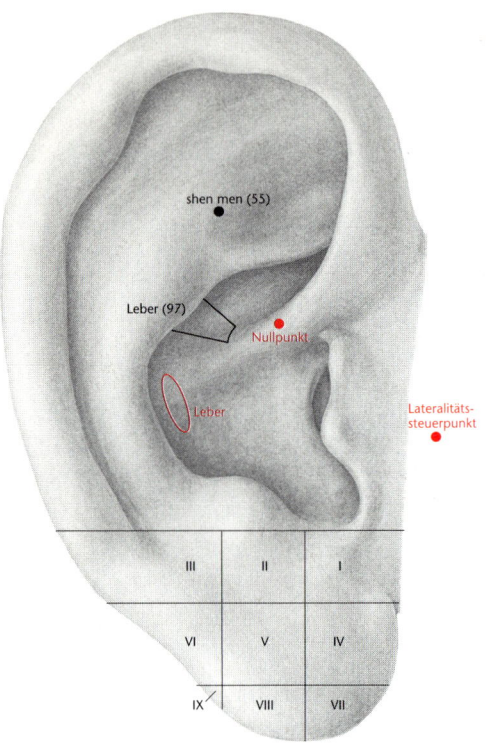

shen men (55)

Leber (97)

Nullpunkt

Leber

Lateralitäts-
steuerpunkt

III II I

VI V IV

IX VIII VII

Abb. 7.8-2

7.8.2 Hypercholesterinämie

Charakteristika

- erhöhter Cholesterinwert (> 250 mg/dl) im Serum
- oft kombiniert mit Adipositas oder Diabetes mellitus (➡ 7.8.1)
- begünstigt durch Diätfehler, z.B. zuviel Fett, Eier, etc.
- zunächst asymptomatisch, später vaskuläre Folgeerkrankungen (Arteriosklerose)

> Differenzierte Betrachtung der laborchemischen Untergruppen (HDL-, LDL- und VLDL-Cholesterin) ist erforderlich. Ein erhöhtes HDL-Cholesterin, das den Gesamtcholesterinwert erhöht, ist keinesfalls therapiebedürftig.

Therapieschema

Französische Punkte

- lokaler Punkt: **Leber** (➡ 8.4.1)
- stabilisierende Punkte: **Nullpunkt** (➡ 8.10.3), **Lateralitätssteuerpunkt** (➡ 8.8.5)

Chinesische Punkte

- lokaler Punkt: **Leber (97)** (➡ 8.4.1)
- stabilisierender Punkt: **shen men (55)** (➡ 8.7.2)

Behandlungsverlauf

- zunächst 1x/Wo. bis zur Senkung der Cholesterinwerte
- dann zur Stabilisierung der Werte evtl. 1x/Mo.

Prognose

- in der Regel ca. 6 Monate bis zur deutlichen Verbesserung bzw. zum Erreichen der Normwerte erforderlich
- bei Therapieresistenz nach 6 Monaten ist eine weitere Akupunkturbehandlung meist nicht sinnvoll

> Cholesterinarme Ernährung, körperliche Aktivität und Gewichtsreduktion verbessern die Prognose!

7

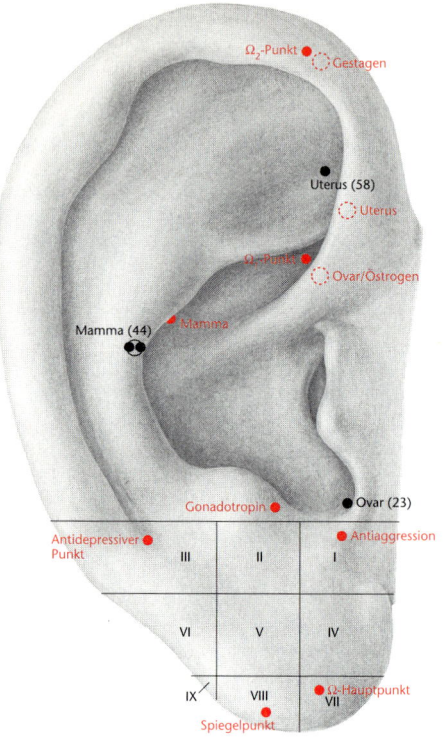

Ω₂-Punkt
Gestagen
Uterus (58)
Uterus
Ω₁-Punkt
Ovar/Östrogen
Mamma (44)
Mamma
Gonadotropin
Ovar (23)
Antidepressiver Punkt
Antiaggression
III
II
I
VI
V
IV
IX
VIII
VII
Ω-Hauptpunkt
Spiegelpunkt

Abb. 7.9-1

7.9 Hormonelle Erkrankungen

7.9.1 Prämenstruelles Syndrom

Charakteristika

in der 2. Zyklushälfte, meist mehrere Tage vor und auch während der Periode auftretende Beschwerden wie Unterbauchschmerzen, ziehende Brustschmerzen, Kopfschmerzen, Stimmungslabilität

Therapieschema

Französische Punkte

- lokale Punkte: **Uterus** (➡ 8.5.2), **Mamma** (➡ 8.6.1)
- hormonelle Punkte: **Östrogen**, **Gestagen** (➡ 8.6.3), **Gonadotropin** (➡ 8.6.6), **Gynäkologische Achse** (➡ 8.12.4)
- psychische Punkte: **Antidepressiver Punkt** (➡ 8.8.4), **Antiaggression** (➡ 8.8.4), **Omegaachse** (➡ 8.12.1)

Chinesische Punkte

- lokale Punkte: **Ovar (23)** (➡ 8.5.1), **Uterus (58)** (➡ 8.5.4), **Mamma (44)** (➡ 8.4.4)

Behandlungsverlauf

- **Behandlungszyklus bis zur Beschwerdebesserung:** ca. 4–5 Tage vor der erwarteten Menstruation erste Akupunkturbehandlung; dann jeweils unmittelbar bei Eintritt und während der Menstruation im Abstand von 2–3 Tagen
- **zur Stabilisierung:** 2x/Mo. bis zur anhaltenden Beschwerdefreiheit

Prognose

- meist Besserung der Beschwerden nach 1–2 Zyklen
- häufig Beschwerdefreiheit nach ca. 3–6 Monaten

7

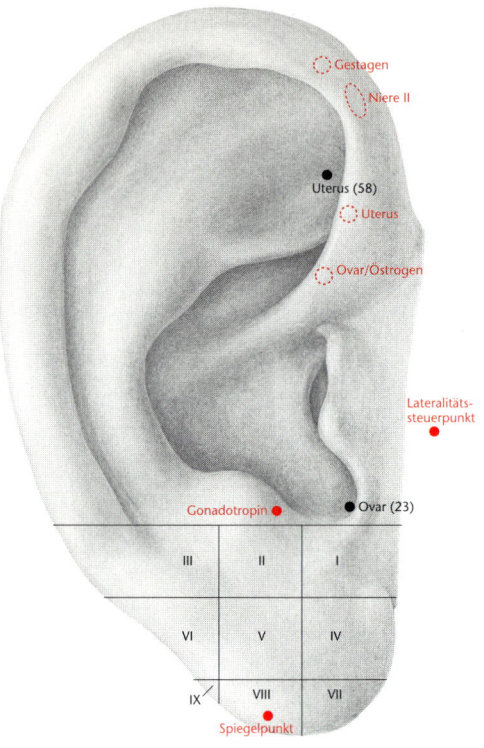

Gestagen

Niere II

Uterus (58)

Uterus

Ovar/Östrogen

Lateralitäts-steuerpunkt

Gonadotropin

Ovar (23)

III II I

VI V IV

IX VIII VII

Spiegelpunkt

Abb. 7.9-2

7.9.2   Menstruationsstörungen

Charakteristika

- **Formen der Menstruationsstörung:**
  - Anomalie der Blutungsstärke (Hyper- und Hypomenorrhoe)
  - Störungen im Rhythmus der Blutungen (Poly- und Oligomenorrhoe)
  - Zwischenblutung
  - Amenorrhoe
  - Dysmenorrhoe (schmerzhafte Regelblutung)
- **Ursachen:**
  - hormonelle Störungen
  - organische Veränderungen wie z.B. bei Uterusmyom, Endometriose
  - Einnahme der Pille (z.B. bei Hypomenorrhoe)
- manchmal kombiniert mit Untergewicht (vgl. Anorexie ➡ 7.11.4)

Therapieschema

Französische Punkte
- lokaler Punkt: **Uterus** (➡ 8.5.2)
- hormonelle Punkte: **Östrogen**, **Gestagen** (➡ 8.6.3), **Gonadotropin** (➡ 8.6.6), **Gynäkologische Achse** (➡ 8.12.4)
- übergeordnete Punkte: **Lateralitätssteuerpunkt** (➡ 8.8.5), **Niere II** (➡ 8.5.4)

Chinesische Punkte
- lokale Punkte: **Ovar (23)** (➡ 8.5.1), **Uterus (58)** (➡ 8.5.4)

Behandlungsverlauf

- **Amenorrhoe:**
  - zunächst 1x/Wo. bis zum Eintreten der Periode
  - dann 2x/Mo. über 2 Menstruationszyklen zur Stabilisierung
- **sonstige Menstruationsstörungen:**
  - zunächst ca. 2x/Wo. bis zur Regulation der Menstruation und/oder Rückbildung der Menstruationsbeschwerden (nach etwa 4–6 Wo.)
  - danach 1x/Wo. bis zur Beschwerdefreiheit bei regelmäßiger Menstruation
  - dann 1x/Mo. über etwa 3 Monate zur Stabilisierung

Prognose

- meist Besserung der Beschwerden nach 1–2 Menstruationszyklen
- häufig Beschwerdefreiheit nach ca. 3–6 Monaten
- bei Amenorrhoe im Rahmen einer Anorexie 1 Jahr und länger bis zum Eintreten der Blutung möglich

7

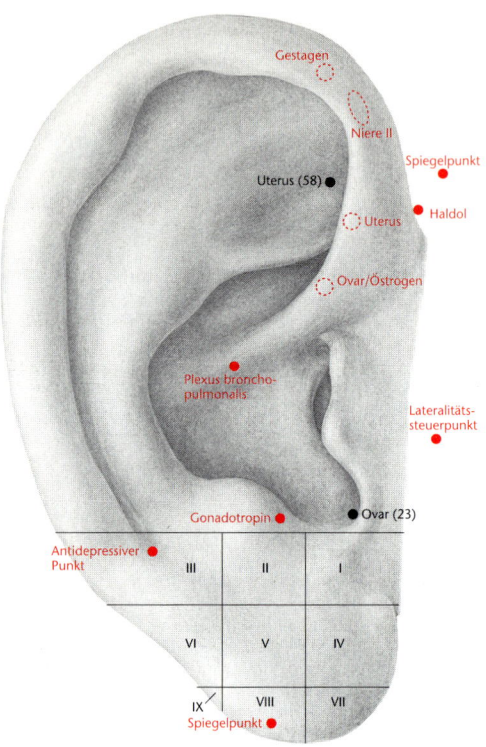

Gestagen

Niere II

Spiegelpunkt

Uterus (58)

Uterus

Haldol

Ovar/Östrogen

Plexus broncho-
pulmonalis

Lateralitäts-
steuerpunkt

Gonadotropin

Ovar (23)

Antidepressiver
Punkt

III   II   I

VI   V   IV

IX   VIII   VII

Spiegelpunkt

Abb. 7.9-3

7.9.3 Klimakterische Beschwerden

Charakteristika

durch die Hormonumstellung während des Klimakteriums auftretende Beschwerden; ca. 70 % der Frauen betroffen

- **Symptome**, z. B.:
  - Hitzewallungen, Schweißausbrüche, Schwindel, Müdigkeit
  - Stimmungslabilität, depressive Verstimmung
  - evtl. Organstörungen wie Osteoporose, Atrophie der Genitalien

Therapieschema

Französische Punkte

- lokaler Punkt: **Uterus** (➡ 8.5.2)
- hormonelle Punkte: **Östrogen**, **Gestagen** (➡ 8.6.3), **Gonadotropin** (➡ 8.6.6), **Gynäkologische Achse** (➡ 8.12.4)
- stabilisierende Punkte: **Lateralitätssteuerpunkt** (➡ 8.8.5), **Niere II** (➡ 8.5.4)
- psychische Punkte: **Antidepressiver Punkt** (➡ 8.8.4), **Haldol** (➡ 8.8.5), **Antidepressive Achse** (➡ 8.12.5)

Chinesische Punkte

- lokale Punkte: **Ovar (23)** (➡ 8.5.1), **Uterus (58)** (➡ 8.5.4)

Behandlungsverlauf

- 1x/Wo. bis zur Beschwerdebesserung, bestehende Medikation von Hormonpräparaten dann absetzen
- dann 2–3x/Mo. bis zur Beschwerdefreiheit

> Bestehen unter Medikation von Hormonpräparaten keine Beschwerden, können nach 4wöchiger Ohrakupunktur die Präparate versuchsweise abgesetzt werden.

Prognose

- Besserung der Beschwerden nach 1–2 Monaten
- häufig Beschwerdefreiheit nach 3–6 Monaten

7

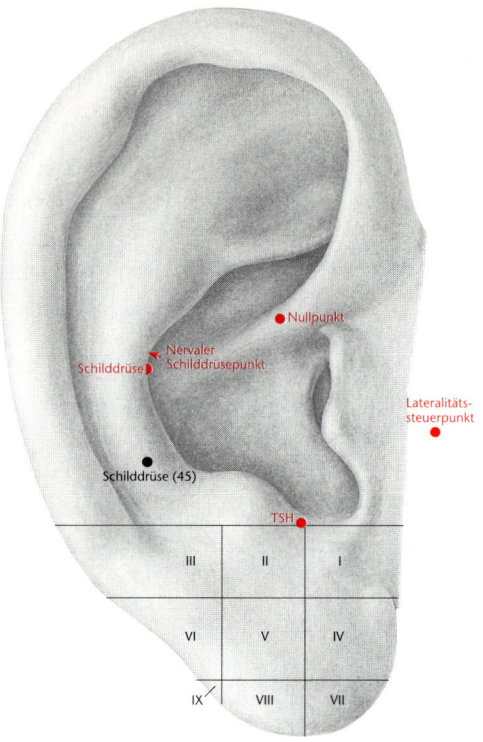

Nullpunkt

Nervaler
Schilddrüsenpunkt

Schilddrüse

Lateralitäts-
steuerpunkt

Schilddrüse (45)

TSH

III	II	I
VI	V	IV
IX	VIII	VII

Abb. 7.9-4

7.9.4   Schilddrüsenerkrankungen

Charakteristika

- **Indikationen für Ohrakupunktur:**
  - **knotiges Schilddrüsenwachstum** (z.B. regressives Schilddrüsengewebe, Zysten)
  - **Hypothyreose** (z.B. bei Hashimoto Thyreoiditis)
  - **Hyperthyreose** (z.B. bei Schilddrüsenautonomie, Basedow-Krankheit)
- **Symptome:**
  - bei Hyperthyreose: z.B. Nervosität, Herzrhythmusstörungen, Tachykardie, Haarausfall
  - bei Hypothereose: z.B. Müdigkeit, Gewichtszunahme
  - lokale Beschwerden bei vergrößerter Schilddrüse: Druckgefühl am Hals bis Schluckstörungen oder Dyspnoe

Schilddrüsenvergrößerungen müssen fachärztlich abgeklärt werden. Das Malignitätsrisiko beim kalten Knoten liegt bei ca. 2%. Bei ausgeprägtem Strumawachstum mit Dyspnoe oder Schluckbeschwerden immer Überweisung zum Facharzt (OP-Frage), ebenso bei therapieresistentem M. Basedow oder autonomem Adenom. Bei ausgeprägter Hyperthyreose ist anfänglich in der Regel eine konventionelle thyreostatische Therapie durchzuführen. Indikation zur Klinikeinweisung: Verdacht auf thyreotoxische Krise (hochgradige Tachykardie, hohes Fieber, Erbrechen, Durchfall).

Therapieschema

Französische Punkte

- lokale Punkte: **Schilddrüse** (➡ 8.6.1), **TSH** (➡ 8.6.6)
- stabilisierende Punkte: **Nullpunkt** (➡ 8.10.3), **Lateralitätssteuerpunkt** (➡ 8.8.5), **nervaler Schilddrüsenpunkt** (➡ 8.9.2)

Chinesische Punkte

- lokaler Punkt: **Schilddrüse (45)** (➡ 8.6.4)

Sowohl eine Hyper- als auch Hypothyreose kann mit denselben Punkten behandelt werden, außerdem kann sowohl die Funktion als auch Struktur (Knotenbildung, Größe) der Schilddrüse beeinflußt werden. Die Kombination mit Körperakupunktur und/oder chinesischer Phytotherapie ist für den optimalen Therapieerfolg empfehlenswert.

Behandlungsverlauf

- zunächst 1x/Wo. bis zur Beschwerdebesserung
- dann 1–2x/Mo. bis die Funktion der Schilddrüse anhaltend im Normbereich liegt bzw. die Struma keine mechanischen Beschwerden mehr verursacht

Prognose

- Besserung der Beschwerden nach 1–2 Monaten
- Beschwerdefreiheit nur bei begrenztem Strumawachstum innerhalb 6–12 Monaten

7

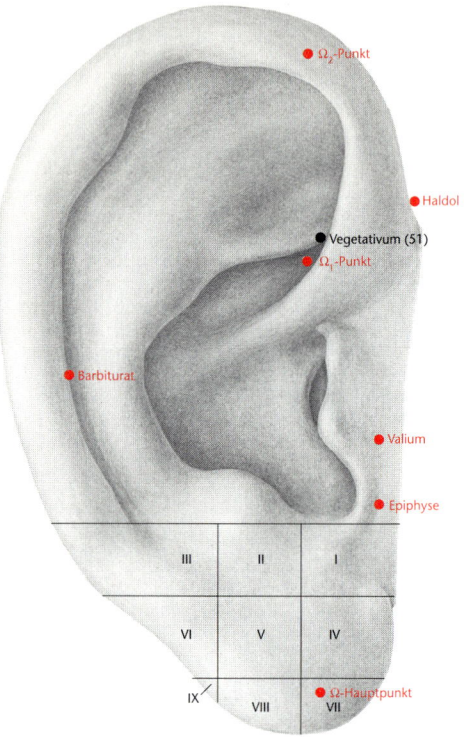

Ω₂-Punkt

Haldol

Vegetativum (51)

Ω₁-Punkt

Barbiturat

Valium

Epiphyse

III   II   I

VI   V   IV

IX   VIII   Ω-Hauptpunkt   VII

Abb. 7.10-1

7.10 Vegetative Erkrankungen

7.10.1 Schlafstörungen

Charakteristika

- **Einschlafstörung:** Einschlafzeit > 30 Min.
- **Durchschlafstörung:** vorzeitiges Aufwachen nach Schlafzeit unter 6 h > 3x/Wo.
- **Ursachen:** primäre Schlafstörung (z. B. durch psychosoziale Belastungssituationen) oder sekundäre Schlafstörung (z. B. bei psychiatrischen oder organischen Erkrankungen). *Cave:* externe Ursachen wie z. B. Schichtarbeit oder Lärm berücksichtigen!
- **verändertes Schlafmuster im Alter:** Rhythmusverkürzung; oberflächlicherer Schlaf mit häufigeren Aufwachphasen; Reduktion der absoluten Schlafzeit

Therapieschema

Französische Punkte

- sedierende Punkte: **Valium** (➡ 8.7.3), **Barbiturat** (➡ 8.7.1), **Haldol** (➡ 8.8.5), **Omegaachse** (➡ 8.12.1)
- stabilisierender Punkt: **Epiphyse** (➡ 8.8.3)

Chinesische Punkte

- stabilisierender Punkt: **Vegetativum (51)** (➡ 8.6.4)

Behandlungsverlauf

- zunächst 1–2x/Wo. bis zur Beschwerdebesserung; möglichst gegen Abend akupunktieren (*Cave:* Müdigkeit unmittelbar nach Akupunktur möglich)
- dann 2–3x/Mo. bis zur Beschwerdefreiheit

Prognose

Je länger die Schlafstörung besteht, desto langwieriger der Therapieverlauf
- **akut aufgetretene Schlafstörung:** ca. 4 Wochen bis zur Beschwerdefreiheit
- **chronische Schlafstörung:** ca. 3–4 Monate bis zur Beschwerdefreiheit notwendig

---

Bei psychosozial bedingter Schlaflosigkeit kann ohne Veränderung der Lebensumstände die Ohrakupunktur nur die Symptomatik verbessern, jedoch nicht heilen.

7

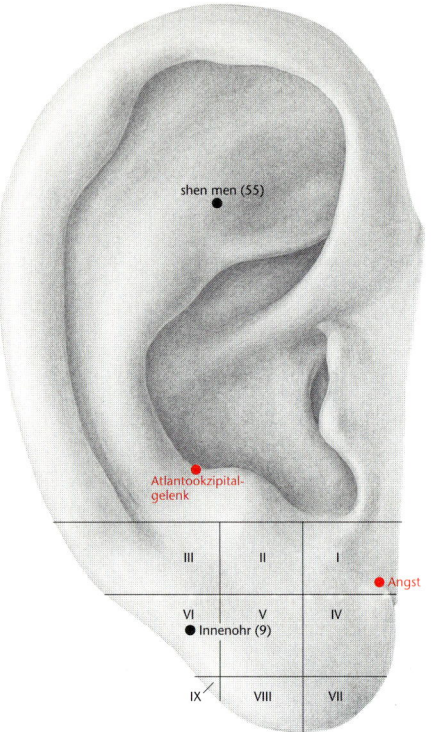

shen men (55)

Atlantookzipital-
gelenk

III   II   I

Angst

VI   V   IV
Innenohr (9)

IX   VIII   VII

Abb. 7.10-2

7.10.2 Schwindel

Charakteristika

- **Ursachen:**
  - **otogen**, z.B. bei M. Menière in Kombination mit Schwerhörigkeit und Tinnitus (➡ 7.10.5) sowie bei benignem paroxysmalen Lagerungsschwindel und Neuropathia vestibularis
  - **vertebragen**, z.B. bei degenerativen HWS-Veränderungen
  - **Durchblutungsstörung**, z.B. bei zerebraler Arteriosklerose, v.a. vertebrobasilärer **Insuffizienz**, Hypotonie, Hirndrucksteigerung
  - **neurologisch**, z.B. bei Akustikusneurinom
  - **ophthalmologisch**, z.B. bei Refraktionsanomalien
  - **psychogen**, z.B. im Rahmen einer Angsterkrankung
- **Formen des Schwindels:**
  - Drehschwindel; Schwankschwindel; Liftschwindel; diffuser Schwindel; Lagerungsschwindel (bewegungsabhängig); rezidivierend oder permanent

Therapieschema

Gleiches Therapieschema für alle Schwindelformen gemäß RAC (➡ 3.1.4):

Französische Punkte

- lokaler Punkt: **Atlantookzipitalgelenk** (➡ 8.1.1)
- psychischer Punkt: **Angst** (➡ 8.8.4)

Chinesische Punkte

- lokaler Punkt: **Innenohr (9)** (➡ 8.3.4)
- stabilisierender Punkt: **shen men (55)** (➡ 8.7.2)

> Vor der Akupunkturtherapie muß immer eine schulmedizinische Diagnostik stehen.

Behandlungsverlauf

- zunächst 1x/Wo. bis zur Beschwerdebesserung
- dann 2x/Mo. bis zur Beschwerdefreiheit

Prognose

Abhängig von der Ursache:

- **otogen:**
  - ca. 6–8 Wochen bis zur Beschwerdebesserung, wenn kein anatomischer Defekt vorliegt
  - meist ca. 3–6 Monate bis zur Beschwerdefreiheit
- **vertebragen:**
  - ca. 2–4 Wochen bis zur Beschwerdebesserung, unabhängig vom Ausmaß der degenerativen Veränderungen
  - meist ca. 2–3 Monate bis zur Beschwerdefreiheit
- **Durchblutungsstörung:**
  - ca. 2–3 Monate bis zur Beschwerdebesserung (Ausnahme: deutliche organische Veränderung, z.B. ausgeprägte Arteriosklerose)
  - in der Regel 6–12 Monate bis zur Beschwerdefreiheit (Ausnahme: deutliche organische Veränderung, z.B. ausgeprägte Arteriosklerose)
- **psychogen:**
  - ca. 2–4 Wochen bis zur Beschwerdebesserung
  - ca. 3–6 Monate bis zur Beschwerdefreiheit

7

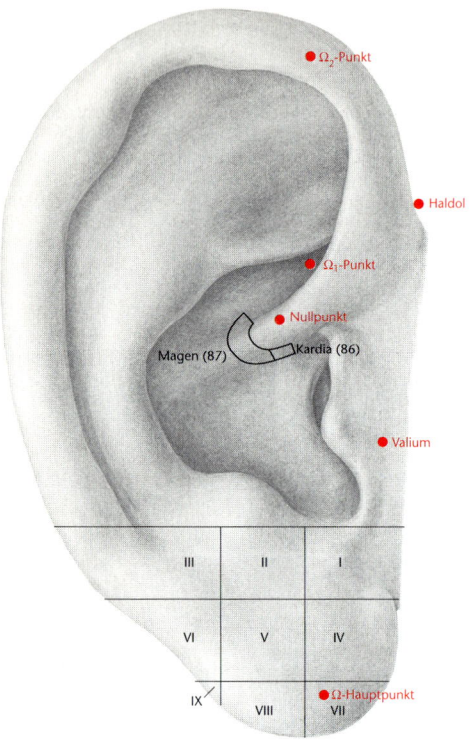

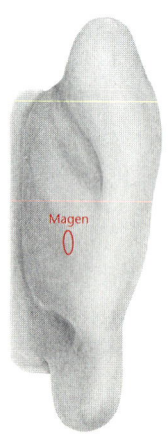

Abb. 7.10-3 a+b

226

7.10.3 Singultus

Charakteristika

- kurzzeitige unwillkürliche Zwerchfellkontraktionen, in seltenen Fällen als permanente Begleiterscheinung einer Grunderkrankung (pathologischer Singultus)
- **Ursachen** eines pathologischen Singultus:
  - lokale Zwerchfellreizung durch z.B. Peritonitis, Lungenerkrankung oder Bauchoperationen
  - Hirnschädigung, z.B. durch Thrombose der Arteria basilaris, bei Encephalitis und Alkoholintoxikation
  - Medikamentennebenwirkung (z.B. Antiepileptikum)
  - allergisch (z.B. Nahrungsmittel)
  - psychogen

Therapieschema

Unabhängig von der Ursache finden sich folgende Akupunkturpunkte zur Therapie, allerdings mit unterschiedlicher Prognose:

Französische Punkte

- lokaler Punkt: **Magen** (➡ 8.11.3) an der Ohrrückseite
- stabilisierender Punkt: **Nullpunkt** (➡ 8.10.3)
- psychische Punkte: **Valium** (➡ 8.7.3), **Haldol** (➡ 8.8.5), **Omegaachse** (➡ 8.12.1)

Chinesische Punkte

- lokale Punkte: **Magen (87)**, **Kardia (86)** (➡ 8.4.1)

Behandlungsverlauf

- **palliativ**, z.B. bei organischer Hirnerkrankung, Zwerchfellreizung oder Medikamentennebenwirkung:
  - 3x/Wo. bis zur Beschwerdebesserung
  - Beschwerdefreiheit kann nur bei Beseitigung der Grunderkrankung erreicht werden
- **kurativ**, z.B. bei psychogener oder allergischer Ursache:
  - zunächst 3x/Wo. bis zur Beschwerdebesserung
  - danach 1–2x/Wo. bis zur Beschwerdefreiheit

Prognose

- Besserung der Beschwerden: meist nach ca. 4 Wochen, unabhängig von Ursache
- Beschwerdefreiheit: nur bei psychogener oder allergischer Ursache, in der Regel nach 2–3 Monaten

> Bei mechanisch oder nerval bedingtem Singultus kann durch Akupunktur nur eine Linderung, jedoch keine Heilung erzielt werden.

7

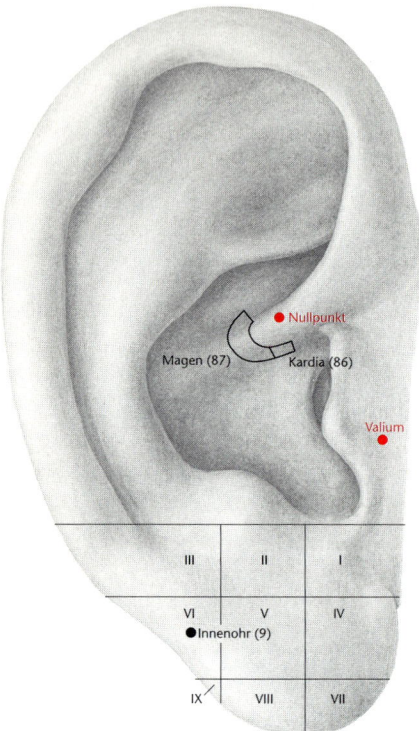

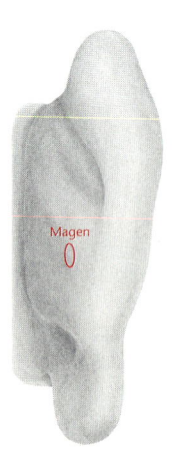

Abb. 7.10-4 a+b

228

7.10.4 Reisekrankheit (Kinetosen)

Charakteristika

- Reizung des Vestibularapparates, z.B. durch Fahrten im Auto, Bus, Schiff, Flugzeug oder Eisenbahn
- **Symptome:** Schwindel, Übelkeit bis zum Erbrechen, Blässe, Schweißausbruch, evtl. Blutdrucksenkung und Kopfschmerzen

Therapieschema

Französische Punkte

- lokaler Punkt: **Magen** (➡ 8.11.3) an der Ohrrückseite
- stabilisierender Punkt: **Nullpunkt** (➡ 8.10.3)
- sedierender Punkt: **Valium** (➡ 8.7.3)

Chinesische Punkte

- lokale Punkte: **Magen (87)**, **Kardia (86)** (➡ 8.4.1), **Innenohr (9)** (➡ 8.3.4)

Behandlungsverlauf

- einmalig Akupunktur, möglichst am Tag des Reiseantritts oder einen Tag zuvor; evtl. zusätzlich 2–3 Dauernadeln, z.B. Punkt **Magen** und **Angst**
- Wiederholung der Akupunktur vor den nächsten Reisen zu empfehlen. Ist der Patient über 3–4 Reisen beschwerdefrei, muß in der Regel nicht mehr akupunktiert werden

Prognose

- meist nach einmaliger Behandlung Beschwerdefreiheit
- treten trotzdem (Rest-)Beschwerden auf, sollte vor der nächsten Reise in einwöchigem Abstand 4x akupunktiert werden

7

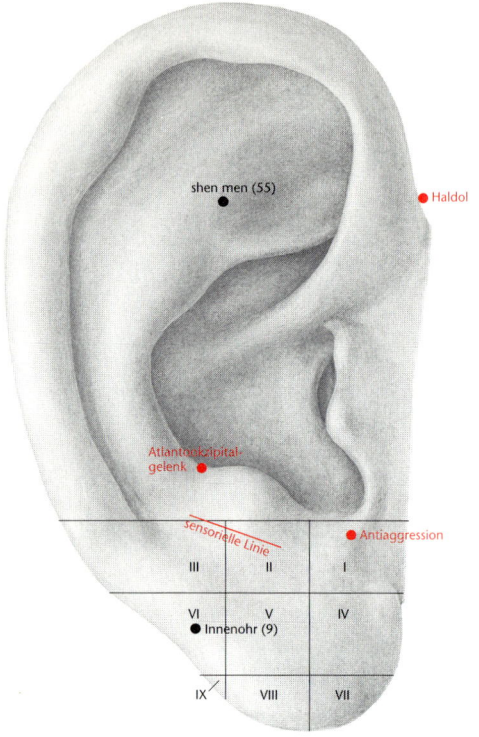

shen men (55)

Haldol

Atlantookzipital-
gelenk

sensorielle Linie

Antiaggression

III   II   I

VI   V   IV
Innenohr (9)

IX   VIII   VII

Abb. 7.10-5

230

7.10.5 Tinnitus

Charakteristika

- Ohrgeräusch mit individuell sehr unterschiedlicher Ausprägung: z.B. Sausen, Rauschen, Klingen, Pfeifen; konstant oder anfallsweise; gleichmäßig oder pulssynchron
- **Ursachen:**
  - Durchblutungsstörungen: Ohrgeräusch dann meist pulssynchron
  - Knall-Trauma
  - Ohrerkrankungen, z.B. Otosklerose, Paukenerguß, Hörsturz (➡ 7.10.6)
  - neurologische Erkrankungen, z.B. Akustikusneurinom, Multiple Sklerose
- kann durch Streß ausgelöst oder verstärkt werden

> Psychische Faktoren können einen Tinnitus verstärken.

Therapieschema

Bei zusätzlichem Hörsturz, Therapieschema ➡ 7.10.6

Französische Punkte

- lokale Punkte: **sensorielle Linie** (➡ 8.10.6), **Atlantookzipitalgelenk** (➡ 8.1.1)
- psychische Punkte: **Antiaggression** (➡ 8.8.4), **Haldol** (➡ 8.8.5)

Chinesische Punkte

- lokale Punkte: **Innenohr (9)** (➡ 8.3.4)
- stabilisierender Punkt: **shen men (55)** (➡ 8.7.2)

> Vor Akupunkturbehandlung muß immer eine fachärztliche (Ausschluß-)Diagnostik stehen.

Behandlungsverlauf

- **akuter Tinnitus:** 3x/Wo., in der Regel die betroffene Seite akupunktieren (entscheidend ist aber immer RAC-Tastung (➡ 3.1.4))
- **chronische Fälle** und bei Beschwerdebesserung: 1x/Wo., in der Regel die betroffene Seite akupunktieren

Prognose

- gute Prognose bei neu aufgetretenem Tinnitus, schlechte Prognose bei > 6 Monate Bestehen
- meist Reduktion der Lautstärke und/oder Veränderung der Tonlage innerhalb 4 Wochen, ansonsten geringe Chance einer Symptomverbesserung
- wenn die Therapie anspricht, 6 Monate bis zur Beschwerdefreiheit notwendig

7

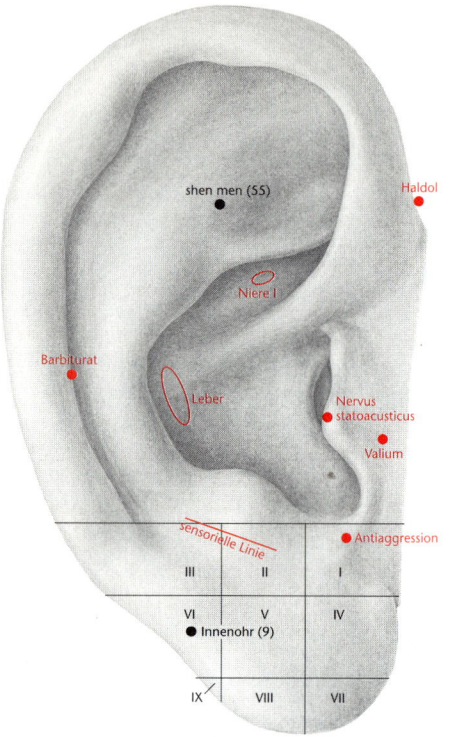

shen men (55)

Haldol

Niere I

Barbiturat

Leber

Nervus staloacusticus

Valium

sensorielle Linie

Antiaggression

III   II   I

VI   V   IV
● Innenohr (9)

IX   VIII   VII

Abb. 7.10-6

232

7.10.6 Hörsturz

Charakteristika

- meist einseitig; typischerweise zunächst Druckgefühl, dann plötzlich einsetzende Schwerhörigkeit, evtl. mit Tinnitus (➡ 7.10.5) und Schwindel (➡ 7.10.2)
- **Ursachen:** bislang noch nicht geklärt, vermutet werden Spasmen arterieller Innenohrgefäße, Infektionen und Streß. **DD:** Akustikusneurinom, entzündliche Mittel- und Innenohrerkrankung, Zoster oticus, Multiple Sklerose

Therapieschema

Französische Punkte

- lokale Punkte: **Nervus statoacusticus** (➡ 8.10.5), **sensorielle Linie** (➡ 8.10.6)
- stabilisierende Punkte: **Niere I** (➡ 8.5.1), **Leber** (➡ 8.4.1)
- psychische Punkte: **Antiaggression** (➡ 8.8.4), **Haldol** (➡ 8.8.5), **Valium** (➡ 8.7.3), **Barbiturat** (➡ 8.7.1)

Chinesische Punkte

- lokaler Punkt: **Innenohr (9)** (➡ 8.3.4)
- stabilisierender Punkt: **shen men (55)** (➡ 8.7.2)

> Immer fachärztliche Abklärung vor Ohrakupunktur. Eine Ergänzung mit Körperakupunktur oder konservativer „schulmedizinischer" Therapie (z.B. Infusionsbehandlung, Druckkammer) ist notwendig, v.a. wenn die Ohrakupunktur nicht kurzfristig (innerhalb 2–3 Behandlungen) zu einer wesentlichen Verbesserung führt.

Behandlungsverlauf

- **akuter Hörsturz:** 3x/Wo.
- **chronische Fälle** bzw. bei Beschwerdebesserung: 1x/Wo.

Prognose

- Verbesserung des Hörvermögens innerhalb 4 Wochen, ansonsten ist die Prognose schlecht
- Beschwerdefreiheit meist nach ca. 1–3 Monaten
- schlechtere Prognose bei gleichzeitig bestehendem Tinnitus

> Streß und Belastungen, die zur Erkrankung beitrugen, sollten während und möglichst auch nach der Behandlung abgebaut werden, um einen anhaltenden Therapieerfolg zu sichern. Ein „Milieuwechsel" während der Behandlung ist oft sinnvoll.

7

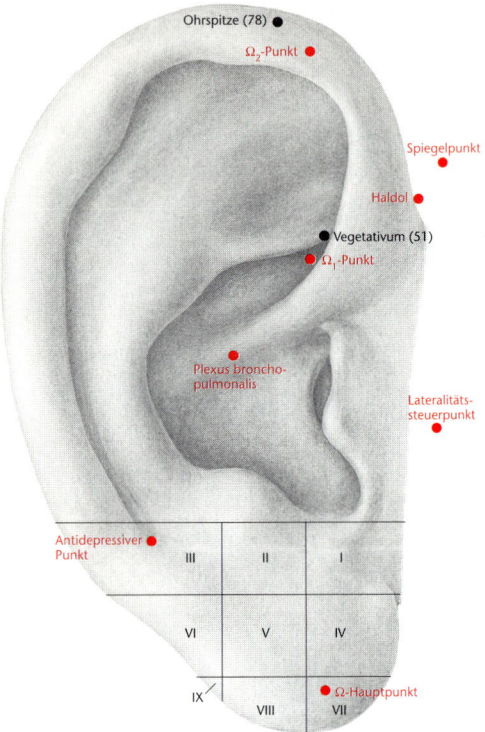

Ohrspitze (78)

Ω_2-Punkt

Spiegelpunkt

Haldol

Vegetativum (51)

Ω_1-Punkt

Plexus broncho-
pulmonalis

Lateralitäts-
steuerpunkt

Antidepressiver
Punkt

III   II   I

VI   V   IV

IX   VIII   VII

Ω-Hauptpunkt

Abb. 7.11-1 a+b

7.11 Psychische Störungen

7.11.1 Depression

Charakteristika

- **Formen:**
  - psychogene Depression
  - reaktive Depression
  - depressive Charakterneurose
  - larvierte Depression
  - psychotische Depression
  - endogene Depression
- **Kernsymptome:** depressive Verstimmtheit, Interessen- und Freudlosigkeit, rasche Ermüdbarkeit, Antriebslosigkeit
- **Zusatzsymptome**, z.B.: Appetit- und Libidoverlust; Konzentrationsstörungen; u.a. Gefühl der Wertlosigkeit, Hemmung und Schuldgedanken

Therapieschema

Gleiches Therapieschema für die unterschiedlichen Formen der Depression – entscheidend ist RAC-Tastung (➡ 3.1.4):

Französische Punkte

- psychische Punkte: **Antidepressive Achse** (➡ 8.12.5)**, Ωachse** (➡ 8.12.1), **Antidepressiver Punkt** (➡ 8.8.4), **Haldol** (➡ 8.8.5), **Plexus bronchopulmonalis** (➡ 8.10.1)
- stabilisierender Punkt: **Lateralitätssteuerpunkt** (➡ 8.8.5)

Chinesische Punkte

- stabilisierende Punkte: **Ohrspitze (78)** (➡ 8.10.3), **Vegetativum (51)** (➡ 8.6.4)

Behandlungsverlauf

- **depressive Phase:** 1x/Tag bis alle 2 Tage, v.a. bei Suizidgefahr sehr engmaschige Therapie
- **beschwerdearmes bis -freies Intervall:** 1x/Wo. bis zur > 4 Wo. anhaltenden Beschwerdefreiheit

> Suizidalität ist Kriterium für stationäre Einweisung. Akupunktur erhöht zwar nicht Suizidalität über eine Antriebsverstärkung ohne gleichzeitige Depressionsverringerung, kann die Suizidalität manchmal aber auch nicht senken.

Prognose

- **Reaktive und psychogene Depression sowie depressive Charakterneurose:**
  - akute Depression: 1–2 Wochen bis zur deutlichen Besserung und Verlängerung der depressionsfreien Phasen
  - erstmalig aufgetretene Depression (< 6 Monate): ca. 1–3 Monate bis zur Beschwerdefreiheit
  - > 6 Monate bestehende Depression: bis zu 1 Jahr bis zur Beschwerdefreiheit
- **endogene und larvierte Depression** (Kombination mit Körperakupunktur und chinesischer Arzneimitteltherapie meist erforderlich):
  - 3–6 Monate bis zur anhaltenden Besserung
  - > 1 Jahr bis zur anhaltenden Beschwerdefreiheit, wenn Patient auf Ohrakupunktur anspricht

7

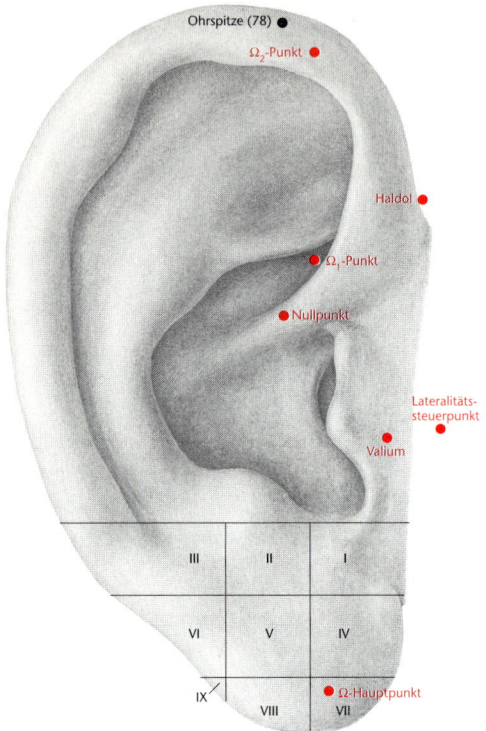

Abb. 7.11-2

7.11.2 Konzentrationsstörungen

Charakteristika

- **Ursachen**, z.B.: Überforderung, Ermüdung, geistige Retardierung, Depression (➠ 7.11.1), Vergiftungen (z.B. Amphetamine), Trauma
- **Symptome:**
  - leicht ablenkbar
  - eine begonnene Sache kann nicht zu Ende geführt werden
  - Gedanken kreisen
  - verlangsamte Auffassungsgabe

> Die Konzentrationsfähigkeit ist individuell sehr unterschiedlich. Unterscheidung zwischen pathologischen und physiologischen Zuständen kann v.a. bei Kindern schwierig sein.

Therapieschema

Konzentrationsstörungen als Begleitsymptom einer Depression siehe auch ➠ 7.11.1.

Französische Punkte

- stabilisierende Punkte: **Nullpunkt** (➠ 8.10.3), **Lateralitätssteuerpunkt** (➠ 8.8.5)
- psychische Punkte: **Haldol** (➠ 8.8.5), **Valium** (➠ 8.7.3), **Omegaachse** (➠ 8.12.1)

Chinesische Punkte

- stabilisierender Punkt: **Ohrspitze (78)** (➠ 8.10.3)

Behandlungsverlauf

- zunächst 1x/Wo. bis zur Beschwerdebesserung
- dann 2x/Mo. über mindestens 2–3 Monate zur Stabilisierung des Therapieerfolgs

Prognose

- 4 Wochen bis zur Besserung der Beschwerden

7

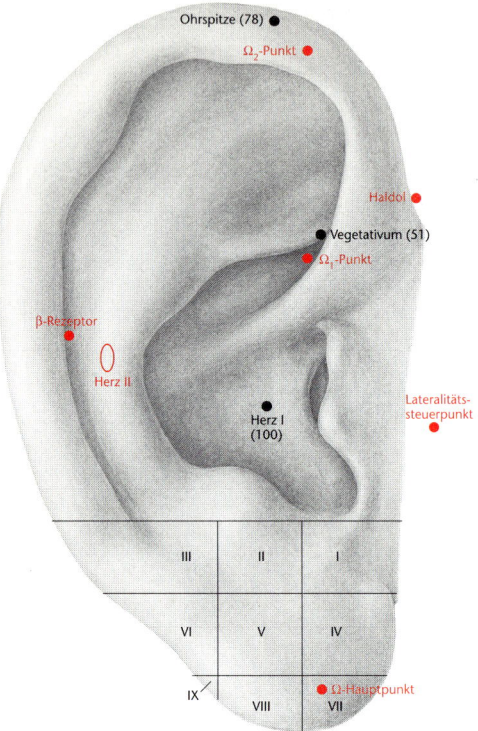

Ohrspitze (78)

Ω_2-Punkt

Haldol

Vegetativum (51)

Ω_1-Punkt

β-Rezeptor

Herz II

Herz I
(100)

Lateralitäts-
steuerpunkt

III II I

VI V IV

IX VIII VII

Ω-Hauptpunkt

Abb. 7.11-3

7.11.3 Herzneurose

Charakteristika

- rezidivierendes, anfallsweises Auftreten von belastungsunabhängigen „Herzschmerzen"; kombiniert mit Unruhe, Angst vor Herzschädigung (z.B. durch Herzinfarkt) und evtl. Hyperventilation
- kein anatomisch-physiologisches Korrelat nachweisbar
- **Ursachen**, z.B.:
  - psychische Traumen (z.B. Tod des Partners)
  - Frustration
  - verhaltene Aggressivität

Therapieschema

Französische Punkte

- lokale Punkte: **Herz II** (➡ 8.4.2), **β-Rezeptor** (➡ 8.7.1)
- stabilisierender Punkt: **Lateralitätssteuerpunkt** (➡ 8.8.5)
- psychische Punkte: **Omegaachse** (➡ 8.12.1), **Haldol** (➡ 8.8.5)

Chinesische Punkte

- lokaler Punkt: **Herz I (100)** (➡ 8.4.1)
- stabilisierende Punkte: **Ohrspitze (78)** (➡ 8.10.3), **Vegetativum (51)** (➡ 8.6.4)

> Der Ausschluß einer anatomischen oder physiologischen Ursache durch einen Facharzt muß vor der Ohrakupunktur erfolgen.

Behandlungsverlauf

- bei täglichem Auftreten der Beschwerden 1x/Tag bis alle 2 Tage
- bei Besserung 1x/Wo. bis zur Beschwerdefreiheit

Prognose

- meist deutliche Besserung innerhalb 2 Wochen
- Beschwerdefreiheit häufig nach 2–3 Monaten

7

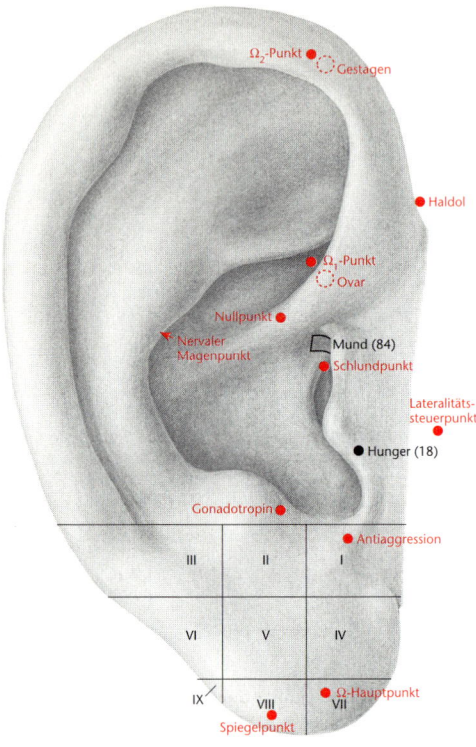

Abb. 7.11-4

7.11.4 Anorexia nervosa (Magersucht)

Charakteristika

- psychogene Eßstörung mit Essensverweigerung: Gewichtsabnahme bis zur Kachexie, evtl. bis zum Verhungern
- Beginn meist in der Pubertät; überwiegend Frauen betroffen
- **Psychodynamik:** z.B. Mutterproblematik, Ablehnung der eigenen Weiblichkeit, Zustand nach sexuellem Mißbrauch
- Übergang in eine Bulimia nervosa (➡ 7.11.5) möglich

Bei lebensbedrohlichen Zuständen sofortige Einweisung in Fachklinik. Dort Möglichkeit der strikten Kontrolle der Nahrungsaufnahme, evtl. Sonderernährung und stationäre Psychotherapie.
Bei leichteren Formen kann die Psychotherapie ambulant erfolgen. Begleitende Ohrakupunktur unterstützt die Psychotherapie erheblich.

Therapieschema

Französische Punkte

- lokale Punkte: **Schlundpunkt** (➡ 8.4.1), **nervaler Magenpunkt** (➡ 8.9.2)
- psychische Punkte: **Antiaggression** (➡ 8.8.4), **Haldol** (➡ 8.8.5), **Omegaachse** (➡ 8.12.1)
- stabilisierende Punkte: **Nullpunkt** (➡ 8.10.3), **Lateralitätssteuerpunkt** (➡ 8.8.5)
- hormonelle Punkte: **Ovar** (➡ 8.5.2), **Gestagen** (➡ 8.6.3), **Gonadotropin** (➡ 8.6.6), **Gynäkologische Achse** (➡ 8.12.4)

Chinesische Punkte

- lokaler Punkt: **Mund (84)** (➡ 8.4.1)
- stabilisierender Punkt: **Hunger (18)** (➡ 8.10.5)

Behandlungsverlauf

- zunächst 1x/Wo. bis zur Gewichtszunahme
- dann 2–3x/Mo.

Prognose

Individuell sehr unterschiedliche Prognose:

- gesamte Behandlungsdauer meist zwischen 1–2 Jahren
- Änderung des Eßverhaltens und Gewichtszunahme nach 3–6 Monaten zu erwarten

7

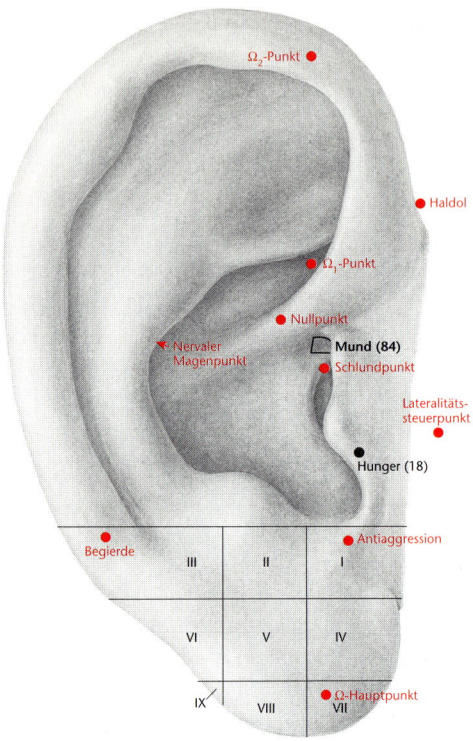

Ω₂-Punkt

Haldol

Ω₁-Punkt

Nullpunkt

Mund (84)

Nervaler
Magenpunkt

Schlundpunkt

Lateralitäts-
steuerpunkt

Hunger (18)

Begierde

Antiaggression

III | II | I

VI | V | IV

IX | VIII | VII

Ω-Hauptpunkt

Abb. 7.11-5

7.11.5 Bulimia nervosa (Eß-Brechsucht)

Charakteristika

- psychogene Eßstörung: zunächst Heißhunger- und Eßattacken; dann Maßnahmen, um nicht zuzunehmen, z.B. Herbeiführen von Erbrechen und/oder Mißbrauch von Abführmitteln bzw. Diuretika
- Angst vor dem Dickwerden; objektiv häufig Normalgewicht
- überwiegend Frauen betroffen

Therapieschema

Französische Punkte

- lokale Punkte: **Schlundpunkt** (➥ 8.4.1), **nervaler Magenpunkt** (➥ 8.9.2)
- psychische Punkte: **Begierde** (➥ 8.8.2), **Antiaggression** (➥ 8.8.4),. **Haldol** (➥ 8.8.5), **Omegaachse** (➥ 8.12.1)
- stabilisierende Punkte: **Nullpunkt** (➥ 8.10.3), **Lateralitätssteuerpunkt** (➥ 8.8.5)

Chinesische Punkte

- lokaler Punkt: **Mund (84)** (➥ 8.4.1)
- stabilisierender Punkt: **Hunger (18)** (➥ 8.10.5)

> Psychotherapie ist unbedingt erforderlich, Ohrakupunktur kann unterstützend eingesetzt werden.

Behandlungsverlauf

- zunächst 1x/Wo. bis die Freßattacken aufhören
- dann 2–3x/Mo. bis das Eßverhalten bewußt gesteuert werden kann

Prognose

Individuell sehr unterschiedliche Prognose:

- Änderung des Eßverhaltens nach 3–6 Monaten zu erwarten
- Behandlungsdauer häufig zwischen 1–2 Jahre; Therapieerfolg ist nicht immer zufriedenstellend

7

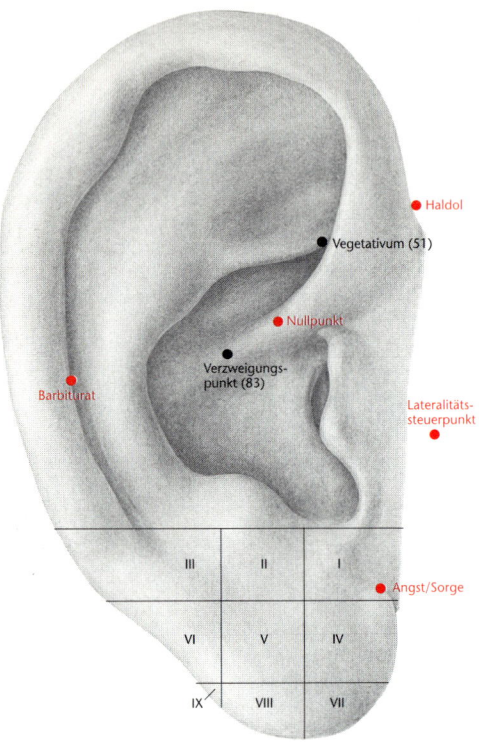

Abb. 7.12-1

7.12 Angstsyndrome

7.12.1 Prüfungsangst

Charakteristika

- mentale Blockierung in Prüfungssituationen
- unabhängig vom Maß der Vorbereitung (meist überdurchschnittlich gut vorbereitet)

Therapieschema

Französische Punkte

- psychische Punkte: **Angst** (dominantes Ohr), **Sorge** (nicht-dominantes Ohr) (➡ 8.8.4)
- sedierende Punkte: **Barbiturat** (➡ 8.7.1), **Haldol** (➡ 8.8.5)
- stabilisierende Punkte: **Lateralitätssteuerpunkt** (➡ 8.8.5), **Nullpunkt** (➡ 8.10.3)

Chinesische Punkte

- stabilisierende Punkte: **Verzweigungspunkt (83)** (➡ 8.10.1), **Vegetativum (51)** (➡ 8.6.4)

Behandlungsverlauf

- die letzten 2–3 Tage vor der Prüfung 1x/Tag
- wenn mehrere Prüfungen über größeren Zeitraum verteilt: zusätzlich 1x/Wo.

> Das Setzen von 1–2 Dauernadeln für die Prüfungswoche kann dem Patienten zusätzlich Sicherheit geben.

Prognose

- gut, meist reicht einmaliger Behandlungsabschnitt aus; ein positives Prüfungserlebnis kann selbst wiederum die Prüfungsangst weiter reduzieren
- evtl. Wiederholungsbehandlung erforderlich, besonders wenn erneute Prüfung Monate oder Jahre später stattfindet

> Zusätzliche Ängste (z.B. diffuse Angst) oder Ängstlichkeit verzögern oder beschränken Therapieerfolg.

7

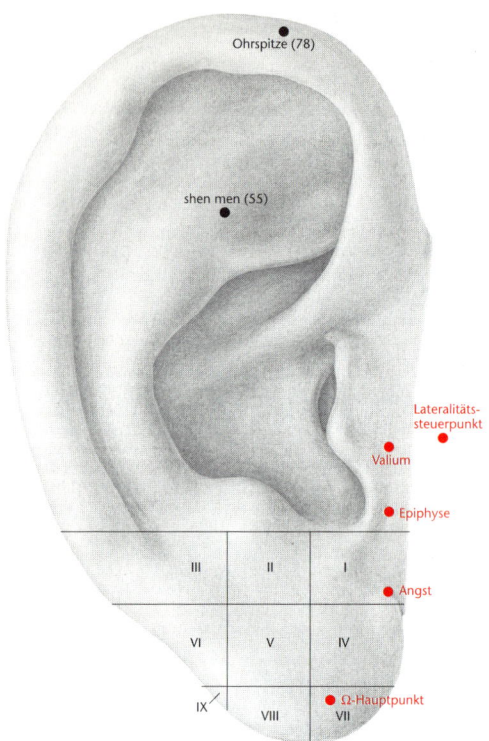

Ohrspitze (78)

shen men (55)

Lateralitäts-
steuerpunkt

Valium

Epiphyse

III II I

Angst

VI V IV

IX Ω-Hauptpunkt

VIII VII

Abb. 7.12-2

7.12.2 Flugangst

Charakteristika

- meist konkrete Angst vor Absturz des Flugzeugs
- selten kombiniert mit Klaustrophobie
- evtl. negatives Erstflugerlebnis (z. B. Turbulenzen)

Therapieschema

Französische Punkte

- psychische Punkte: **Angst** (➡ 8.8.4), **Epiphyse** (➡ 8.8.3)
- sedierende Punkte: **Ω-Hauptpunkt** (➡ 8.8.4), **Valium** (➡ 8.7.3)
- stabilisierender Punkt: **Lateralitätssteuerpunkt** (➡ 8.8.5)

Chinesische Punkte

- stabilisierende Punkte: **shen men (55)** (➡ 8.7.2), **Ohrspitze (78)** (➡ 8.10.3)

Behandlungsverlauf

- Behandlungsbeginn 4 Wochen vor dem Flug: 1x/Wo. über 3 Wochen
- letzte Woche vor dem Flug: 2–3x

Das Setzen von 1–2 Dauernadeln wenige Tage vor dem Abflug ist als zusätzliche Maßnahme sinnvoll.

Prognose

- gut, bei einfacher Flugangst reicht oft einmaliger Behandlungsabschnitt aus
- schlechtere Prognose bei Kombination mit Klaustrophobie, deutlich längere Behandlungszeit bis ca. 6 Monate

7

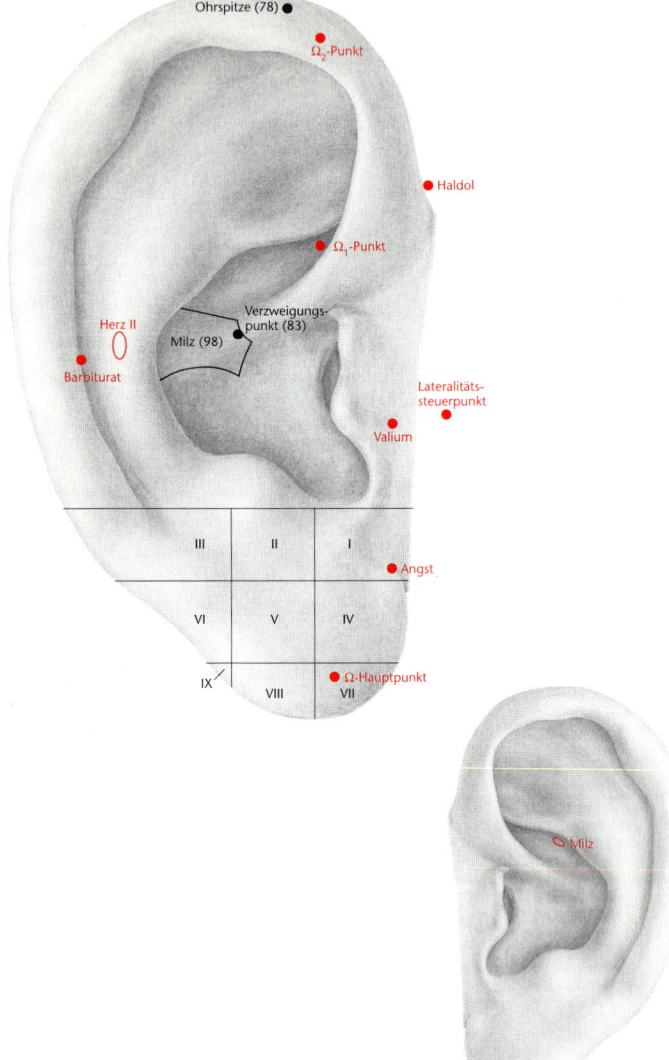

Abb. 7.12-3 a+b

7.12.3   Angstneurose

Charakteristika

diffuse Angst, ohne konkreten Grund oder Bedrohung; meist Angstattacken mit unterschiedlicher Dauer von Minuten bis Stunden, seltener Tage

- **Begleitsymptome:**
  - körperliche Angstsymptome wie z.B. Schwitzen, retrothorakale Schmerzen, Bauchschmerzen, Übelkeit

Therapieschema

Französische Punkte

- psychische Punkte: **Angst** (➡ 8.8.4)
- sedierende Punkte: **Valium** (➡ 8.7.3), **Barbiturat** (➡ 8.7.1), **Haldol** (➡ 8.8.5), **Omegaachse** (➡ 8.12.1)
- stabilisierende Punkte: **Milz** (➡ 8.4.1), **Herz II** (➡ 8.4.2), **Lateralitätssteuerpunkt** (➡ 8.8.5)

Chinesische Punkte

- stabilisierende Punkte: **Verzweigungspunkt (83)** (➡ 8.10.1), **Ohrspitze (78)** (➡ 8.10.3), **Milz (98)** (➡ 8.4.1)

Behandlungsverlauf

- **akutes Stadium** (mehrere Angstattacken pro Wo.): 2–3x/Wo.
- nach Abklingen der akuten Phase: 1x/Wo. bis zur anhaltenden Beschwerdefreiheit

Prognose

- günstig, ca. 1–2 Monate bis zur Vergrößerung der beschwerdefreien Intervalle und Verringerung der Intensität der Angstanfälle; medikamentöse Therapie kann dann meist abgesetzt werden
- wenn Patient auf Akupunktur anspricht: ca. 3–6 Monate bis zur Beschwerdefreiheit

---

Völlige Abstinenz von Alkohol und Drogen ist oft Voraussetzung für einen Therapieerfolg.

7

Punktlokalisationen

8

8

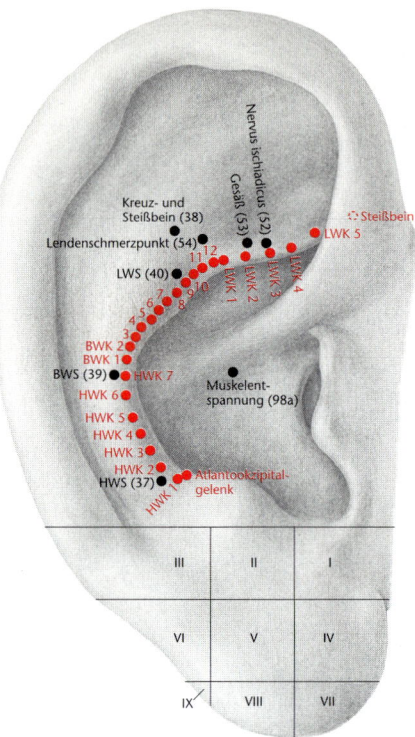

Kreuz- und Steißbein (38)
Lendenschmerzpunkt (54)
LWS (40)
Nervus ischiadicus (52)
Gesäß (53)
Steißbein
LWK 5
LWK 4
LWK 3
LWK 2
LWK 1
BWK 1
12
11
10
9
8
7
6
5
4
3
BWK 2
BWK 1
BWS (39)
HWK 7
HWK 6
HWK 5
HWK 4
HWK 3
HWK 2
HWS (37)
HWK 1
Atlantookzipital-gelenk
Muskelent-spannung (98a)

III II I
VI V IV
IX VIII VII

Abb. 8.1-1

8.1 Wirbelsäule

8.1.1 Anthelix im Längsverlauf (➡ Abb. 8.1-1)

Einteilung der Anthelix in drei Abschnitte durch Tastung der Kerben im Ohrknorpel mit dem Steigbügeltaster (➡ 2.2.1):

- Kerbe 1: am Übergang des Antitragus zur Anthelix, hier liegt **Atlantookzipital-gelenk**
- Kerbe 2: am Übergang von **HWK 7** zu **BWK 1**, hier verbreitert sich das Randwall-relief
- Kerbe 3: an der Teilungsstelle der Anthelix in das Crus superior und inferior, am Übergang von **BWK 12** zu **LWK 1**, hier verschmälert sich das Randwallrelief

Unterteilung der drei Abschnitte gemäß der Wirbelkörperanzahl:

- **HWK 1–7:** 7 Abschnitte zwischen Kerbe 1 und 2; Indikation: Schmerztherapie
- **BWK 1–12:** 12 Abschnitte zwischen Kerbe 2 und 3; Indikation: Schmerztherapie
- **LWK 1–5:** 5 Abschnitte zwischen Kerbe 3 und dem Schnittpunkt zwischen Helix und Anthelix; Indikation: Schmerztherapie

Weitere Punkte der Anthelix:

- **HWS (37):** caudales Anthelixende zwischen **HWK 1** und **2**; Indikation: Schmerz-therapie
- **BWS (39):** entspricht Sternokostalgelenk; auf der Anthelix in Höhe **HWK 7**; Indika-tion: Schmerztherapie, Blockierung des Sternokostalgelenk (Störfeld)
- **LWS (40):** auf der Anthelix in Höhe **BWK 10**; Indikation: Schmerztherapie
- **Steißbein:** im Anschluß an die Punkte **LWK 1–5** am Übergang der Anthelix zur Helix, von der Helixkrempe überdeckt; Indikation: Schmerztherapie
- **Kreuz- und Steißbein (38):** am Beginn des Crus superior der Anthelixgabelung; Indikation: Schmerztherapie
- **Nervus ischiadicus (52):** knapp lateral des Crus inferior der Anthelix, kranial von **LWK 3**; Indikation: Schmerztherapie
- **Gesäß (53):** entspricht Iliosakralgelenk; an der Anthelixkante, kranial von **LWK 2**; Indikation: Schmerztherapie, ISG-Blockaden
- **Lendenschmerzpunkt (54):** am Beginn der Anthelixgabelung; Indikation: Schmerztherapie

> Die Breite der Helixkrempe variiert. So kann der LWS-Abschnitt bis LWK 4 verdeckt sein. Möglich ist aber auch, daß sogar das Sakrum noch sichtbar ist.

8

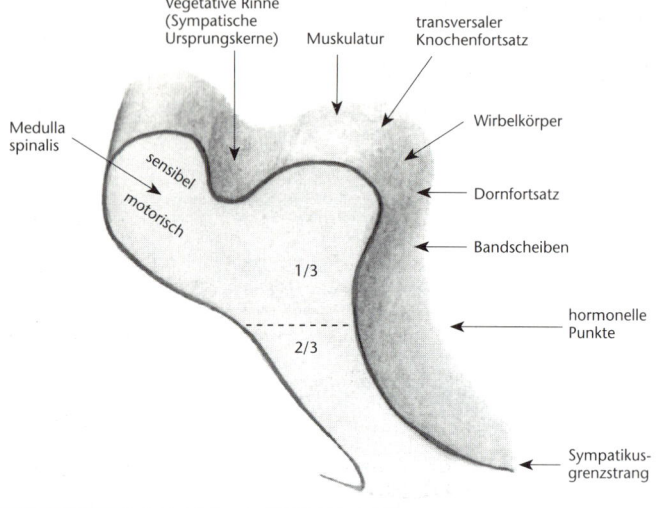

Medulla spinalis

sensibel

motorisch

Vegetative Rinne (Sympatische Ursprungskerne)

Muskulatur

transversaler Knochenfortsatz

Wirbelkörper

Dornfortsatz

Bandscheiben

1/3

2/3

hormonelle Punkte

Sympatikus-grenzstrang

Abb. 8.1-2

8.1.2   Anthelix im Querschnitt (➡ Abb. 8.1.2)

- **Muskulatur:** 2 mm lateral des Anthelixrandes; Indikation: Schmerztherapie
- **transversaler Knochenfortsatz (Querfortsatz):** 1 mm lateral des Anthelixrandes; Indikation: Frakturen
- **Wirbelkörper:** exakt auf dem Anthelixrand, im 90 ° Winkel gestochen; Indikation: Frakturen
- **Dornfortsatz:** 1 mm unterhalb des Anthelixrandes; Indikation: Frakturen
- **Bandscheiben:** bei Einteilung des Anthelix-Randwalls in 3 Teile, oberhalb des Übergangs vom ersten zum zweiten Drittel; Indikation: Diskusprotrusion/-prolaps

8.1.3   Concha (➡ Abb. 8.1-1)

- **Muskelentspannung (98a):** knapp unterhalb der Helixwurzel in der Concha inferior; Indikation: Schmerztherapie

8.2 Bewegungsapparat

8.2.1 Scapha (➡ Abb. 8.2-1)

- **ventrale Halsmuskulatur:** etwa in Höhe **HWK 2** zwischen **vegetativer Rinne** (➡ 8.9.1) und Nackenmuskulatur knapp neben der Anthelix (➡ 8.1.2); Indikation: Schmerztherapie

Obere Extremität

- **Clavicula (63):** knapp medial der **vegetativen Rinne** in Höhe **HWK 5**; Indikation: Schmerztherapie
- **Schulter:** zwischen **HWK 7** und **vegetativer Rinne**; Indikation: Schmerztherapie
- **Schulter (65):** knapp medial der **vegetativen Rinne** in Höhe **BWK 4**; Indikation: Schmerztherapie
- **Schultergelenk (64):** knapp medial der **vegetativen Rinne** in Höhe **BWK 1**; Indikation: Schmerztherapie
- **Oberarm:** zwischen **Schulter** und **Ellbogen,** in Höhe **BWK 2/3**; Indikation: Schmerztherapie
- **Ellbogen** (nach Nogier): in der Verlängerung des LWS-Bereichs der Anthelix und medial der **vegetativen Rinne**; Indikation: Schmerztherapie
- **Ellbogen (66):** knapp medial der **vegetativen Rinne** und unterhalb des Beginns des Tuberculum Darwinii; Indikation: Schmerztherapie
- **Ulna:** lateral der Mitte einer gedachten Linie zwischen **Ellbogen** und **Handgelenk**; Indikation: Schmerztherapie
- **Radius:** zwischen **Ellbogen** und **Handgelenk**, eher medial dieser Linie; Indikation: Schmerztherapie
- **Handgelenk** (nach Nogier): in waagrechter Linie von **Knie** nach lateral, medial der **vegetativen Rinne**; Indikation: Schmerztherapie
- **Handgelenk (67):** in der Scapha, vor dem Tuberkulum Darwinii; Indikation: Schmerztherapie
- **Mittelhandknochen I–V:** in der kranialen Scapha, medial des Tuberculum Darwinii; Indikation: Schmerztherapie
- **Fingerglieder I–V:** in der kranialen Scapha, kaudal der Helixkrempe; Indikation: Schmerztherapie
- **Finger (62):** vor der Helix, in der Scapha, etwas oberhalb und lateral des Tuberkulum Darwinii; Indikation: Schmerztherapie
- **Fingerspitzen I–V:** in der kranialen Scapha, von der Helixkrempe überdeckt vor der vegetativen Rinne; Indikation: Schmerztherapie

Untere Extremität

- **Zehen I–V, Zehe I = Zehe (46):** kranialer Abschnitt des Crus superior anthelicis, knapp vor der Helixkrempe, spiegelbildlich zu **Fingerglieder**, d.h. **Zehe I** (Großzehe) stößt an **Fingerglied I** (Daumen); Indikation: Schmerztherapie
- **Zehenspitzen I–V:** kranial von Zehen, von der Helixkrempe überdeckt; Indikation: Schmerztherapie
- **Zehe (46):** lateral des Crus superior anthelicis, knapp kaudal der Helixkrempe; Indikation: Schmerztherapie

8

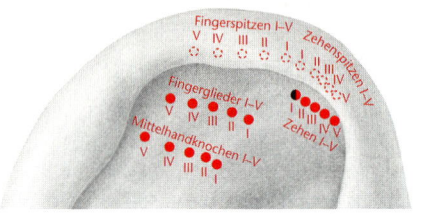

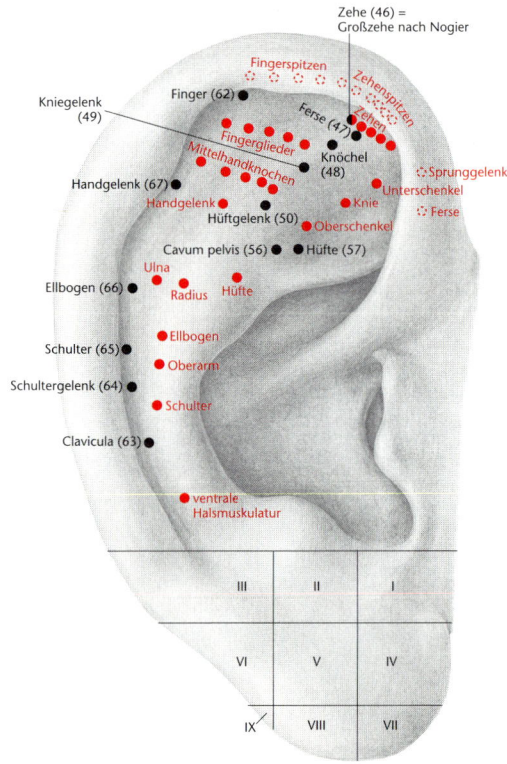

Zehe (46) =
Großzehe nach Nogier

Fingerspitzen
Zehenspitzen
Finger (62)
Ferse (47)
Kniegelenk
(49)
Fingerglieder
Zehen
Mittelhandknochen
Knöchel
(48)
Handgelenk (67)
Sprunggelenk
Handgelenk
Unterschenkel
Hüftgelenk (50)
Knie
Ferse
Oberschenkel
Cavum pelvis (56)
Hüfte (57)
Ulna
Ellbogen (66)
Radius
Hüfte
Ellbogen
Schulter (65)
Oberarm
Schultergelenk (64)
Schulter
Clavicula (63)
ventrale
Halsmuskulatur

III   II   I

VI   V   IV

IX   VIII   VII

8.2.2 Anthelix (➡ Abb. 8.2-1)

- **Hüfte (57):** in der Spitze der Fossa triangularis; Indikation: Schmerztherapie
- **Hüftgelenk (50):** auf dem Crus superior anthelicis, gegenüber dem tiefsten Punkt der Fossa triangularis (**Knie** nach Nogier); Indikation: Schmerztherapie
- **Kniegelenk (49):** auf dem Crus superior anthelicis, kraniomedial von **Hüftgelenk (50)**; Indikation: Schmerztherapie
- **Knöchel (48):** auf dem Crus superior anthelicis, kranial von **Kniegelenk (49)**; Indikation: Schmerztherapie
- **Ferse (47):** auf dem Crus superior anthelicis, knapp kaudal der Helixkrempe; Indikation: Schmerztherapie

8.2.3 Fossa triangularis (➡ Abb. 8.2-1)

Untere Extremität

- **Hüfte** (nach Nogier): am Scheitel des Schnittpunkts von Crus inferior und superior der Anthelix, der Punkt liegt manchmal erhaben; Indikation: Schmerztherapie
- **Cavum pelvis (56):** im Schnittpunkt der sich teilenden Crures anthelicis; Indikation: Schmerztherapie
- **Oberschenkel:** zwischen **Hüfte** und **Knie**; Indikation: Schmerztherapie
- **Knie:** tiefste Stelle der Fossa triangularis; Indikation: Schmerztherapie
- **Unterschenkel:** zwischen **Knie** und **Sprunggelenk**; Indikation: Schmerztherapie
- **Sprunggelenk:** in der Verlängerung einer Linie zwischen **Hüfte** und **Knie**, am Umschlag zur Helix; Indikation: Schmerztherapie
- **Ferse:** 2 mm kranial des Schnittpunkts zwischen Anthelixund Helix, von der Helixkrempe verdeckt; Indikation: Schmerztherapie

8

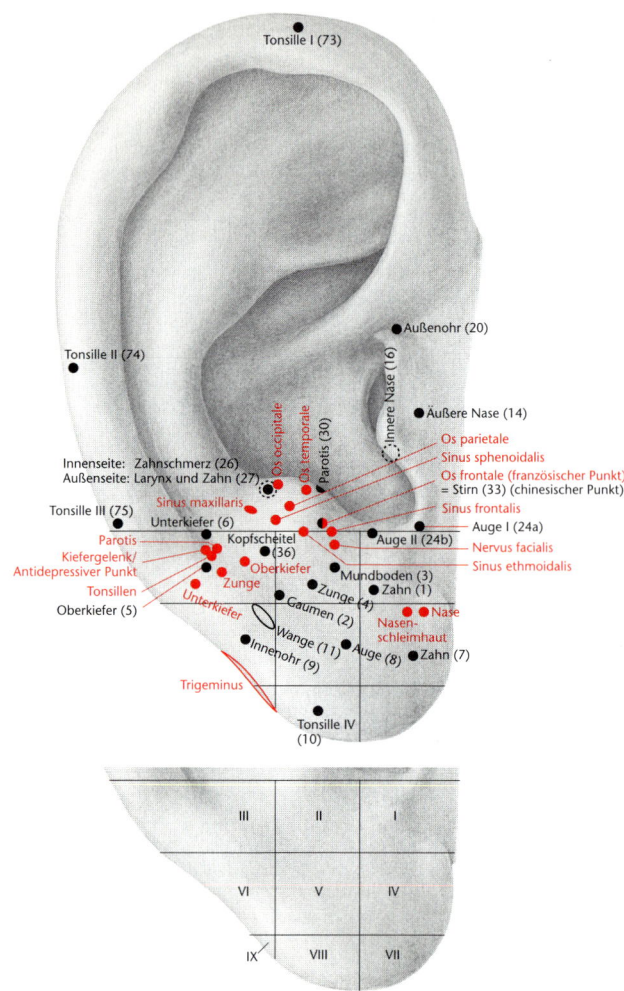

Tonsille I (73)

Außenohr (20)

Tonsille II (74)

Innere Nase (16)

Äußere Nase (14)

Os occipitale

Os temporale

Parotis (30)

Os parietale

Sinus sphenoidalis

Innenseite: Zahnschmerz (26)

Außenseite: Larynx und Zahn (27)

Os frontale (französischer Punkt)
= Stirn (33) (chinesischer Punkt)

Sinus maxillaris

Sinus frontalis

Tonsille III (75)

Unterkiefer (6)

Auge I (24a)

Parotis

Kopfscheitel

Auge II (24b)

Nervus facialis

Kiefergelenk/
Antidepressiver Punkt

(36)

Oberkiefer

Mundboden (3)

Sinus ethmoidalis

Tonsillen

Zunge

Zahn (1)

Oberkiefer (5)

Unterkiefer

Zunge (4)

Nase

Gaumen (2)

Nasen-
schleimhaut

Wange (11)

Auge (8)

Zahn (7)

Trigeminus

Innenohr (9)

Tonsille IV
(10)

III

II

I

VI

V

IV

IX

VIII

VII

Abb. 8.3-1

258

8.3 Schädel

8.3.1 Helix (➡ Abb. 8.3-1)

- **Tonsille I (73):** am Scheitelpunkt der Helix; Indikation: Tonsillitis, Tonsillektomienarbe als Störfeld (➡ 5.7.1)
- **Tonsille II (74):** am Helixrand, etwas unterhalb der Höhe des Nullpunktes; Indikation: Tonsillitis, Tonsillektomienarbe als Störfeld (➡ 5.7.1)
- **Tonsille III (75):** auf dem Helixschwanz etwa auf Höhe der Antitragusspitze; Indikation: Tonsillitis, Tonsillektomienarbe als Störfeld (➡ 5.7.1)

8.3.2 Tragus (➡ Abb. 8.3-1)

- **Äußere Nase (14):** in einer Furche an der Tragusoberkante; Indikation: Infekt, Heuschnupfen
- **Innere Nase (16):** im unteren Drittel der Tragusinnenseite; Indikation: Infekt, Heuschnupfen
- **Außenohr (20):** im Winkel zwischen aufsteigender Helix und Tragus; Indikation: Ohrverletzung

8.3.3 Antitragus (➡ Abb. 8.3-1)

- **Os frontale/Stirn (33):** nahe der Antitragusspitze; Indikation: Schmerztherapie
- **Os parietale:** kaudale Antitragusmitte; Indikation: Schmerztherapie
- **Os temporale:** kraniale Antitragusmitte; Indikation: Schmerztherapie
- **Os occipitale:** am Antitragusende in Richtung Anthelix; Indikation: Schmerztherapie
- **Sinus frontalis:** an der Antitragusspitze, vor **Os frontale**; Indikation: Sinusitis
- **Sinus ethmoidalis:** lateral und meist etwas kranial von **Sinus frontalis**, knapp unterhalb des Antitragus; Indikation: Sinusitis, Störfeld
- **Sinus sphenoidalis:** laterokranial von **Sinus ethmoidalis**, knapp unterhalb des Antitragus; Indikation: Sinusitis, Störfeld
- **Sinus maxillaris:** kaudal des Punktes **Atlantookzipitalgelenk**, knapp unterhalb des Antitragus; Indikation: Sinusitis, Störfeld
- **Zahnschmerz (26):** am Ende der Antitragusinnenseite; Indikation: Schmerztherapie
- **Larynx und Zahn (27):** an der Außenseite des Tragus, gegenüber dem auf der Innenseite liegenden Punkt **Zahnschmerz (26)**; Indikation: Halsschmerzen
- **Parotis (30):** in der Mitte der Antitraguskante; Indikation: Parotis
- **Kopfscheitel (36):** medial des Endpunkts der **vegetativen Rinne** (**Kiefergelenk**) im Schnittpunkt einer senkrechten Linie durch das Atlantookzipitalgelenk; Indikation: Schmerztherapie

8.3.4 Lobulus (➡ Abb. 8.3-1)

Zur besseren Orientierung wird der Bereich des Ohrläppchens in neun Abschnitte aufgeteilt.

- **Kiefergelenk = Antidepressiver Punkt:** am Schnittpunkt einer Geraden durch die Punkte **Nullpunkt** und **Atlantookzipitalgelenk** und dem Ende der **vegetativen Rinne**; Indikation: Schmerztherapie, Blockierung

8

- **Oberkiefer:** auf einer gedachten Verbindungslinie zwischen dem Punkt **Kiefergelenk** und dem Lobulusansatz, knapp medial des Punktes **Kiefergelenk**; Indikation: Schmerztherapie, Zahndefekte
- **Oberkiefer (5):** in der Mitte des Abschnitts III, laterokaudal von **Tonsillen**; Indikation: Schmerztherapie, Zahndefekte
- **Unterkiefer:** Am Übergang der auslaufenden Helix zum Lobolus; Indikation: Schmerztherapie, Zahndefekte
- **Unterkiefer (6):** knapp oberhalb des Punktes **Kiefergelenk**, am Ende der **vegetativen Rinne**; Indikation: Schmerztherapie, Zahndefekte
- **Zahn (1):** im Abschnitt I ca. 1 cm lateral des Ohrläppchenansatzes; Indikation: Schmerztherapie, Zahndefekte
- **Zahn (7):** etwa in der Mitte von Abschnitt IV; Indikation: Schmerztherapie, Zahndefekte
- **Tonsillen:** unmittelbar kaudal des Punktes **Kiefergelenk**; Indikation: Tonsillitis, Tonsillektomienarbe als Störfeld (➡ 5.7.1)
- **Tonsille IV (10):** etwa in der Mitte von Abschnitt VIII; Indikation: Tonsillitis, Tonsillektomienarbe als Störfeld (➡ 5.7.1)
- **Gaumen (2):** im laterokaudalen Eck von Abschnitt II, auf der verlängerten Linie der **vegetativen Rinne**; Indikation: Racheninfektion, z.B. im Rahmen eines grippalen Infektes
- **Mundboden (3):** im Abschnitt II, etwas unterhalb der Antitragusspitze; Indikation: Infektion
- **Wange (11):** am Schnittpunkt der Abschnitte II, III, V und VI in der Verlängerung der vegetativen Rinne; Indikation: Infektion
- **Zunge:** zwischen den Punkten **Ober-** und **Unterkiefer**; Indikation: Sprechstörungen
- **Zunge (4):** zwischen **Gaumen (2)** und **Mundboden (3)** ; Indikation: Sprechstörungen
- **Parotis:** medial vom Punkt **Kiefergelenk**; Indikation: Parotitis
- **Nase:** knapp lateral des Lobulusansatzes; Indikation: Infektion, Heuschnupfen
- **Nasenschleimhaut:** knapp lateral von Nase; Indikation: Infektion, Heuschnupfen
- **Auge (8):** im Mittelpunkt des Ohrläppchens; Indikation: alle Augenerkrankungen
- **Auge I (24a):** medial der Incisura intertragica; Indikation: nichtentzündliche Augenerkrankungen
- **Auge II (24b):** lateral der Incisura intertragica; Indikation: entzündliche Augenerkrankungen
- **Trigeminus:** am lateralen Ohrrand, in der Verlängerung einer gedachten Verbindungslinie zwischen **Nullpunkt** und **Antitragus**; Indikation: Schmerztherapie
- **Nervus facialis:** knapp unterhalb von **Sinus frontalis**; Indikation: Paresen
- **Innenohr (9):** am Übergang vom Helixschwanz zum Ohrläppchen; Indikation: Tinnitus, Schwindel

Für Tonsillen und Zähne gibt es jeweils fünf verschiedene chinesische Punkte. Für das Auge bestehen drei Punkte, wobei Auge (8) bei allen Augenerkrankungen, Auge I (24a) bei nichtentzündlichen und Auge II (24b) bei entzündlichen Augenerkrankungen anzuwenden ist. Zur richtigen Auswahl ist die RAC-Tastung immer erforderlich (➡ 3.1.4).

8.4 Innere Organe

8.4.1 Concha (➡ Abb. 8.4-1 a + b)

- **Mund (84):** etwas oberhalb des Meatus; Indikation: Infektion
- **Schlundpunkt:** am Meatusoberrand; Indikation: Sucht, Schluckbeschwerden
- **Ösophagus:** vom Schlundpunkt ausgehend knapp unterhalb der aufsteigenden Helix; Indikation: Ösophagitis, Reflux
- **Ösophagus (85):** unterhalb und in der Mitte des Helixfußes; Indikation: Ösophagitis, Reflux
- **Kardia (86):** lateral von **Ösophagus (85)** ; Indikation: Gastritis, Ulkus
- **Magen (87):** um die Helixwurzel herum, in der Concha; Indikation: Gastritis, Ulkus
- **Duodenum (88):** in der Concha superior, oberhalb der aufsteigenden Helixwurzel; Indikation: Duodenitis
- **Dünndarm (89):** kranial der Helixwurzel, im Anschluß an **Duodenum (88)**; Indikation: Enteritis, M. Crohn
- **Appendix IV (90):** in der Concha superior, der Anthelixwurzel anliegend, im Bereich von **Zökum**; Indikation: Appendicitis
- **Zökum:** am Übergang vom unteren zum mittleren Drittel der aufsteigenden Helixwurzel, in der Concha superior; Indikation: Appendicitis, Enteritis, M. Crohn
- **Kolon (91):** in Höhe des mittleren bis oberen Drittels der Helixwurzel, in der Concha superior; Indikation: Colitis, Stuhlunregelmäßigkeiten
- **Rektum:** von **Kolon (91)** bis zum Übergang der Concha in die Helix, medial und unterhalb des Schnittpunkts zwischen Anthelix und Helix; Indikation: Enteritis, Stuhlunregelmäßigkeiten
- **Hämorrhoiden:** mediokandal des Schnittpunkts zwischen Anthelix und Helix; Indikation: Hämorrhoiden
- **Trachea:** am Meatusunterrand; Indikation: pulmonaler Infekt, Tracheitis
- **Trachea (103):** in der Concha, lateral des Meatus superior; Indikation: tracheopulmonaler Infekt, Tracheitis
- **Bronchus (102):** in der Concha, lateral des Meatus inferior; Indikation: bronchopulmonaler Infekt
- **Lunge (101):** in der unteren Hälfte der Concha inferior, umgibt den Punkt **Herz I (100)** blattförmig; Indikation: pulmonaler Infekt
- **Herz I (100):** ca. 1 cm lateral des Meatus, etwa in der Medianlinie; Indikation: Herzerkrankungen
- **Bauchspeicheldrüse** (rechtes Ohr: Pankreaskopf): oberhalb und medial von **Gallenblase**; Indikation: Pankreatitis
- **Bauchspeicheldrüse** (linkes Ohr: **Pankreasschwanz**): kranial und medial von **Milz**; Indikation: Pankreatitis, Diabetes mellitus
- **Bauchspeicheldrüse/Gallenblase (96):** Zone in der Concha superior, etwa in Höhe **BWK 9 – LWK 1**; Indikation: Pankreatitis, Cholecystitis, Cholecystolithiasis
- **Leber** (nur rechtes Ohr): Zone in der oberen Hälfte der Concha inferior, parallel der Anthelix; Indikation: Hepatitis
- **Leber (97):** in der Concha superior, etwa in Höhe von **BWK 5–9**; Indikation: Hepatitis
- **Gallenblase** (nur rechtes Ohr): Zone in der Concha superior, am unteren Rand der Anthelix, oberhalb der Helixwurzel; Indikation: Cholecystitis, Cholecystolithiasis
- **Milz** (nur linkes Ohr): Lokalisation wie **Gallenblase**, aber linkes Ohr; Indikation: Störungen des hämopoetischen Systems, Angst

8

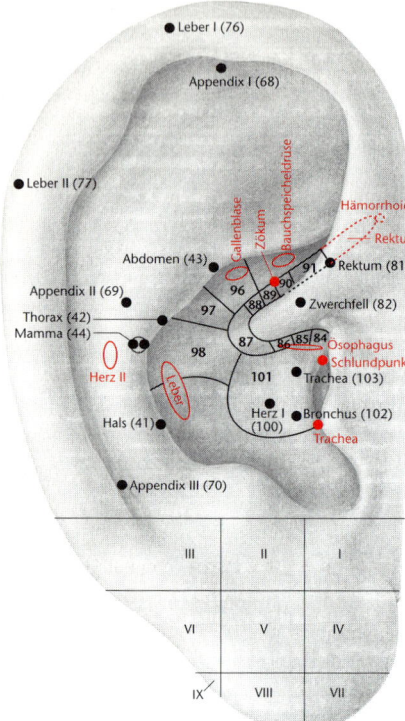

Leber I (76)
Appendix I (68)
Leber II (77)
Gallenblase
Bauchspeicheldrüse
Zökum
Hämorrhoiden
Rektum
Abdomen (43)
91 Rektum (81)
Appendix II (69)
96
90
Thorax (42)
97
Zwerchfell (82)
Mamma (44)
88 89
Herz II
98
87
86 85 84
Ösophagus
Leber
Schlundpunkt
101
Trachea (103)
Hals (41)
Herz I
Bronchus (102)
(100)
Trachea
Appendix III (70)

84	Mund
85	Ösophagus
86	Kardia
87	Magen
88	Duodenum
89	Dünndarm
90	Appendix IV
91	Kolon
96	Bauchspeicheldrüse/ Gallenblase
97	Leber
98	Milz
101	Lunge

III II I

VI V IV

IX VIII VII

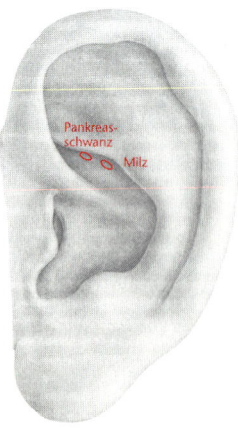

Pankreas-schwanz
Milz

Abb. 8.4-1 a+b

262

- **Milz (98):** Zone in der medianen Concha, lateral der Helixwurzel; Indikation: Störungen des hämopoetischen Systems, Angst

> Die abdominale Lagevariation der Appendix spiegelt sich am Ohr wider. Appendix IV kann an der Helixwurzel, aber auch bis 1 QF kranial davon gefunden werden. Die Punkte Appendix I, II und III sind dagegen kaum variabel.

8.4.2 Scapha (➡ Abb. 8.4-1 a)

- **Appendix I (68):** in der Scapha vor der Helixkrempe im Bereich des Punktes **Fingerglied IV**; Indikation: Appendicitis, Störfeld nach Appendektomie
- **Appendix II (69):** zwischen Helix und Anthelix auf Höhe der Punkte der unteren BWS; Indikation: Appendicitis, Störfeld nach Appendektomie
- **Appendix III (70):** am kaudalen Ende der **vegetativen Rinne**; Indikation: Appendicitis, Störfeld nach Appendektomie
- **Herz II:** Zone lateral der Anthelix etwa in Höhe **HWK 7 – BWK 1**; Indikation: Herzerkrankungen

8.4.3 Helix (➡ Abb. 8.4-1 a)

- **Zwerchfell (82):** auf der aufsteigenden Helix, etwas über **Nullpunkt**; Indikation: Stützung der „Mitte"
- **Leber I (76):** auf der Helix am kranialen Ende des Tuberculum Darwinii (➡ vordere Umschlaginnenseite); Indikation: Hepatitis
- **Leber II (77):** auf der Helix am kaudalen Ende des Tuberculum Darwinii (➡ vordere Umschlaginnenseite); Indikation: Hepatitis
- **Rektum (81):** auf der Helix oberhalb der in der Concha liegenden französischen Rektumlokalisation; Indikation: Enteritis, Stuhlunregelmäßigkeiten

8.4.4 Anthelix (➡ Abb. 8.4-1 a)

- **Hals (41):** auf dem Anthelixrand in Höhe **HWK 4**; Indikation: Halsschmerzen, grippaler Infekt
- **Thorax (42):** auf der Anthelix gegenüber der Helixwurzel bei **BWK 4/5**; Indikation: pulmonaler Infekt
- **Mamma (44):** in zwei Punkte aufgeteilt, auf der Anthelix in Höhe **BWK 1** und knapp lateral davon; Indikation: Mastitis, Knoten, Störfeld nach Mastektomie
- **Abdomen (43):** in Höhe **BWK 11** auf dem Anthelixrand; Indikation: diffuse abdominelle Beschwerden

8

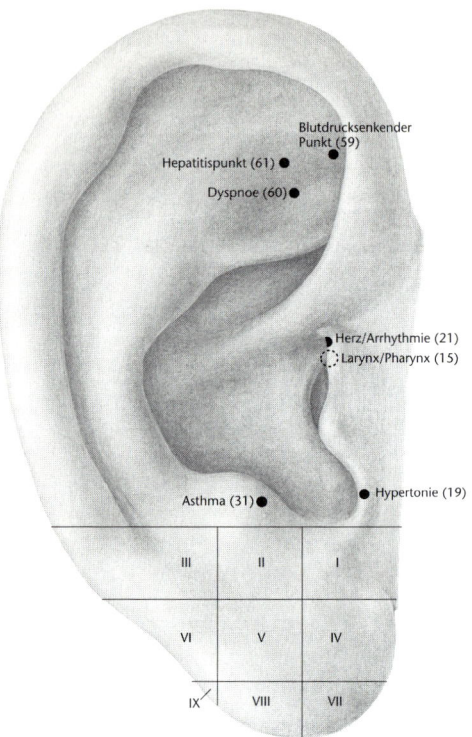

Blutdrucksenkender
Punkt (59)

Hepatitispunkt (61)

Dyspnoe (60)

Herz/Arrhythmie (21)
Larynx/Pharynx (15)

Asthma (31)

Hypertonie (19)

III	II	I
VI	V	IV
IX	VIII	VII

Abb. 8.4-2

8.4.5   Tragus (➡ Abb. 8.4-2)

- **Herz/Arrhythmie (21):** auf dem kranialen auslaufenden Tragusrand knapp unterhalb der Helix; Indikation: Herzrhythmusstörungen
- **Larynx/Pharynx (15):** in Höhe des Meatusoberrandes am lateralen inneren Tragusrand; Indikation: Entzündung, Schluckbeschwerden
- **Hypertonie (19):** am kaudalen Tragusende; Indikation: Hypertonie

8.4.6   Antitragus (➡ Abb. 8.4-2)

- **Asthma (31):** im Bereich des mediokaudalen Drittels der Antitragusspitze; Indikation: Asthma, Allergie, Dyspnoe

8.4.7   Fossa triangularis (➡ Abb. 8.4-2)

- **Blutdrucksenkender Punkt (59):** etwas kaudal des auslaufenden Schenkels des Crus superior anthelicis, von der Helixkrempe nicht überdeckt; Indikation: Hypertonie
- vgl. **Blutdrucksenkende Furche (105)** auf Ohrrückseite (➡ 8.11.3)
- **Hepatitispunkt (61):** in der Fossa triangularis, unterhalb der Mitte des Crus superior anthelicis; Indikation: Hepatitis
- **Dyspnoe (60):** in der Mitte der Fossa triangularis, in der Nähe des Punktes **Knie** (➡ 8.2.3); Indikation: Dyspnoe

8

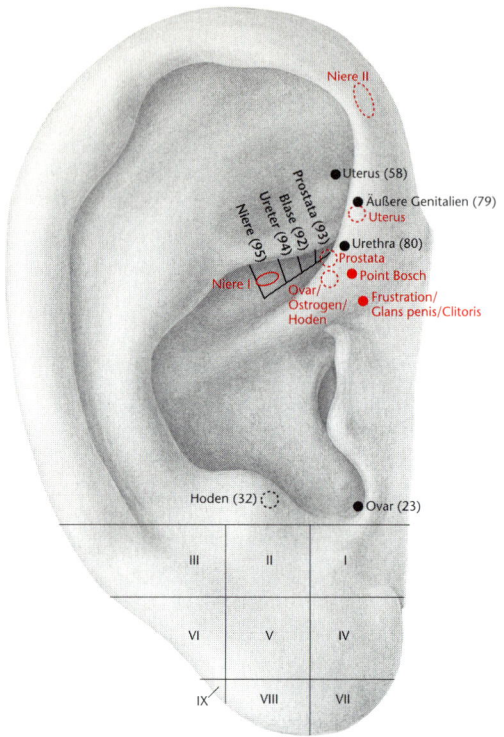

Niere II

Uterus (58)

Äußere Genitalien (79)
Uterus

Urethra (80)
Prostata
Point Bosch

Frustration/
Glans penis/Clitoris

Prostata (93)
Blase (92)
Ureter (94)
Niere (95)

Niere I

Ovar/
Östrogen/
Hoden

Hoden (32)

Ovar (23)

III II I

VI V IV

IX VIII VII

Abb. 8.5-1

8.5 Urogenitalsystem

8.5.1 Concha (➡ Abb. 8.5-1)

- **Niere I:** im Cavum conchae superior, kaudal von **LWK 2** (nach Nogier); Indikation: Nephrolithiasis, Nephritis
- **Niere (95):** im Cavum conchae superior, kaudal von **LWK 2** (nach Nogier); Indikation: Nephrolithiasis, Nephritis
- **Ureter (94):** zwischen **Niere (95)** und **Blase (92)**; Indikation: Ureterolithiasis, Harnwegsinfekt
- **Blase (92)** = **Blase sensibel:** im Cavum conchae superior, etwas lateral des Schnittpunkts zwischen Anthelix und Helix, etwa kaudal **LWK 4**; Indikation: Harnwegsinfekt; vgl. **Blase motorisch** (muskulär) auf Ohrrückseite (➡ 8.11.3)
- **Prostata (93):** im Cavum conchae superior, lateral des Schnittpunkts zwischen Helix und Anthelix; Indikation: Prostatahypertrophie, Prostatitis
- **Ovar (23):** in der Concha inferior, etwas lateral der Incisura intertragica; Indikation: Ovarialzyste, Adnexitis

8.5.2   Helix (➡ Abb. 8.5-1)

- **Uterus:** auf der Innenseite der Helixkrempe, kranial des Schnittpunkts zwischen Helix und Anthelix; Indikation: Myom, Dysmenorrhoe
- **Ovar/Östrogen/Hoden:** auf der Innenseite der Helixkrempe, ca. 1 QF kaudal des Schnittpunkts zwischen Helix und Anthelix; Indikation: Ovarialzyste, Adnexitis, Impotenz, Hydrozele
- **Point Bosch** (Genitalregion nach Nogier): am lateralen Rand der Helixkrempe unterhalb des Schnittpunkts zwischen Helix und Anthelix; Indikation: Impotenz
- **Prostata:** auf der Innenseite und am Rand der Helixkrempe unterhalb des Schnittpunkts zwischen Helix und Anthelix; Indikation: Prostatahypertrophie, Prostatitis
- **Äußere Genitalien (79):** auf der Helix knapp oberhalb des Schnittpunkts zwischen Helix und Anthelix; Indikation: Impotenz
- **Frustration/Glans penis/Clitoris:** am medialen Ohrrand, knapp kaudal der aufsteigenden Helix; Indikation: Impotenz, Frustration
- **Urethra (80):** auf der Helixkrempe etwas unterhalb des Schnittpunkts zwischen Helix und Anthelix; Indikation: Harnwegsinfekt

---

Der Glans-penis- bzw. Clitoris-Punkt entspricht dem Frustrationspunkt, der Hoden- bzw. Ovar-Punkt entspricht dem Testosteron- bzw. Östrogenpunkt.

Die urogenitalen Punkte der Helixkrempe (Uterus, Ovar/Östrogen/Hoden, Prostata) werden von unten in die Krempe gestochen.

8.5.3   Antitragus (➡ Abb. 8.5-1)

- **Hoden (32):** auf der Antitragusinnenseite gegenüber **Asthma (31)** (➡ 8.4.6), der auf der Außenseite liegt; Indikation: Impotenz, Hydrozele

8.5.4   Fossa triangularis (➡ Abb. 8.5-1)

- **Niere II:** am auslaufenden Schenkel des Crus superior anthelicis, von der Helixkrempe teilweise überdeckt; Indikation: Nephrolithiasis, Nephritis
- **Uterus (58):** am kranialen Ende der Fossa triangularis, etwas lateral der Helixkrempe; Indikation: Myom, Dysmenorrhoe

8

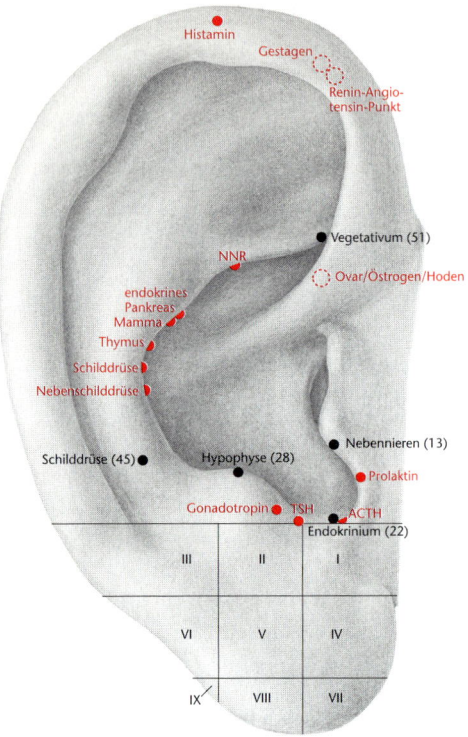

Abb. 8.6-1

8.6 Hormonelle Punkte

8.6.1 Hormonelle Linie der Vormauer der Anthelix

Die Punkte der hormonellen Linie liegen auf einer gedachten Linie $^1/_3$ von der Oberkante und $^2/_3$ von der Basis der Vormauer der Anthelix entfernt (vergleiche Abbildung 8.1-2 auf Seite 254

- **Nebenschilddrüse:** unterhalb **HWK 6**; Indikation: Störung des Kalziumstoffwechsels
- **Schilddrüse:** unterhalb **HWK 7**; Indikation: Hypo- und Hyperthyreose
- **Thymus:** unterhalb **BWK 2/3**; Indikation: Infektabwehr, Strahlenbelastung, Störfelder
- **Mamma:** unterhalb **BWK 5**; Indikation: Mastitis, Knoten
- **Endokrines Pankreas:** unterhalb **BWK 6**; Indikation: Diabetes mellitus
- **Nebennierenrinde (NNR):** unterhalb **LWK 1**; Indikation: Immunschwäche, Autoimmunerkrankungen, Allergien

8.6.2   Concha (➡ Abb. 8.6-1)

- **Endokrinium (22):** am Grund der Incisura intertragica; Indikation: Stabilisierung des Immunsystems, Autoimmunerkrankungen

8.6.3   Scapha (➡ Abb. 8.6-1)

- **Renin-Angiotensin-Punkt:** am Ende des Crus superior anthelicis vor der Helixumschlagfalte, laterokranial dem Areal **Niere II**; Indikation: Hypertonie
- **Gestagen:** laterokranial von **Renin-Angiotensin-Punkt**; Indikation: Dysmenorrhoe, Prämenstruelles Syndrom, Migräne

8.6.4   Helix (➡ Abb. 8.6-1)

- **Histamin:** auf der höchsten Stelle der Helix an der Ohrspitze, die ein umgeklapptes Uhr bildet; Indikation: Allergien, Störfelder
- **Östrogen** (beim Mann **Testosteron:** ≙ Ovar/Hoden): auf der Innenseite der Helixkrempe ca. 1 QF kaudal des Schnittpunkts zwischen Helix und Anthelix; Indikation: Dysmenorrhoe, Prämenstruelles Syndrom, Migräne

8.6.5   Anthelix (➡ Abb. 8.6-1)

- **Schilddrüse (45):** knapp lateral des Anthelixwalls etwa in Höhe **HWK 2**; Indikation: Hypo- und Hyperthyreose
- **Vegetativum (51):** auf dem Crus inferior anthelicis am Schnittpunkt mit der Helix; Indikation: Kreislaufdysregulation, Schwindel, Dystonie

8.6.6   Tragus (➡ Abb. 8.6-1)

- **ACTH:** 2 mm unter der Incisura intertragica; Indikation: Immunschwäche, Autoimmunerkrankungen, Allergien
- **Prolaktin:** etwas mediokranial der Incisura intertragica; Indikation: Laktationsstörungen
- **Nebennieren (13):** etwas kaudal des Tragusgipfels; Indikation: Immunschwäche, Autoimmunerkrankungen, Allergien

8.6.7   Antitragus (➡ Abb. 8.6-1)

- **Hypophyse (28):** am Übergang kraniales Drittel zum mittleren Drittel der Antitraguskante; Indikation: Stabilisierung des Immunsystems
- **TSH:** etwas lateral der Incisura intertragica; Indikation: Struma
- **Gonadotropin:** am medialen Ende des Antitragus; Indikation: Dysmenorrhoe, Prämenstruelles Syndrom, Migräne

8

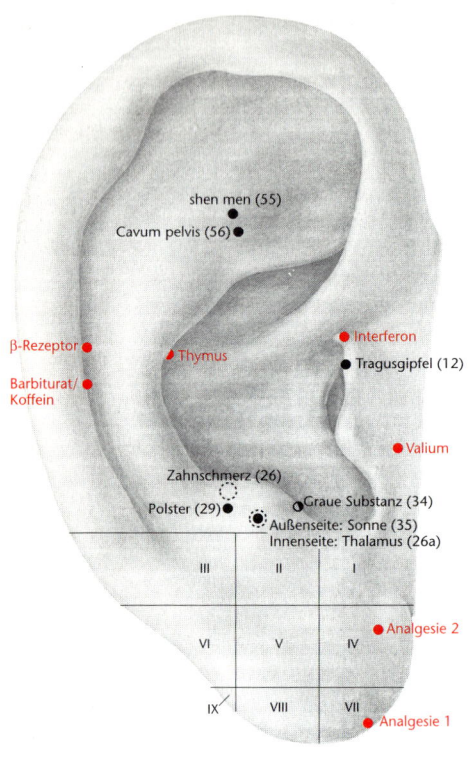

shen men (55)

Cavum pelvis (56)

β-Rezeptor

Thymus

Interferon

Tragusgipfel (12)

Barbiturat/
Koffein

Valium

Zahnschmerz (26)

Polster (29)

Graue Substanz (34)

Außenseite: Sonne (35)
Innenseite: Thalamus (26a)

III   II   I

VI   V   IV

Analgesie 2

IX   VIII   VII

Analgesie 1

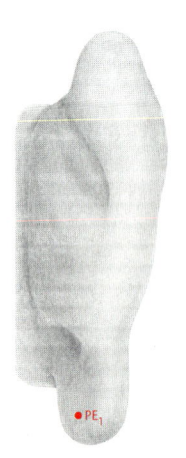

PE₁

Abb. 8.7-1 a+b

270

8.7 Schmerz- und medikamentenanaloge Punkte

8.7.1 Scapha (➡ Abb. 8.7-1)

- **Barbiturat/Koffein:** in Höhe **HWK 7** knapp medial der **vegetativen Rinne**; Indikation: Schmerztherapie, Anxiolyse

> Dieser Punkt wirkt nur am nichtdominanten Ohr sedierend und heißt dann Barbiturat. Am dominanten Ohr hat er eine anregende Wirkung und heißt Koffein. Der Punkt β-Rezeptor wirkt am dominanten Ohr eher sympathomimetisch, am nichtdominanten Ohr eher sympatholytisch.

- **β-Rezeptor:** in Höhe **BWK 3** knapp medial der **vegetativen Rinne**; Indikation: Tachykardie, Palpitationen

8.7.2 Anthelix (➡ Abb. 8.7-1)

- **shen men (55):** etwas kranial des beginnenden Crus superior anthelicis; Indikation: Schmerztherapie
- **Cavum pelvis (56):** exakt im Winkel der sich teilenden Crura anthelicis; Indikation: Schmerztherapie im Becken- und Hüftbereich

8.7.3 Tragus (➡ Abb. 8.7-1)

- **Valium:** in einer Furche lateral des Tragus, knapp unterhalb der Höhe des Tragusgipfels; Indikation: Schmerztherapie bei Myalgien, Entspannung, Anxiolyse
- **Interferon:** am kranialen Tragusende, im Winkel der von der aufsteigenden Helix gebildet wird; Indikation: Infektion, Allergie
- **Tragusgipfel (12):** am laterokranialen Tragusrand in Höhe des oberen Meatusrandes; Indikation: Schmerztherapie, Entzündungen

8.7.4 Antitragus (➡ Abb. 8.7-1)

- **Thalamus (26a)** = **Thalamus:** bei aufgeklapptem Antitragus an der Spitze des dadurch entstehenden Dreiecks eigentlich bereits in der Concha; Indikation: Schmerztherapie
- **Polster (29):** am laterokranialen Ende des Antitragus; Indikation: Schmerztherapie
- **Sonne (35):** auf der Antitragusaußenseite, gegenüber dem Punkt **Thalamus (26a)**; Indikation: Schmerztherapie
- **Zahnschmerz (26):** auf der Innenseite des Antitragus am Antitragusende; Indikation: Schmerztherapie
- **Graue Substanz (34):** an der Innenkante der Antitragusspitze; Indikation: Schmerztherapie, Entzündungen

8.7.5 Lobulus (➡ Abb. 8.7-1)

- **Analgesie 1:** am kaudalen medialen Lobulusrand, im Abschnitt VII; Indikation: Schmerztherapie
- **Analgesie 2:** knapp lateral des Lobulusansatzes; Indikation: Schmerztherapie

8.7.6 Kombinationen (➡ Abb. 8.7-1)

- **Voltaren:** Kombination aus **PE₁** (➡ 8.11.4) auf der nichtdominanten und **Thymus** (➡ 8.6.1) auf der dominanten Seite; Indikation: Schmerztherapie

8

- **Valoron:** Kombination aus **Analgesie 2** und **Thalamus (26a)**; Indikation: Schmerztherapie

> Die chinesischen Punkte Polster (29), Sonne (35), shen men (55) und Thalamus (26a) sind übergeordnete, allgemeine Schmerzpunkte und eignen sich vor allem zur Kopfschmerz- und Migränetherapie; Tragusgipfel (12) und Graue Substanz (34) wirken schmerzstillend und gleichzeitig entzündungshemmend.

8.8 Psychische Punkte

8.8.1 Concha (➡ Abb. 8.8-1)

- **Nervaler Leberpunkt/Ärger:** in der sympathischen Rinne (➡ Abb. 8.1-2, Seite 254) auf Höhe **BWK 5/6** (➡ 8.1.1); Indikation: Ärger, Aggression
- **Ω-1-Punkt:** in der Concha superior, im Schnittpunkt zwischen der Anthelix und Helix; Indikation: Depression, Anspannung

> Wird der Ω-1-Punkt am Ohr mittels RAC gefunden, kann dies ein Hinweis auf eine Amalgambelastung des Körpers sein. Seine Anwendung fördert dann die Ausleitung des Amalgams.

8.8.2 Helix (➡ Abb. 8.8-1)

- **Ω-2-Punkt:** auf der Helix in senkrechter Linie über dem Schnittpunkt zwischen Helix und Anthelix; Indikation: Depression, Anspannung
- **Frustration** = **Glans penis/Clitoris** (➡ 8.5.2): am medialen Ohrrand knapp unter der aufsteigenden Helix; Indikation: Frustration, Depression, Anspannung
- **Wetterfühligkeit:** auf der aufsteigenden Helix, in der Verlängerung der lateralen Traguskante; Indikation: Schmerztherapie
- **Begierde:** am Ende der auslaufenden Helix; Indikation: Suchttherapie

8.8.3 Tragus (➡ Abb. 8.8-1)

- **Nikotin:** in der Tragusfalte zum Ohransatz hin, auf der Höhe der Mitte einer Verbindungslinie zwischen Tragusspitze und Incisura intertragica; Indikation: Suchttherapie
- **Epiphyse:** in der Tragusfalte zum Ohransatz hin, etwas oberhalb der Höhe der Incisura intertragica; Indikation: Schlafstörungen

8.8.4 Lobulus (➡ Abb. 8.8-1)

- **Antidepressiver Punkt** = **Kiefergelenk** (➡ 8.3.4): am Ende der **vegetativen Rinne**, auf einer Linie durch die Punkte **Atlantookzipitalgelenk** und **Nullpunkt**; Indikation: Depression, Anspannung
- **Ω-Hauptpunkt:** im Abschnitt VII, in senkrechter Linie unter dem Schnittpunkt zwischen Helix und Anthelix; Indikation: Depression, Anspannung
- **Antiaggression:** wenige Millimeter kaudal der Incisura intertragica; Indikation: Aggression, Suchttherapie

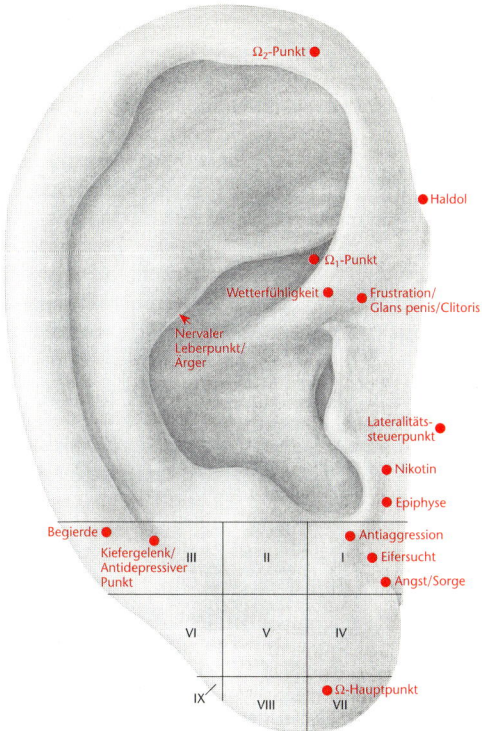

Ω₂-Punkt ●

● Haldol

● Ω₁-Punkt

Wetterfühligkeit ●

● Frustration/
Glans penis/Clitoris

Nervaler
Leberpunkt/
Ärger

Lateralitäts-
steuerpunkt ●

● Nikotin

● Epiphyse

Begierde ●
● Antiaggression

Kiefergelenk/
Antidepressiver
Punkt III | II | I ● Eifersucht

● Angst/Sorge

VI | V | IV

IX / VIII | VII ● Ω-Hauptpunkt

Abb. 8.8-1

- **Eifersucht:** am medialen Ohrrand, etwas kranial der Anwachsungsstelle des Lobulus; Indikation: Eifersucht
- **Angst:** an der Anwachsungsstelle des Lobulus an der Ohrvorderseite; nur am dominanten Ohr, sonst **Sorge**; Indikation: Anxiolyse
- **Sorge:** an der Anwachsungsstelle des Lobulus an der Ohrvorderseite; nur am nichtdominanten Ohr, sonst **Angst**; Indikation: Anxiolyse

Als Merkhilfe: Angst – rechts; Sorge – links.

8.8.5 Gesichtsbereich (➞ Abb. 8.8-1)

- **Lateralitätssteuerpunkt:** von der Tragusspitze ausgehend etwa 3 cm in waagrechter Linie in den Gesichtsbereich; Indikation: Depression, Anspannung, Stabilisierung der Händigkeit, Allergien
- **Haldol = Bourdiol:** auf einer gedachten Verlängerung der Anthelix knapp medial der Helix im Gesichtsbereich; Indikation: Depression, Anspannung, Unruhe

8

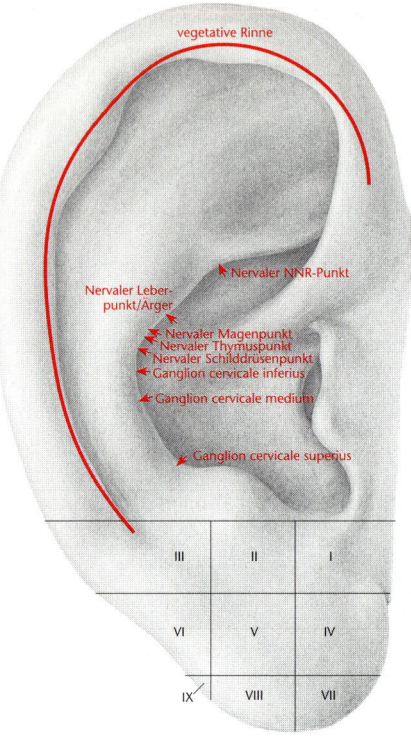

vegetative Rinne

Nervaler NNR-Punkt

Nervaler Leber-
punkt/Ärger

Nervaler Magenpunkt
Nervaler Thymuspunkt
Nervaler Schilddrüsenpunkt
Ganglion cervicale inferius

Ganglion cervicale medium

Ganglion cervicale superius

III II I

VI V IV

IX VIII VII

Abb. 8.9-1

8.11 Punkte auf der Ohrrückseite

8.11.1 Wirbelsäule (➡ Abb. 8.11-1)

Aufgrund der unübersichtlichen Anatomie am umgeklappten Ohr können nur grobe Orientierungshilfen zum Auffinden der Punkte gegeben werden. Die exakte Lokalisation muß immer mittels RAC (➡ 3.1.4) erfolgen.

- **HWS:** Zone im kaudalen Anteil des Sulcus anthelicis; Indikation: Schmerztherapie
- **BWS:** Zone im mittleren Anteil des Sulcus anthelicis; Indikation: Schmerztherapie
- **LWS:** Zone im Sulcus cruris inferius anthelicis; Indikation: Schmerztherapie
- **HWS (107):** wenige Millimeter medial der Mitte des kaudalen Drittels des Sulcus anthelicis; Indikation: Schmerztherapie
- **BWS (108):** wenige Millimeter medial der Mitte des Sulcus anthelicis; Indikation: Schmerztherapie
- **LWS (106):** wenige Millimeter medial der Mitte des kranialen Drittels des Sulcus anthelicis; Indikation: Schmerztherapie

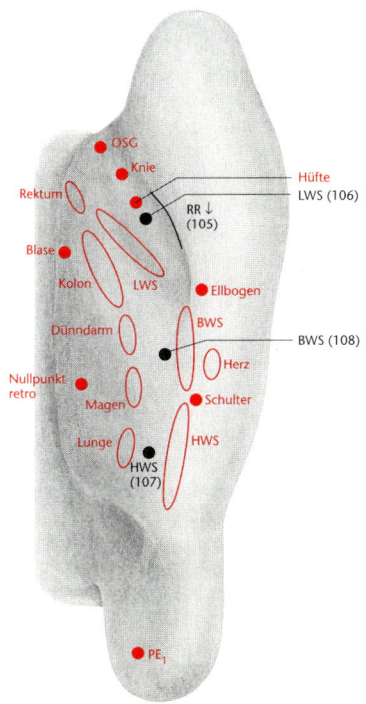

Abb. 8.11-1

8

8.11.2 Bewegungsapparat (➡ Abb. 8.11-1)

- **Ellbogen:** auf der medialen Helixrückseite, kranial von **BWS**; entsprechend der Lokalisation von **Ellbogen** auf der Vorderseite. Beim Durchstechen des Ohrs vom vorderseitigen Punkt aus würde man exakt auf die rückseitige Lokalisation von **Ellbogen** treffen. Indikation: Schmerztherapie
- **Schulter:** auf der medialen Helixrückseite, am Übergang von Zone **HWS** zu **BWS**; beim Durchstechen des Ohrs vom vorderseitigen Punkt aus würde man exakt auf die rückseitige Lokalisation von **Schulter** treffen. Indikation: Schmerztherapie
- **OSG (Oberes Sprunggelenk):** knapp medial des kranialen Endes des Sulcus anthelicis; Indikation: Schmerztherapie
- **Knie:** etwas kaudal von **OSG**; Indikation: Schmerztherapie
- **Hüfte:** etwas kaudal des Knies, lateral des Crus inferior des Sulcus anthelicis; Indikation: Schmerztherapie

8.11.3 Innere Organe (➡ Abb. 8.11-1)

- **Blutdrucksenkende Furche (105)** (im Bild RR ↓ (105))**:** lateral von **LWS** im Sulcus anthelicis superior; Indikation: Hypertonie
- **Lunge:** Zone medial von **HWS**; Indikation: Asthma bronchiale
- **Herz:** lateral des kaudalen Abschnitts von **BWS** auf der medialen Helixrückseite; Indikation: Angina pectoris
- **Magen:** medial des Übergangs **HWS** zu **BWS**; Indikation: Übelkeit, Erbrechen, Völlegefühl
- **Dünndarm:** medial von **BWS**, etwa in der Mitte der Ohrrückseite; Indikation: Meteorismus
- **Kolon:** medial von **LWS**; Indikation: Schmerztherapie, Obstipation
- **Rektum:** medial des kranialen Endes des Sulcus anthelicis inferior bis zum Ohransatz reichend; Indikation: Obstipation
- **Blase (motorisch):** kaudal von **Rektum**; Indikation: Retentionsblase, Inkontinenz
- **Nullpunkt retro:** wenige Millimeter lateral der Anwachsungsstelle des Ohrs; gegenüber **Nullpunkt** auf der Ohrvorderseite; Indikation: Meteorismus, Spasmolyse

> Oft kann die Lokalisation der Punkte Ellbogen und Schulter sowie der Zonen HWS und BWS leichter gefunden werden, wenn man am Übungsgummiohr (➡ 2.4.5) mit einer Nadel von der Vorderseite nach hinten durchsticht.

8.11.4 Sonstige (➡ Abb. 8.11-1)

- **PE$_1$** (Prostaglandin E$_1$): am medialen Unterrand des Lobulus; Indikation: Schmerztherapie

8.12 Punktachsen

8.12.1 Omegaachse (➡ Abb. 8.12-1)

- **Ω-Hauptpunkt:** auf dem kaudalen Lobulus, im Abschnitt VII, in senkrechter Linie unter dem Schnittpunkt zwischen Helix und Anthelix
- **Ω-1-Punkt:** in der Concha superior, etwa im Schnittpunkt der Anthelix mit der Helix
- **Ω-2-Punkt:** auf der Helix in senkrechter Linie über dem Schnittpunkt zwischen Helix und Anthelix

Indikation: Entspannung, Depression, Anxiolyse, Sucht

8.12.2 Immunachse (➡ Abb. 8.12-1)

- **Histamin:** an der höchsten Stelle der Helix; an der Ohrspitze des umgekappten Ohres
- **NNR (Nebennierenrinde):** unterhalb **LWK 1** in der Vormauer der Anthelix auf der hormonellen Linie (➡ Abb. 8.1-2)
- **ACTH:** 2 mm unter der Incisura intertragica
- **Spiegelpunkt:** im Gesichtsbereich, etwas unterhalb der Anwachsungsstelle des Lobulus

Indikation: Allergie, Autoimmunerkrankungen

8.12.3 Infektachse (➡ Abb. 8.12-1)

- **Ohrrandpunkt:** auf der Helix etwa in Höhe **HWK 7 – BWK 2** (➡ 8.1.1)
- **Thymus:** auf Höhe von **BWK 2/3** in der Vormauer der Anthelix auf der hormonellen Linie (➡ Abb. 8.1-2)
- **Interferon:** am kranialen Tragusende, am Schnittpunkt der aufsteigenden Helix und des Tragus
- **Spiegelpunkt:** im Gesichtsbereich, in Höhe des kranialen Tragusende

Indikation: grippale, gastrointestinale, virale und bakterielle Infekte; evtl. als Begleittherapie zur Antibiose

8.12.4 Gynäkologische Achse (➡ Abb. 8.12-1)

- **Gestagen:** laterokranial von **Renin-Angiotensin-Punkt**
- **Östrogen:** auf der Innenseite der Helixkrempe ca. 1 QF kaudal des Schnittpunkts zwischen Helix und Anthelix
- **Gonadotropin:** am medialen Ende des Antitragus
- **Spiegelpunkt:** am lateralen Unterrand des Lobulus, im Abschnitt VIII

Indikation: Dysmenorrhoe, Prämenstruelles Syndrom, Migräne

8

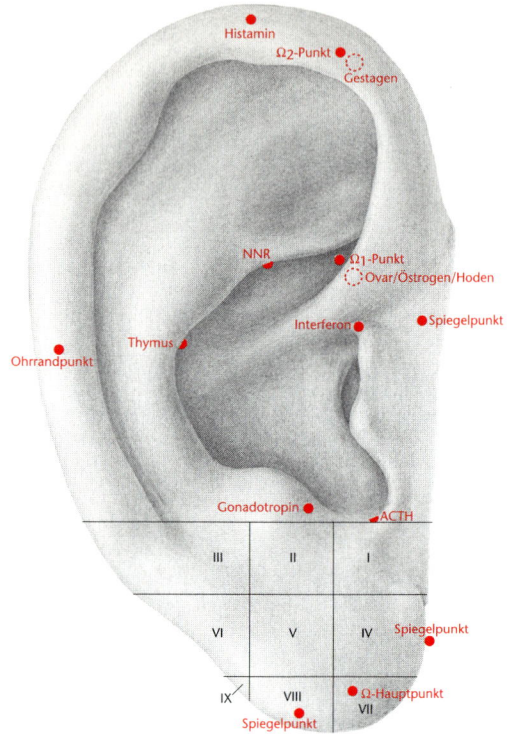

Histamin
Ω2-Punkt
Gestagen
NNR
Ω1-Punkt
Ovar/Östrogen/Hoden
Interferon
Spiegelpunkt
Thymus
Ohrrandpunkt
Gonadotropin
ACTH
III
II
I
VI
V
IV Spiegelpunkt
IX
VIII
VII
Ω-Hauptpunkt
Spiegelpunkt

Abb. 8.12-1

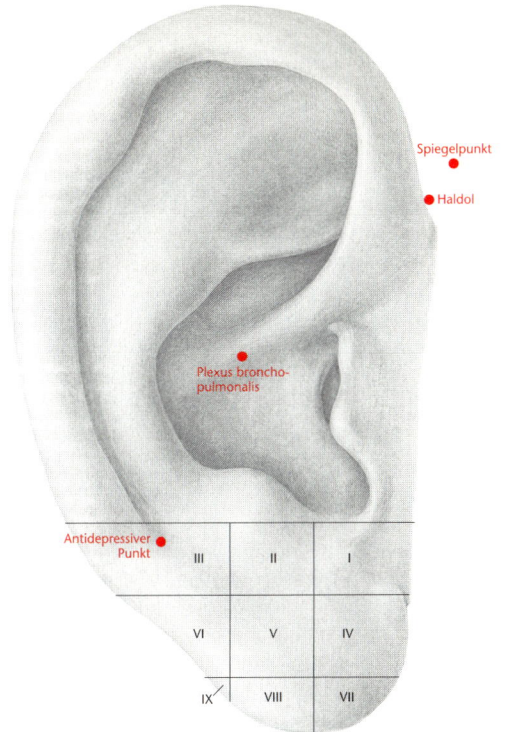

Spiegelpunkt

Haldol

Plexus broncho-
pulmonalis

Antidepressiver
Punkt

III | II | I

VI | V | IV

IX | VIII | VII

Abb. 8.12-2

8.12.5 Antidepressive Achse (➡ Abb. 8.12-2)

- **Antidepressiver Punkt:** am Ende der **vegetativen Rinne**, auf einer gedachten Verlängerung zwischen den Punkten **Atlantookzipitalgelenk** und **Nullpunkt**
- **Plexus bronchopulmonale:** in der Concha, etwas unterhalb der Helixwurzel
- **Haldol:** im Gesichtsbereich, knapp medial der Helix auf einer gedachten Verlängerung der Anthelix
- **Spiegelpunkt:** im Haaransatz, auf einer gedachten Verlängerung der Anthelix

Indikation: Depression, Anxiolyse

Die jeweiligen Punkte einer Achse liegen je nach Ohrform mehr oder weniger auf einer Linie. Diese Linie führt durch den Nullpunkt. Beim Stechen sollte man nicht zwanghaft versuchen eine Gerade einzuhalten, entscheidend ist RAC-Tastung. Der Nullpunkt wird dabei in der Regel nicht gestochen.

8

Informationen

9

9

9.1 Gesellschaften für Akupunktur

Es wurden Akupunkturgesellschaften ausgewählt, die Ohrakupunktur in ihrer Ausbildung anbieten. Meist ist diese in einem Ausbildungszyklus zur Traditionellen Chinesischen Medizin integriert.

Deutschland

- **DÄGfA**, Deutsche Ärztegesellschaft für Akupunktur e.V., Würmtalstr. 54, D–81375 München. Tel.: 089/71 00 50, Fax: 089/710 05 25. E-mail: fz@daegfa.de Internet: http://www.daegfa.de Grundausbildung: 140 Unterrichtsstunden/12 Kurse, Vollausbildung (auf Grundausbildung aufbauend): Vertiefung in 220 Std. Praxisanteil 50 %; Organisation von Klinikpraktiken am Institut für TCM in Nanjing/VR China und Hospitationskurs am Yamamoto-Hospital, Miyazaki-Nichinan, Japan
  Die Ohrakupunktur wird im Rahmen der Traditionellen Chinesischen Medizin angeboten. Es wird die für die Ohr- und Mundakupunktur von Gleditsch entwickelte „Very-Point-Technik" gelehrt. Orientierung an der französischen Schule der Ohrakupunktur.
- **Deutsche Akademie für Akupunktur und Aurikulomedizin e.V.**, Feinhalsstr. 8, 81247 München. Tel.: 089/8 91 53 10, Fax: 089/8 91 53 11 (1. Vorsitzende: Frau Dr. med. Bushe-Centmayer)
  Schwerpunkt der Gesellschaft ist die Ohrakupunktur. Lehrinhalt ist die französische Schule der Ohrakupunktur mit RAC-Tastung, aber auch eigene Weiterentwicklung von Nogiers Erkenntnissen in der Ohrakupunktur. Verwendung zahlreicher Geräte, die vor allem die Diagnostik der Ohrakupunktur erleichtern sollen.
- **Gottfried Gutmann Akademie**, Klinik für manuelle Therapie Hamm; Aurikulotherapie, Aurikulomedizin, Kursleitung: Dr. Raphaél Nogier, Lyon. Kursinformation/Anmeldung: Ostenallee 83, 59071 Hamm, Tel. u. Fax: 02381/98 65 62
  Schwerpunkt der Gesellschaft ist die Ohrakupunktur. Lehre der französischen Schule der Ohrakupunktur mit RAC-Tastung, dessen Begründer Paul Nogier ist. Nach dessen Tod führt sein Sohn die Schule im Sinne Paul Nogiers weiter.
- **SMS**, Societas Medicinae Sinensis, Internationale Gesellschaft für Chinesische Medizin e.V., Franz-Joseph-Str. 38, 80801 München. Tel.: 089/33 56 74, Fax: 089/33 73 52 (Faxabruf Ärzteliste); insgesamt 3jährige Ausbildung in München, Hamburg oder Dortmund mit Fortbildungskursen in der Schweiz, China und auf der Insel Föhr; ca. 350 Unterrichtsstunden in kleinen Gruppen, sehr praxisorientiert; Organisation von Klinikpraktiken in China
  Die Ohrakupunktur wird als Ergänzung zur TCM gelehrt. Sehr praxisorientierter Unterricht mit Schwerpunkt der französischen Schule und RAC-Tastung, es wird aber auch Einblick in die chinesische Schule der Ohrakupunktur vermittelt. Der Behandler soll lernen und in den Kursen üben, mit möglichst wenig Hilfsmitteln maximale Therapieergebnisse zu erreichen.

Österreich

- **Österreichische Gesellschaft für Akupunktur (ÖGA)**, Ludwig Boltzmann Institut für Akupunktur, Leitung: Prim. Prof. Dr. H. Nissel, Huglgasse 1–3, A–1150 Wien. Tel.: 01/9 81 04 57 58, Fax: 01/9 81 04 57 59, Internet: http://www.akupunktur.at E-mail: aku@kes.magwien.gv.at Akupunkturausbildung, Ausbildung in Tuina-Massage
  Schwerpunkt der Gesellschaft ist die Ohrakupunktur im Sinne der chinesischen Schule.
- **ÖWÄA**, Österreichische Wissenschaftliche Ärztegesellschaft für Akupunktur e.V., Präsident: Dr. med. G. König, Schwindgasse 3, 1040 Wien. Auskunft und Anmel-

dung: Tel.: 01/5 05 03 92, Fax: 01/5 04 15 02, Internet: http://www.akupunktur.org
E-mail: office@akupunktur.org
Die Ohrakupunktur wird im Rahmen der TCM gelehrt.

Schweiz

- **SAGA**, Schweizerische Ärztegesellschaft für Akupunktur, Anmeldung: Institut für medizinische Fortbildung (IMF), Birkenmatte, 6343 Risch/Rotkreuz. Tel.: 0041/41/790 70 00, Fax: 0041/41/7 90 70 01. 4jähriger Ausbildungskurs für TCM
  Die Ohrakupunktur wird im Rahmen der TCM gelehrt. Ausbildung führt zu einem FMH anerkannten Ausweis. Die Gesellschaft ist eng mit der SMS (Deutschland) verbunden.
- **Schweizerische Ärztegesellschaft für Aurikulomedizin und Akupunktur**, Postfach 176, 8575 Bürglen. Tel.: 0041/71/6 34 66 19, Fax: 0041/71/6 34 66 18, Internet: http://www.akupunktur-tcm.ch E-Mail: saegaa@hin.ch
  Schwerpunkt der Gesellschaft ist die Ohrakupunktur im Sinne der französischen Schule.

9.2   Bezugsadressen für Akupunkturmaterial

- Karl Blum, Inh. Andrea Simmerl, Schilfweg 8, D-82194 Gröbenzell (bei München). Tel.: 08142/5 42 11, Fax: 081 42/5 49 39, E-mail: blum.akupunktur@online.de, Internet: http://www.Blum-Akupunktur.de, Akupunkturbedarf, Laser, Praxisbedarf
- Bauer & Wermke, Lönsweg 12, D-30938 Burgwedel. Tel.: 05139/9 88 40, Fax: 05139/98 84 84, Akupunkturbedarf, Laser, Praxisbedarf
- Huatuo & CMC GmbH, Postfach 141, D-78702 Schramberg. Tel.: 07422/2 19 19, Fax: 07422/255 19, E-mail: HWATO@t-online.de, Akupunkturbedarf
- Holmedica, Birkenmatte 8, CH-6343 Rotkreuz, Schweiz, Tel.: 0041/41/7 90 79 80, Fax: 0041/41/790 79 70, Internet: http://www.akupunktur.com, E-mail: holmedica@akupunktur.com, Akupunkturbedarf
- Lasotronic AG, Blegistr. 13, CH-6340 Baar (Zug), Schweiz, Tel.: 0041/41/7 68 00 33, Fax: 0041/41/7 68 00 30, Internet: http://www.lasotronic.ch, E-mail: lasotronic@lasotronic.ch. Akupunkturbedarf, Laser, Literatur
- Reimers & Janssen GmbH, Neue Schönhauserstr. 8, D-10178 Berlin. Tel.: 030/28 38 50 20, Fax: 030/28 38 50 22, Internet: http://www.rj-medical.de, E-mail: contact@rj-medical.de. Akupunkturbedarf, Laser
- schwa medico, Gehrnstr. 5, D-35630 Ehringshausen-Daubhausen. Tel.: 06443/83 33 10, Fax: 06443/83 31 19, Internet: http://www.schwa-medico.de, E-mail: info@schwa-medico.de. Akupunkturbedarf, TENS-Geräte, Literatur, Laser
- SEIRIN Kasei & Co. Deutschland GmbH, Postfach 1763, D-63237 Neu-Isenburg, Tel.: 06102/3 00 90, Fax: 06102/3 13 40, Internet: http://www.seirin.net, E-mail: seirin@seirin.de. Akupunkturbedarf, Laser, Acusoftware
- SinoRes, Habichtsweg 17, 21337 Lüneburg, Tel. 04131/4 92 37; Fax: 04131/4 04 672, Akupunkturbedarf, Arzneimittel

9

9.3 Literaturverzeichnis

Arens, K.; Schumacher, J.: Diagnostische und therapeutische Möglichkeiten der Ohrakupunktur bei orthopädischen Krankheitsbildern. Orthop. Prax 18/6 (1982) 446–454

Bachmann, G.: Die Akupunktur – eine Ordnungstherapie. Haug, Ulm 1959

Bahn, J.: Laser und Infrarotstrahlen in der Akupunktur. Haug, Heidelberg 1984

Bahr, F. R.: Akupunktur in der Gynäkologie und Geburtshilfe. Gynäkologie 27 (194), S. 369–374

Bahr, F. R.: Einführung in die wissenschaftliche Akupunktur. 6. Aufl. Vieweg, Braunschweig 1994

Bahr, F. R.: Wissenschaftliche Ohrakupunktur in der Praxis. Bd. 5.1. Verlag für Medizin, Heidelberg 1980

Bahr, F. R.: Systematik und Praktikum der wissenschaftlichen Ohrakupunktur für Fortgeschrittene (Stufe 3). Skriptum, Braunschweig 1993

Bahr, F. R.; Reis, A.; Straube, E.-M.; Strittmatter, B.; Suwanda, S.: Skriptum für die Aufbaustufe; alle Akupunkturverfahren. 4. Aufl. Eigenverlag München, Deutsche Akademie für Akupunktur + Auriculomedizin e.V., 1993

Becke, H.; Richter, K.: Akupunktur. Verlag Volk und Gesundheit, Berlin 1989

Bergsmann, O.: Akupunktur und Bewegungssystem. Dtsch. Zschr. Akup. 3 (1982) 69

Bergsmann, O.; Bergsmann, R.: Projektionssyndrome. Facultas, Wien 1988

Bergsmann, O.; Bergsmann, R.: Projektionssymptome. 2. Aufl. Facultas, Wien 1990

Bischko, J.: Handbuch der Akupunktur und Aurikulotherapie. Haug, Heidelberg 1981

Bischko, J.: Einführung in die Akupunktur. Bd. 1, 3. Aufl. Haug, Heidelberg 1989

Bischko, J.: Akupunktur für mäßig Fortgeschrittene. Bd. II. Haug, Heidelberg 1985

Bischko, J.: Akupunktur für Fortgeschrittene. Bd. 3, 8. Aufl. Haug, Heidelberg 1986

Bischko, J. (Hrsg.): Weltkongreß für wissenschaftliche Akupunktur. Kongreßband Teil 1. Wien 1983

Bischko, J.: Sonderformen der Akupunktur. Broschüre 21.4.0 aus dem Handbuch der Akupunktur und Aurikulotherapie. Haug, Heidelberg 1981

Bossy, J.; Godlewski, G.; Maurel, J.-C. et al.: Innervation and vascularisation of the auricula correlated with the loci of auriculotherapy. Acupuncture & Electrotherapeut. Res. Int. J. 2/3-4 (1977) 247–257

Bossy, J.: Formation réticulaire at acupunkture. Méridiens. o. B. (1981) 55–56, 73–93

Bossy, J.; Prat-Pradal, D.; Teullemolier, J.: Die Microsysteme der Akupunktur. VGM-Verlag, Essen 1993

Bourdiol, R. J.: Éléments d'Auriculothérapie. Maisonneuve, Moulins-les-Metz 1980

Bourdiol, R. J.: Elements of auriculotherapy. Maisonneuve, Moulins-les-Metz 1982

Bucek, R.: Parallelen zwischen der französischen und der chinesischen Ohrakupunktur. Erfahrungsheilkunde 3 (1986) 136–139

Bucek, R.: Die Rolle der kombinierten Ohr- und Körperakupunktur bei der Raucherentwöhnung und Gewichtsabnahme. DZA 2 (1986) 27–32

Bucek, R.: Tinnitus und Vertigo. DZA 3 (1987) 67–71

Bucek, R.: Lehrbuch der Ohrakupunktur. Eine Synopsis der französischen, chinesischen und russischen Schule. Haug, Heidelberg 1994

Chen, G.; Xu, R.; Ding, Y.: Auricular Diagnosis. Journ. Chin. Med. 25 (1987) 243

Chen, G.: Advances on Ear Acupoints Research. Intern. Symposium on Diagnosis and Treatment with Auricular Points. 16.–19.10.1989, Beijing, China

Dittmar; Loch; Wiesenauer (Hrsg.): Naturheilverfahren in der Frauenheilkunde und Geburtshilfe. Hippokrates, Stuttgart 1994

Dung, A. C.: Die Rolle des Vagus bei der Gewichtsreduktion durch Ohrakupunktur. Journ. Trad. Chin. Med. 14/3 (1986) 183

Durinjan, R. H.: Physiological Basis of Auricular Reflexes to Viscero-Endocrine Functions. Akupuncture et Electrotherapy. Res. Int. Journ. 8 (1983) 79–80

Eichner, H. et al.: Akupunkturbehandlung bei akuter Sinusitis bei Kindern und Erwachsenen. Akupunktur Theorie und Praxis 15/1 (1987) 6–15

Elias, J.: Lehr- und Praxisbuch der Ohrakupunktur. Sommer, Tenningen 1990

Elias, J.: Laser-Akupunktur. Aescura im Verlag Urban & Schwarzenberg, München 1996

Fuller, J. A.: Smoking withdrawal and acupuncture. Med. Journ. Aust. 1/1 (1982) 28–29

Gerhard, I.; Müller, C.: Akupunktur in der Gynäkologie und Geburtshilfe.

Gerhard, I.; Postneek, F.: Möglichkeiten der Therapie durch Ohrakupunktur bei weiblicher Sterilität. Geburtshilfe und Frauenheilkunde, 48 (1988), S. 165–171

Gerhard, I.: Die Ohrakupunktur. Technik und Einsatz in der Gynäkologie sowie Ergebnisse bei Sterilitätsbehandlung. Erfahrungsheilk. 39 (1990) 503–511

Gerhard, I.; Postneek, F.: Möglichkeit der Therapie durch Ohrakupunktur bei weiblicher Sterilität. Geburtsh. Frauenheilk. 48 (1988) 154–171

Gerhard, I.; Postneek, F.: Auricular acupuncture in the treatment of female infertility. Obstet. Gynecol. 69 (1987) 57–60

Gerz, W.: Applied Kinesiology. ASKE-Verlag, München 1996

Gleditsch, J.: Trigger-Punkt-Therapie bei funktionellen und entzündlichen Erkrankungen im Zahn-Mund-Kiefer-Bereich. Zahnarzt 28/11 (1984) 863–869

Gleditsch, J. M.: Punktsuche und Ermittlung von Reaktionsebenen mit Hilfe der Very-Point-Technik. Akupunktur – Theorie und Praxis. ML Verlag 2 (1989) 112

Gleditsch, J. M: Reflexzonen und Somatotopien als Schlüssel zu einer Gesamtschau des Menschen. 3. Aufl. WBV Biolog.-medizin. Verlagsges., Schorndorf 1988

Hecker, U.: Arbeitsbuch Akupunktur. Hippokrates, Stuttgart 1992

Hecker, U.: Ohr-, Schädel-, Mund-, Hand-Akupunktur. Somatotopien in der Akupunktur. 2. Auflage, Hippokrates, Stuttgart 1998

Hecker, U.; Steveling, A.: Die Akupunkturpunkte. Hippokrates, Stuttgart 1997

Helms, J. M.: Acupuncture for the management of primary dysmenorrhea. Obstet. Gynecol. 69 (1987) 51–56

Hempen, C.-H.: Die Medizin der Chinesen. Goldmann Verlag, München 1988

Hempen, C.-H.: dtv-Atlas Akupunktur. Deutscher Taschenbuch Verlag, München 1985

Janda, V.: Manuelle Muskelfunktionsdiagnostik. 3. Aufl. Ullstein Mosby, Berlin 1994

Junghanns, K.-H.: Akupunktur in der Geburtshilfe, praktische Anwendung der Akupunktur im Klinikalltag. TW Gynäkologie 3, (1990), S. 425–434

Junghanns, K.-H.: Akupunktur in der Geburtshilfe – Möglichkeiten der Akupunkturbehandlung in der Schwangerschaft, unter der Geburt und im Wochenbett. Der Frauenarzt, 32, 8 (1991), S. 859–864

Junghanns, K.-H.: Geburtserleichterung mit Akupunktur. Die Hebamme 5 (1992), S. 113–119

9

Junghanns, K.-H.: Akupunktur in der Geburtshilfe – eine vielseitige Alternative. Extracta gynaucologica, 16, Heft 12, (1992), S. 36–41

Junghanns, K.-H.: Akupunktur in Geburtshilfe und Frauenheilkunde – ein Naturheilverfahren als „sanfte Alternative". Erfahrungsheilkunde 3 (1993), S. 114–123

Junghanns, K.-H.: Akupunktur in der Geburtshilfe und Gynäkologie – Bereicherung der Therapiemöglichkeiten. Therapiewoche 43, 50 (1993) S. 2715–2720

Junghanns, K.-H.: Akupunktur in der Geburtshilfe – Programmierte Anwendung in der Klinik. Der Akupunkturarzt/Aurikulotherapeut 1/1994, S. 7–22

Junghanns, K.-H.: Akupunktur in der Frauenheilkunde – Behandlungsmöglichkeiten am Beispiel der Ohrakupunktur. Gyn.-Praktische Gynäkologie (1997), S. 434–450

Kampik, G.: Zuverlässige Hilfe bei Singultus durch Ohrakupunktur. Akupunktur, Theorie und Praxis 3 (1975) 75

König, G.: Ohrakupunktur – Theorie und Operationsanalgesie von der Ohrmuschel aus. Österr. Ärztezeitung 18 (1973) 1002

König, G.; Wancura, I.: Einführung in die chinesische Ohrakupunktur. 9. Aufl. Haug, Heidelberg 1989

König, G.; Wancura, I.: Praxis und Theorie der Neuen Chinesischen Akupunktur. Bd. I und II. Maudrich, Wien 1979, 1983

König, G.; Wancura, I.: Praxis und Theorie der Neuen Chinesischen Akupunktur. Bd. III: Ohr-Akupunktur. 1987

König, G.; Wancura, I.: Neue Chinesische Akupunktur. Maudrich, Wien 1985

Kropej, H.: Systematik der Ohrakupunktur. 7. Aufl. Haug, Heidelberg 1993

Lange, G.: Akupunktur der Ohrmuschel, Diagnostik und Therapie. WBV Biolog.-medizin. Verlagsges., Schorndorf 1985

Linde, N.: Ohrakupunktur. Sonntag Verlag, Stuttgart 1994

Li, Q.; Liu, Zh. et al.: A preliminary Study on the Mechanism of Ear-Acupuncture for Withdrawal of Smoking. Journal of Traditional Chinese Medicine 7 (1987) 243–247

Long, W. et al.: Clinical Observation on 72 Cases of Obesity. Treated with Auricular Point Therapy. Intern. Symposium on Diagnosis and Treatment with Auricular Points. 16.–19.10.1989. Beijing, China

Long, W. et al.: Observation on the Therapeutic Effect of Auricular Point Imbeding Therapy in 92 Cases of Smoking Withdrawal Syndrome. Intern. Symposium on Diagnosis and Treatment with Auricular Points. 16.–19.10.1989, Bejing, China

Maciocia, G.: The Foundations of Chinese Medicine. Verlag Churchill Livingstone, New York 1989

Mann, F.: Reinventing Acupuncture. Butterworth, Heinemann, Oxford 1992

Maric, R.: Primena akupunkture u lecenju primarnih dismenoreja. Jugosl. Ginekol. Opstet. 24 (1984) 104–106

Margolin, A.; Chany, P.; Kelly, S.; Vosten, R.: Effects of Sham and Real Auricular Needling: Implications for Tricks of Acupuncture for Cocaine Addiction. Amer. J. Chin. Med. 21 (1993) 103–111

Martin, G. P. et al.: The efficacy of acupuncture as an aid to stopping smoking. N.Z. Med. Journ. 93/686 (1981) 421–423

Marx, H. G.: Medikamentenfreie Entgiftung von Suchtkranken – Bericht über den Einsatz der Akupunktur. Suchtgefahren 30 (1984)

Matsumoto, K.; Birch, S.: Hara Diagnosis, Paradigm Publications, Brookline, Ma, 1988

Milton, L. Bl.; Culliton, P. D.; Oleander, R. T.: Controlled Trial of Acupuncture for severe Recidivist Alcoholism. The Lancet, June 24, 1989, 174

Mukaino, Y. et al.: Acupuncture Therapy for Obesity Using Ear Needle Treatment: Analysis of Effictiveness and Mechanism of Action. Am. Journ. Acupunct. 10/3 (1982) 270

Mukaino, Y. et al.: The Effects of Ear Acupuncture on Rats with Hypothalamic Obesity. World Congress on Scientific Acupuncture, Abstract, Wien 1983

Nogier, P.: Complément des points réflexes auriculaires. Maisonneuve, Moulins-les-Metz 1989

Nogier, P.: Über die Akupunktur der Ohrmuschel. Übersetzung von G. Bachmann, in: DZA (1957) 3–8

Nogier, P.: Praktische Einführung in die Aurikulotherapie. Maisonneuve, Sainte-Ruffine 1978

Nogier, P.: Points réflexes auriculaires. Maisonneuve, Sainte-Ruffine 1987

Nogier, P.: Handbook to auriculotherapy. Maisonneuve, Moulins-les-Metz 1969

Nogier, P.: From auriculotherapy to auriculomedicine. Maisonneuve, Moulins-les-Metz 1983

Nogier, P.: Treatise of auriculotherapy. Maisonneuve, Moulins-les-Metz 1972

Nogier, P.: Lehrbuch der Auriculotherapie. Maisonneuve, Saint-Ruffine 1981

Nogier, R.: Une production practique à la Auriculum medicine. Edition Haug, Brüssel 1993

Oleson, T. D.: Auriculo Therapy Manual: Chinese and Western Systems of Ear Acupuncture. Health Care Alternatives, Los Angeles 1990

Ogai, B. Ch. et al.: Effectiveness of acupuncture and berotec aerosol in bronchial asthma. Sov. Med. 9 (1986) 98–100

Pennala, M. et al.: Langzeitergebnisse in der Behandlung der Adipositas mit Ohrakupunktur (1200 Patienten). Akupunktur – Theorie und Praxis 4 (1986) 69–77

Pennala, M. et al.: Primary Effect of Permanent Ear Acupuncture on Appetite and Ventricular Feelings in 374 Outpatients Research. Nordic Acupuncture Soc.: Acupuncture Seminar, Joensuu 1983, Finnish Acupuncture Ass., Espoo 1984

Pohjola, R. T. et al.: Rationale behind acupuncture treatment of temporomandibular joint (TMJ) dysfunction. In: Akupunktur – Theorie und Praxis 3 (1986) 237

Porr, T.-W.: Die medikamentenfreie Entzugsbehandlung von alkohol-, medikamenten-, drogenabhängigen und polytoxikomanen Patienten unter stationären Bedingungen in einem Fachkrankenhaus für Suchtkrankheiten. Referat Januar 1989

Porkert, M.: Die Entwicklung der Ohrakupunktur aus chinesischer Sicht. Bd. 10.1 wiss. Akupunktur und Auriculomedizin. VfM Dr. E. Fischer, Heidelberg 1987

Pothmann, R. (Hrsg.): Akupunktur-Repetitorium. Hippokrates, Stuttgart 1990

Pothmann, R.: Systematik der Schmerzakupunktur. Hippokrates, Stuttgart 1996

Ramloch-Sohl, M.: Entzugsbehandlung mit Akupunktur. In: Suchtgefahren 35, 1989

Richter, K.; Becke, H.: Akupunktur, Tradition, Theorie, Praxis. 2. Aufl. Ullstein Mosby, Berlin 1990

Rubach, A.: Propädeutik der Ohr-Akupunktur. Hippokrates, 1995

Sacks, L. L.: Drug addiction, alcoholism, smoking, obesity, treated by auricular staplepuncture. Amer. J. Acup. 1975, 3/2 (1975) 147–150

Sadowski, H.: Weight-Control in Obesity: A Simple, Effective and Practical Approach. Am. Journ. Acupunct. 10/1 (1982) 53–58

Schlehbusch, K. P.: Der heutige Stand der Grundlagenforschung in der Akupunktur. Ärztezeitschr. F. Naturheilverfahren 5 (1982) 214

9

Seoane, M.: Vascularisation et innervation du pavillan de l'oreille. These, Méd., Montpellier 1974

Smith, M. D. et al.: Acupuncture Treatment of Drug and Alcohol Abuse: 8 Years Experience Emphasizing Tonification Rather than Sedation. Veröffentlichung der Substance Abuse Division, Lincoln Holspital, New York 1982

Smith, M. D. et al.: Acupuncture detoxification in a drug and alcohol abuse treatment setting. Am. Journ. Acup. 12/3 (1984) 251–255

Steinberger, A.: The treatment of dysmenorrhea by acupuncture. Amer. J. clin. Med. 71 (1981) 3743–3745

Strauß, K.: Die Reha-Klinik Agethorst – Drogenarbeit mit Akupunktur in: AKU. Heft 3/ 1995, Medizinisch Literarische Verlagsgesellschaft Uelzen

Strauß, K.: Akupunktur im Drogenentzug – ein kurzer Abriß. (Strauß/Weidig) in: Schnittstelle Drogenentzug, 122–140, Lambertus 1995

Strauß, K.: Einsatz von Akupunktur in der Suchtarbeit. In: Partner-Magazin 4/96, Herausgeber u. Verlag: Gesamtverband für Suchtkrankenhilfe im Diakonischen Werk der EKD, Kassel

Strauß/Weidig (Hrsg.): Akupunktur in der Suchtmedizin. Hippokrates, Stuttgart 1997

Strittmatter, B.: Lokalisation der übergeordneten Punkte auf der Ohrmuschel. In: Der Akupunkturarzt/Aurikulotherapeut, hrsg. von der Deutschen Akademie für Akupunktur und Aurikulomedizin e.V., München 1993

Stux, G.; Stiller, N.; Pomeranz, B.: Akupunktur – Lehrbuch und Atlas. 4. Aufl. Springer, Berlin 1993

Umlauf, R.: Zu den wissenschaftlichen Grundlagen der Aurikulotherapie. DZA 3 (1988) 59-66

Verthein, U.: Ambulante Akupunkturbehandlung Drogen- und Alkoholabhängiger. Begleitevaluation des Akupunkturprojektes der „Palette 4" in Hamburg

Wen, H. L.; Cheung, S. Y. C.: Treatment of drug addiction by acupuncture and electrical stimulation. Asian J. Med. 9 (1973)

Wertsch, G. J.; Schrecke, B. D.: Ohrakupunktur für die Praxis. 10. Aufl. WBV Biolog.-medizin. Verlagsges., Schorndorf 1991

Währ, E.: Quintessenz der chinesischen Akupunktur und Moxibustion. Lehrbuch der chinesischen Hochschulen für Traditionelle Chinesische Medizin (Deutsche Ausgabe). Verlagsges. für Traditionelle Chinesische Medizin, Kötzting 1988

Xu, B.; Fei, J.: Clinical Observation of the Weight-Reducing Effect of Ear Acupuncture in 350 Cases of Obesity. Journ. Trad. Chin. Med. 5 (2) (1985) 87–88.

Xu, B. et al.: Effective Observation on 350 Cases of Reducing Weight Treated by Emplanting Earneedles. Chin. Acup. A. Mox. 4/6 (1984) 167

Yuan, S. et al.: Comparison of Chinese and Nogier's Ear Point Systems. Intern. Symposium on Diagnosis and Treatment with Auricular Points. 16.–19.10.1989, Beijing, China

Zhang, Zh.: Weight Reduction by Auriculo-Acupuncture – A Report of 110 Cases. Journal of Traditional Chinese Medicine 10 (1990) 17–18

Punkteliste

10

10

10.1   Komplettübersicht

10

10.2 Chinesische Akupunkturpunkte (numerisch)

1 Zahn (Narkosepunkt) ➡ 8.3.4
2 Gaumen ➡ 8.3.4
3 Mundboden ➡ 8.3.4
4 Zunge ➡ 8.3.4
5 Oberkiefer ➡ 8.3.4
6 Unterkiefer ➡ 8.3.4
7 Zahn (Narkosepunkt) ➡ 8.3.4
8 Auge ➡ 8.3.4
9 Innenohr ➡ 8.3.4
10 Tonsille IV ➡ 8.3.4
11 Wange ➡ 8.3.4
12 Tragusgipfel ➡ 8.7.3
13 Nebennieren ➡ 8.6.5
14 Äußere Nase ➡ 8.3.2
15 Larynx/Pharynx ➡ 8.4.5
16 Innere Nase ➡ 8.3.2
17 Durst ➡ 8.10.5
18 Hunger ➡ 8.10.5
19 Hypertonie ➡ 8.4.5
20 Außenohr ➡ 8.3.2
21 Herz/Arrhythmie ➡ 8.4.5
22 Endokrinium ➡ 8.6.2
23 Ovar ➡ 8.5.1
24a Auge I ➡ 8.3.4
24b Auge II ➡ 8.3.4
25 Hirnstamm ➡ 8.10.4
26 Zahnschmerz ➡ 8.3.3, 8.7.4
26a Thalamus ➡ 8.7.4
27 Larynx und Zahn ➡ 8.3.3
28 Hypophyse ➡ 8.6.6
29 Polster ➡ 8.7.4
30 Parotis ➡ 8.3.3
31 Asthma ➡ 8.4.6
32 Hoden ➡ 8.5.3
33 Stirn ➡ 8.3.3
34 Graue Substanz ➡ 8.7.4
35 Sonne ➡ 8.7.4
36 Kopfscheitel ➡ 8.3.3
37 HWS (Ohrvorderseite) ➡ 8.1.1
38 Kreuz- und Steißbein ➡ 8.1.1
39 BWS (Ohrvorderseite) ➡ 8.1.1
40 LWS (Ohrvorderseite) ➡ 8.1.1

41 Hals ➡ 8.4.4
42 Thorax ➡ 8.4.4
43 Abdomen ➡ 8.4.4
44 Mamma ➡ 8.4.4
45 Schilddrüse ➡ 8.6.4
46 Zehe ➡ 8.2.1
47 Ferse ➡ 8.2.2
48 Knöchel ➡ 8.2.2
49 Kniegelenk ➡ 8.2.2
50 Hüftgelenk ➡ 8.2.2
51 Vegetativum ➡ 8.6.4
52 Nervus ischiadicus ➡ 8.1.1
53 Gesäß ➡ 8.1.1
54 Lendenschmerzpunkt ➡ 8.1.1
55 shen men ➡ 8.7.2
56 Cavum pelvis ➡ 8.2.3, 8.7.2
57 Hüfte ➡ 8.2.2
58 Uterus ➡ 8.5.4
59 Blutdrucksenkender Punkt ➡ 8.4.7
60 Dyspnoe ➡ 8.4.7
61 Hepatitispunkt ➡ 8.4.7
62 Finger ➡ 8.2.1
63 Clavicula ➡ 8.2.1
64 Schultergelenk ➡ 8.2.1
65 Schulter ➡ 8.2.1
66 Ellbogen ➡ 8.2.1
67 Handgelenk ➡ 8.2.1
68 Appendix I ➡ 8.4.2
69 Appendix II ➡ 8.4.2
70 Appendix III ➡ 8.4.2
71 Urtikaria ➡ 8.10.2
72/1-6 Ohrrandpunkte zur Orientierung, keine therap. Anwendung
73 Tonsille I ➡ 8.3.1
74 Tonsille II ➡ 8.3.1
75 Tonsille III ➡ 8.3.1
76 Leber I ➡ 8.4.3
77 Leber II ➡ 8.4.3
78 Ohrspitze ➡ 8.10.3
79 Äußere Genitalien ➡ 8.5.2
80 Urethra ➡ 8.5.2
81 Rektum ➡ 8.4.3

10

82 Zwerchfell ➡ 8.4.3
83 Verzweigungspunkt ➡ 8.10.1
84 Mund ➡ 8.4.1
85 Ösophagus ➡ 8.4.1
86 Kardia ➡ 8.4.1
87 Magen ➡ 8.4.1
88 Duodenum ➡ 8.4.1
89 Dünndarm ➡ 8.4.1
90 Appendix IV ➡ 8.4.1
91 Kolon ➡ 8.4.1
92 Blase ➡ 8.5.1
93 Prostata ➡ 8.5.1
94 Ureter ➡ 8.5.1
95 Niere ➡ 8.5.1
96 Bauchspeicheldrüse/Gallenblase
   ➡ 8.4.1
97 Leber ➡ 8.4.1
98 Milz ➡ 8.4.1
98a Muskelentspannung ➡ 8.1.3
99 Ascites ➡ 8.10.1
100 Herz I ➡ 8.4.1
101 Lunge ➡ 8.4.1
102 Bronchus ➡ 8.4.1
103 Trachea ➡ 8.4.1
104 San Jiao ➡ 8.10.2
105 Blutdrucksenkende Furche
   ➡ 8.11.3
106 LWS (Ohrrückseite) ➡ 8.11.1
107 HWS (Ohrrückseite) ➡ 8.11.1
108 BWS (Ohrrückseite) ➡ 8.11.1

Index

Die wichtigsten Punkte in Ranglisten

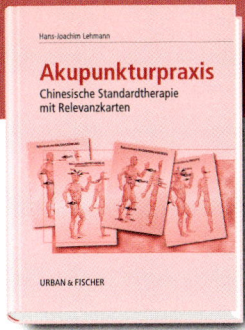

H.-J. Lehmann, Akupunkturpraxis
Chinesische Standardtherapie
mit Relevanzkarten
1999. 240 Seiten, 40 Abb., geb.
DM 78,– / ÖS 569,– / SFr 71,–
ISBN 3-437-55550-2

Dieses Buch bietet einen neuen, bislang einzigartigen Ansatz: seine Basis sind 35 chinesische Lehrwerke, die seit 1975 auf englisch erschienen sind. Es analysiert die Krankheitslehre, vergleicht die Therapiekonzepte und faßt die Punktauswahl in Form von Ranglisten zusammen. Das ermöglicht für alle Krankheitsbilder die Darstellung in Relevanzkarten: so ist auf einen Blick ersichtlich, welche Punkte in China therapeutischer Standard sind und welche seltener verwendet werden.

Akupunkturpraxis bietet:

- Eine kompakte Einführung für den Anfänger
- Analyse und therapeutische Konsequenzen für den Praktiker
- Fundierte Literaturrecherche für Dozenten und Wissenschaftler.

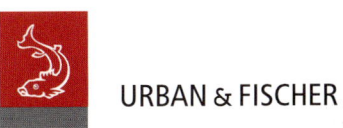

URBAN & FISCHER

Extremitäten

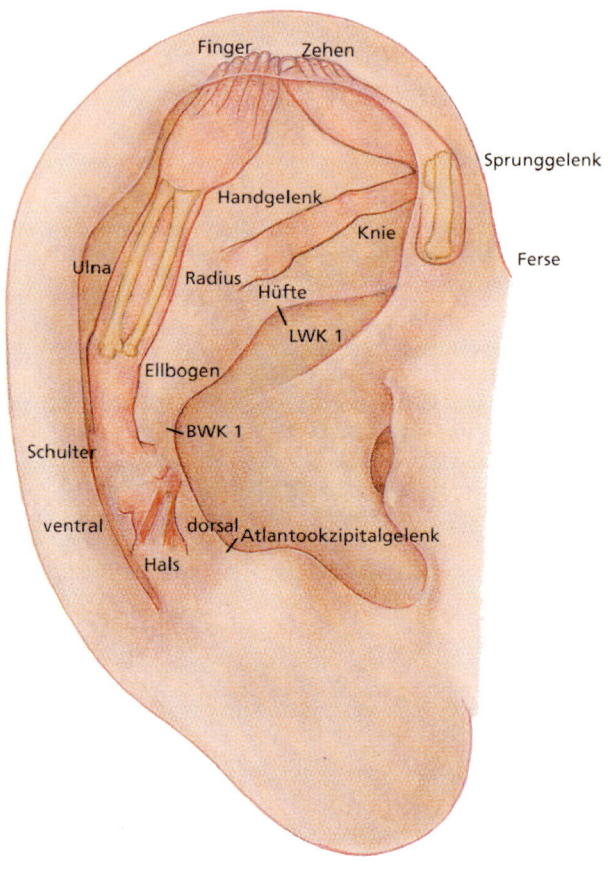

Finger
Zehen
Sprunggelenk
Handgelenk
Knie
Ferse
Ulna
Radius
Hüfte
LWK 1
Ellbogen
BWK 1
Schulter
ventral
dorsal
Atlantookzipitalgelenk
Hals